PT/OT

理学療法士
作業療法士

基礎から学ぶ
神経内科学ノート

第2版

中島 雅美・鳥原 智美 編著／中嶋 淳滋 編集協力

医歯薬出版株式会社

This book is originally published in Japanese
under the title of :

**PT・OT Kiso-kara-Manabu
Shinkeinaikagaku Noto**
(Exercises of Basic Neurology for PT・OT)

Editors :
Nakashima, Masami et al.
Nakashima, Masami
    PTOT Gakushu Kyoiku Kenkyujo
Torihara, Tomomi
    Kokushijuku Rehabili Academy

© 2008 1st ed.
© 2018 2nd ed.

ISHIYAKU PUBLISHERS, INC.
    7-10, Honkomagome 1 chome, Bunkyo-ku,
    Tokyo 113-8612, Japan

第2版 まえがき

　2008年10月に『神経内科学ノート』の初版第1刷を発行してから，すでに10年の歳月がたちました．この間，理学療法士・作業療法士を目指す全国のたくさんの学生諸氏に活用して頂いたことを大変嬉しく思います．

　「第1版　刊行にあたって」にも書きましたが，この『神経内科学ノート』を含むノートシリーズは，学生自身が一人でも楽しく意欲を持って学習できるように作成しています．神経内科学は脳，脊髄，末梢神経，脊柱などを取り扱う内科学の一分野で，高次脳機能障害などの神経症候を理解することが臨床上，重要となるため，本書では第1章にまとめています．

　今回の第2版では，国家試験の新しい出題基準に合わせて，過去10年以内の国家試験問題を中心に演習問題を選定し直しました．また，初版同様，図を多く用いています．そして，「SIDE MEMO」を左脇にまとめ，スペースも作りました．余白をうまく活用してください．

　どの科目においても勉強は大変ですが，プロを目指す学生諸氏には常に意欲を持って勉強し続けてほしいと願っています．その学習の一助としてぜひ本書を活用してください．そして国家試験に合格し，病気や障害を十分理解して対応できる理学療法士・作業療法士として臨床の場で活躍して頂けることを願ってやみません．

　最後になりましたが，今回も編集協力として，中嶋淳滋先生に内容に関するご指導・ご助言を頂きました．心より御礼申し上げます．

2018年9月

中島雅美・鳥原智美

第 1 版　まえがき

　「基礎から学ぶノートシリーズ」も 7 冊目，いよいよ「神経内科学」の発行となりました．

　早いもので，私が臨床の傍ら PT・OT を目指す学生さん達とおつきあいを始めて 10 年になります．講義の中では「内科学」の重要性を繰り返し話しています．いずれ現場に出て患者さんと向き合った時，結局は「トータルに人体を診る」ことになるのであるから，様々な病気について知っておいて損はない，いやむしろ知らないで患者さんと向き合うことは失礼に当たるでしょう．そのような思いから，既刊である「内科学ノート」に編集の協力をさせていただきましたが，その際「神経」についてはその重要性とボリュームから，独立して 1 冊にまとめる予定があるとのことだったので，あえて触れませんでした．当時，やがて「神経内科学ノート」にも関わらせていただけることになるとは，予想もしていませんでした．今回再び編集に協力させていただくことになりましたことは，望外の喜びです．

　「神経内科学」は，学生さん達にとってリハビリテーションの現場と直結する学問であり，きちんとした医療人となるために避けて通るわけにはいかない分野です．場合によっては，現場で他の医療スタッフに対して指導的な知識まで要求されることもあるでしょう．

　本書は，国家試験に必須の情報がコンパクトに網羅されているだけでなく，「神経内科学」を基本から学ぶことができ，学生さん達が臨床現場に出てからも何度も本書を開き，確認することができる構成と内容になっていると自負しています．もちろん，すでにリハビリテーションの現場で働いているPT・OT の方々にも，是非とも手にとっていただきたいと思っています．

　これまで，私は臨床医の常として様々な病院に籍をおいてきました．その際，優秀なリハビリテーションスタッフに恵まれることが，どれだけ現場で患者さんの助けになったことか……．もちろん，介護の現場でも同じです．

PT・OTを目指す学生さん達にとって，国試に合格することはもちろん重要な目標の一つですが，それはスタートラインに立つ，という必要最低限の目標でしかなく，そこから現場で研さんと学習を重ね，優秀な医療スタッフに育って欲しいと切に願っています．

　2008年9月

中　嶋　淳　滋

第1版 刊行にあたって

　今回「PT・OT 基礎から学ぶノートシリーズ」臨床医学編の第4弾として，「病理学ノート」「内科学ノート」「精神医学ノート」に続いて，「神経内科学ノート」を出版することになりました．すでに他の「ノートシリーズ」をご使用していただいている学生諸氏はご存じだと思いますが，このシリーズは，

　①一人でも，自宅ででも，学習できる
　②PTOT にとって絶対必要な内容を，簡潔にまとめている
　③書き込み式なので，学習した知識の再確認ができる
　④イメージ学習ができるように，イラスト，図を多く掲載している
　⑤学校で日々学習する（した）ことの予習（復習）ができる
　⑥学校の定期試験対策に利用できる
　⑦国家試験対策に利用できる

などを目的として作成したものです．

　以上の理念に基づき，本書も「誰にでも分かりやすく，誰が学んでも確実に学習でき，そして国家試験に対応できるように，基本的な知識を万遍なく，全項目にわたって網羅している」ことを目標に作成しました．また臨床医学編ですので，編集協力者として中嶋淳滋先生に参加していただき，PT・OT が習得すべき臨床医学の学習内容について充分に吟味しました．

　近年，日本は超高齢社会に突入したため，リハビリテーション対象者の多くが老人です．老人性疾患の特徴は他種類疾患の多重合併であり，老人一人が抱える疾患の範囲は内科疾患，精神疾患，神経疾患，整形外科疾患の多岐にわたります．加えて臨床医学および臨床病理学の近年の研究から多くの疾患の原因が解明され，その治療方法が次々に開発されています．またマスメディアの発達により，一般社会への最新医療情報発信も多くなってきています．このようなことから，医療従事者は高度な知識とその応用力を要求されるようになってきました．ですから近年の PT・OT 国家試験の内容も，現

在解明された臨床医学に準じて出題されるようになってきています．

「神経内科学」の分野において，最近特に注目されているのは「『認知症』や『中枢神経変性疾患』を代表とする老人性中枢神経疾患」です．この「老人性中枢神経疾患」のほとんどが"アミロイドプラーク"と呼ばれる「沈殿物の脳内沈着」と「脳萎縮」です．今回の「神経内科学ノート」では，このような新しい分野も取り入れました．

また「神経内科学」を学ぶ上で，「神経疾患として最も特徴的な症状」を理解できるように，第1章に「神経症候」を設けました．臨床において「神経症候」を見分けることができれば，種々の神経内科疾患を見分けることができ，結果的にその神経疾患に対する治療手段を考えることができます．ですから学生諸氏には，この「神経内科学」の第1章「神経症候」をしっかりと学んで頂きたいと思っています．そうすることでその後の章が学びやすくなります．

さらに疾患をイメージできるよう，できる限りイラスト，図を多く使用しました．（組織学的な）実物写真やCTやMRIは，医学の素人の学生には見分けが難しいと思いますので，まずは本書のイラストで概要をつかんでください．そして次の段階で，図書館にある神経内科学の専門書やインターネット等で実物写真を見てください．それが学習の基本的順序です．

もう一点，本書では「SIDE MEMO」欄を工夫しました．神経内科学に出てくる用語について，説明を数多く入れ込みました．またイラスト，図も入れて説明するために欄外を大きくしました．この「SIDE MEMO」欄をしっかりと読みながら，余白やメモ「MEMO」欄に書き込んで勉強してください．

またかなり広い範囲を学習しなければならないので，できる限り短い言葉で簡潔にまとめました．これにより自分一人ででもこのノートを使用して自宅学習できると思います．

そして既刊6冊の「ノートシリーズ」と同じように，各小項目の最後に「基礎問題」と「演習問題」を設けています．この問題を解けば学習した内容を確認することができるように構成しています．「基礎問題」の質問形式は，「（　）埋め形式」「○×形式」「線引き形式」などにしていますので，学校の定期試験にも対応できると思います．「演習問題」では，過去の実際の国家試験問題を抽出しています．さらに解答集にもイラスト，図や表を挿入して解説を付け，「基礎問題」や「演習問題」を理解しやすいようにしました．全国の学生諸氏がこの「神経内科学ノート」を使用することで，「神経内科学」を克服し得意分野にして頂くことを望んでいます．

　最後に「神経内科学ノート」出版のためにご尽力いただいた医歯薬出版編集部の皆様に深謝いたします．

2008年9月8日

中島　雅美

奥村　哲生

CONTENTS

目次

第2版 まえがき……………………iii
第1版 まえがき……………………iv
第1版 刊行にあたって………vi
本書の使い方………………………viii

第1章 神経症候

1 高次脳機能障害……………… 2
　1 高次脳機能障害の定義と分類
　　……………………………………… 2
　2 大脳半球の優位性……………… 4
　演習問題………………………………… 6
2 失語（症）…………………………… 7
　1 失語（症）の定義と分類……… 7
　2 運動性失語…………………………… 8
　3 感覚性失語…………………………… 8
　4 その他の失語（症）……………… 8
　5 失語（症）の分類と特徴……… 9
　6 失語（症）の評価法……………… 9
　7 失語（症）のリハビリテーション
　　……………………………………… 9
　演習問題……………………………… 10
3 失認（症）………………………… 12
　1 失認（症）の定義と分類……12
　2 視覚失認………………………… 12
　3 聴覚失認………………………… 13
　4 身体失認………………………… 14
　5 失認（症）の評価法……………14
　6 失認（症）のリハビリテーション
　　…………………………………… 17
　7 失認（症）の責任病巣…………17
　演習問題……………………………… 18
4 失行（症）………………………… 20
　1 失行（症）の定義と分類……20
　2 失行（症）の症状と障害部位
　　…………………………………… 21
　3 失行（症）の評価法……………22

演習問題……………………………… 23
5 知的障害・記憶障害・認知症・情動障害……… 26
　1 知的障害………………………… 26
　2 記憶障害………………………… 26
　3 認知症…………………………… 28
　4 情動障害………………………… 31
　演習問題……………………………… 32
6 運動失調………………………… 34
　1 運動失調の定義………………… 34
　2 運動失調の分類と症状……… 34
　3 運動失調の特徴………………… 35
　4 運動失調の症状と評価法……36
　5 失調（症）のリハビリテーション
　　…………………………………… 38
　演習問題……………………………… 38
7 意識障害………………………… 40
　1 意識障害の概念………………… 40
　2 意識障害の発生機序………… 40
　3 意識障害の原因………………… 40
　4 意識障害の程度と分類……… 41
　5 特殊な意識障害………………… 42
　6 意識障害の評価法……………… 43
　演習問題……………………………… 44
8 嚥下障害・構音障害・球麻痺・仮(偽)性球麻痺…… 46
　1 嚥下障害………………………… 46
　2 構音障害………………………… 47
　3 球麻痺・仮(偽)性球麻痺…… 48
　演習問題……………………………… 48
9 錐体路徴候……………………… 51
　1 錐体路…………………………… 51
　2 錐体路徴候……………………… 51
　演習問題……………………………… 56
10 錐体外路徴候………………… 57
　1 錐体外路………………………… 57
　2 錐体外路徴候…………………… 58

演習問題……………………………… 61
11 感覚障害……………………… 62
　1 感覚の分類……………………… 62
　2 感覚障害の定義………………… 64
　3 感覚障害の分類………………… 65
　4 特殊感覚の障害………………… 67
　演習問題……………………………… 68
12 脳圧亢進症状・脳浮腫・脳ヘルニア・髄膜刺激症状
　　…………………………………… 70
　1 脳圧（頭蓋内圧）亢進症状
　　…………………………………… 70
　2 脳浮腫…………………………… 71
　3 脳ヘルニア（脳嵌頓）………… 71
　4 髄膜刺激症状…………………… 73
　演習問題……………………………… 74
13 神経因性排尿障害………… 75
　1 排尿機能………………………… 75
　2 神経因性排尿障害……………… 76
　演習問題……………………………… 77
14 末梢神経症候(体性神経)… 79
　1 末梢神経（体性神経）………… 79
　2 末梢神経症候…………………… 79
　演習問題……………………………… 81
15 末梢神経症候(自律神経)… 83
　1 末梢神経症候（自律神経）
　　…………………………………… 83
　2 自律神経症候の分類…………… 84
　3 自律神経の支配………………… 86
　演習問題……………………………… 87

第2章 脳血管障害

1 中枢神経の解剖生理学…… 90
　1 大脳の解剖生理学……………… 90
　2 小脳の解剖生理学……………… 92
　3 脳幹の解剖生理学……………… 93

演習問題 …………………… 94
2 脳血管障害の定義と原因 …… 96
　1 脳血管障害の定義 ………… 96
　2 脳血管障害の原因 ………… 96
　演習問題 …………………… 96
3 脳血管障害の分類 ………… 98
　1 頭蓋内出血 ………………… 98
　2 脳梗塞 ……………………… 99
　3 その他の脳血管障害 …… 100
　演習問題 ………………… 100
4 脳血管障害の主症状 …… 102
　1 意識障害 ………………… 102
　2 運動麻痺 ………………… 103
　3 異常筋緊張 ……………… 104
　4 運動失調 ………………… 105
　5 感覚障害の特徴 ………… 105
　6 高次脳機能障害 ………… 106
　7 脳出血（出血部位別）の症状 ……………………… 108
　8 くも膜下出血の症状 …… 109
　9 脳梗塞（閉塞部位別）の症状 ……………………… 110
　10 一過性脳虚血発作（TIA） ……………………… 112
　演習問題 ………………… 112
5 脳血管障害の治療 ……… 114
　1 内科的治療，外科的治療 ……………………… 114
　2 リハビリテーション …… 115
　3 退院（在宅復帰）に向けての援助 ……………… 117
　演習問題 ………………… 117

第3章　中枢神経変性疾患

1 変性疾患の概念と分類 … 122
　1 変性疾患の概念 ………… 122

　2 変性疾患の種類 ………… 123
　演習問題 ………………… 124
2 大脳皮質・大脳基底核の変性疾患 ………………… 125
　1 錐体外路とその徴候 …… 125
　2 パーキンソン症候群（パーキンソニズム） ……… 126
　3 ハンチントン病（ハンチントン舞踏病） …………… 129
　演習問題 ………………… 130
3 中脳（脳幹部）の変性疾患 ……………………… 131
　1 パーキンソン病 ………… 131
　演習問題 ………………… 134
4 脊髄小脳変性症 ………… 136
　1 晩発性小脳皮質萎縮症（LCCA） ……………… 137
　2 マシャド・ジョセフ病 … 137
　3 歯状核赤核淡蒼球ルイ体萎縮症（DRPLA） ……… 138
　4 フリードライヒ失調症（フリードライヒ病） …… 138
　5 家族性痙性対麻痺 ……… 139
　演習問題 ………………… 139
5 脊髄変性疾患 …………… 142
　1 筋萎縮性側索硬化症（ALS） ……………………… 142
　2 脊髄性筋萎縮症（SMA） ……………………… 143
　3 脊髄空洞症 ……………… 144
　演習問題 ………………… 146

第4章　中枢神経脱髄疾患

1 中枢神経・末梢神経の解剖生理学 …………………… 148
　1 神経 ……………………… 148

　演習問題 ………………… 151
2 中枢神経の脱髄疾患 …… 152
　1 脱髄疾患 ………………… 152
　2 多発性硬化症（MS：Multiple Sclerosis） ………… 152
　3 その他 …………………… 153
　演習問題 ………………… 154
3 末梢神経の脱髄疾患 …… 156
　1 末梢神経障害 …………… 156
　2 末梢神経の脱髄疾患各論 ……………………… 158
　演習問題 ………………… 159

5章　脳腫瘍

1 脳腫瘍（総論） …………… 164
　1 脳腫瘍（頭蓋内腫瘍） … 164
　2 脳腫瘍の症状 …………… 165
　3 脳腫瘍の診断 …………… 165
　4 脳腫瘍の治療法 ………… 166
　演習問題 ………………… 167
2 脳腫瘍（各論） …………… 168
　1 神経膠腫（グリオーマ） · 168
　2 髄芽腫 …………………… 170
　3 髄膜腫（メニンギオーマ） ……………………… 170
　4 神経鞘腫 ………………… 171
　5 下垂体腺腫 ……………… 172
　6 頭蓋咽頭腫 ……………… 172
　7 転移（二次）性脳腫瘍 … 173
　演習問題 ………………… 174

第6章　末梢神経障害

1 末梢神経障害の概念と分類 ……………………… 176
　1 末梢神経障害の概念 …… 176

② 末梢神経障害の分類……177
演習問題……………………180

2 末梢神経損傷〔圧迫性（絞扼性）ニューロパチー〕……181
① 腕神経叢麻痺………………181
② 腕神経叢不全麻痺（胸郭出口症候群）……………………182
③ 長胸神経麻痺（前鋸筋麻痺，翼状肩甲）…………………183
④ 尺骨神経麻痺（肘部管症候群，ギヨン管症候群）………183
⑤ 橈骨神経麻痺………………184
⑥ 正中神経麻痺（手根管症候群）………………………………185
⑦ 総腓骨神経麻痺……………186
⑧ 脛骨神経麻痺（足根管症候群）………………………………186
演習問題……………………187

3 末梢性ニューロパチー……190
① ギラン・バレー症候群……190
② フィッシャー症候群………190
③ 慢性炎症性脱髄性多発根ニューロパチー（慢性炎症性脱髄性多発神経炎：CIDP）……………………………191
④ シャルコー・マリー・トゥース病…………………………191
⑤ 糖尿病性ニューロパチー……………………………………192
⑥ アルコール性ニューロパチー……………………………………192
⑦ 癌性ニューロパチー………193
⑧ ベル麻痺……………………193
⑨ 中毒性ニューロパチー……194
演習問題……………………195

第7章 筋原性筋萎縮疾患

1 ミオパチー…………………198
① ミオパチーの定義…………198
② ミオパチーの症状…………198
③ ミオパチーの診断に必要な検査とその所見………………199
演習問題……………………200

2 デュシェンヌ型筋ジストロフィー…………………………201
① 進行性筋ジストロフィーの定義……………………………201
② デュシェンヌ型筋ジストロフィーの病因…………………201
③ デュシェンヌ型筋ジストロフィーの症状…………………201
④ デュシェンヌ型筋ジストロフィーの障害度分類…………202
⑤ 登攀性起立とは……………202
⑥ デュシェンヌ型筋ジストロフィーの治療法………………202
演習問題……………………203

3 その他の筋ジストロフィー……………………………………206
① ベッカー型筋ジストロフィー……………………………………206
② 顔面肩甲上腕型筋ジストロフィー………………………………206
③ 肢帯型筋ジストロフィー……………………………………207
④ 先天性筋ジストロフィー（福山型）…………………………207
⑤ 遠位型筋ジストロフィー（三好型）…………………………208
⑥ 筋強直性ジストロフィー……………………………………208

⑦ 筋ジストロフィーの筋萎縮部位……………………………………209
演習問題……………………210

4 その他の筋原性筋萎縮疾患……………………………………211
① 重症筋無力症………………211
② 多発性筋炎…………………212
③ 周期性四肢麻痺……………212
④ 甲状腺中毒性ミオパチー……………………………………213
⑤ ステロイドミオパチー……213
⑥ ミトコンドリア病…………214
演習問題……………………215

第8章 神経感染性疾患

1 神経感染性疾患（総論）……218
① 神経感染性疾患の定義と原因……………………………………218
② 神経感染性疾患の分類と病因……………………………………219
演習問題……………………220

2 神経感染性疾患（各論）……221
① 髄膜炎………………………221
② 脳炎・脳症…………………222
③ 脳膿瘍………………………224
④ プリオン病…………………224
⑤ 脊髄炎………………………225
⑥ 神経梅毒……………………226
⑦ 脳静脈洞血栓症……………228
⑧ 神経感染性疾患……………228
演習問題……………………229

第9章 小児神経疾患

1 脳性麻痺……………………232
① 脳性麻痺の定義と原因…232

- ② 脳性麻痺の病型分類 ……… 232
- ③ 脳性麻痺の代表的な病型の特徴 ……………………… 234
- ④ 運動発達の早期診断と評価法 ……………………… 234
- 演習問題 ……………………… 237

2 その他の小児神経疾患 …… 239
- ① 微細脳損傷 ……………… 239
- ② 二分脊椎 ………………… 239
- ③ ダウン症候群 …………… 241
- ④ 先天性代謝異常 ………… 242
- 演習問題 ……………………… 244

第10章 神経疾患合併症

1 神経疾患の合併症（各論） ……………………… 248
- ① 神経系が関与した遷延する痛み ……………………… 248
- ② 正常圧水頭症 …………… 249
- ③ 認知症 …………………… 249
- ④ 嚥下障害 ………………… 250
- ⑤ その他 …………………… 251
- 演習問題 ……………………… 252

文献 ……………………………… 254
索引 ……………………………… 255

> 本書の使い方

　本書は，PT・OT の神経内科学で必要な基礎事項が，一冊にまとまるように構成されています．

　あらかじめ自分の力で考え，調べながら記入することで，神経内科学の基礎事項を，頭の中で整理できるようになっています．

　授業で習ったことを補足・確認しながら，オリジナルの神経内科学ノートを完成させてください．

1. ❶(　　　　　)　……空欄は神経内科学の基礎事項・重要語句です．図や表で確認しながら記入していきましょう．

2. 解答　……空欄の解答はページ下にあります．なるべく解答を見ないようにして，自分で調べて，記入し，最後に確認するようにしましょう．

3. SIDE MEMO　……覚えておきたい補足事項を掲載してあります．空いている部分には自分で必要事項を記入し，補足していきましょう．

4. 演習問題　……国試の過去問題から頻出される問題を抜粋しました．確実な点数確保のために国試対策の最終チェックとして役立てましょう．解答は付録の「解答集」に掲載しています．
（50-AM51）は，第 50 回午前 51 問の意味です．

5. MEMO 〜〜〜　……授業で習ったことを空欄や MEMO 欄に書き込んだり，自分だけのまとめをつくり，オリジナルノートを完成させましょう．

6. 解答集　……演習問題の「解答と解説」を付録(別冊)として綴じ込んであります．問題と照らし合わせて使いましょう．

第1章　神経症候

1. 高次脳機能障害 ………………… 2
2. 失語(症) ………………………… 7
3. 失認(症) ………………………… 12
4. 失行(症) ………………………… 20
5. 知的障害・記憶障害・認知症・
   情動障害 ……………………… 26
6. 運動失調 ………………………… 34
7. 意識障害 ………………………… 40
8. 嚥下障害・構音障害・球麻痺・
   仮(偽)性球麻痺 ……………… 46
9. 錐体路徴候 ……………………… 51
10. 錐体外路徴候 ………………… 57
11. 感覚障害 ……………………… 62
12. 脳圧亢進症状・脳浮腫・
    脳ヘルニア・髄膜刺激症状 … 70
13. 神経因性排尿障害 …………… 75
14. 末梢神経症候(体性神経) …… 79
15. 末梢神経症候(自律神経) …… 83

1 高次脳機能障害

SIDE MEMO

▶**失書**（しっしょ）
字を書けないこと．失語がなくて書字のみの障害を**純粋失書**という．純粋失書は自発語も読字も写字も可能だが，書き取りと自発書字が障害される．一般的に失書は失読や失語とともにみられることが多い．

▶**写字**（しゃじ）
すでに書いてある字を見て書き写すこと．

▶**自発書字**（じはつしょじ）
自分で思い浮かんだ字を書くこと．

▶**失読**（しつどく）
字を読めないこと．失語がなくて読字のみの障害を**純粋失読**という．純粋失読は仮名も漢字も読めない（仮名のほうが障害されやすい）．書字は可能だが自分で書いた文字も読めない．
失読の病巣は，頭頂～側頭葉領域など．

1 高次脳機能障害の定義と分類

高次脳機能とは，❶（　　　　　），認知，行為など❷（　　　　　　）が関与し，左右半球の❸（　　　）性と❹（　　　）性が明確な脳機能のことをいう．人間にのみ特有な機能である．
高次脳機能障害とは，高次脳機能が障害された場合に出現する症状である．

■高次脳機能障害の分類

分類	障害
❺（　　　）	・言語表出の障害により，言葉を話せない状態（発話障害）
❻（　　　）	・感覚障害や知能障害や失語症はないが，感覚情報が認知できない状態
失行	・運動系障害や知能障害はないが，動作を正しく遂行することができない状態
失書	・❼（　　　）障害や書き取りの障害（写字は保たれる）
失読	・❽（　　　）障害はないが，文字や語が読めず理解できない状態
思考力・判断力・人格の障害	・❾（　　　）に関連

■言語症候の分類

分類	障害	具体例
❿（　　　） （オウム返し返答）	・先行した他者の言語刺激の一部，または全体を自発的に模唱する（模倣）	（検者）　（被検者） 「名前は？」→「ナマエハ」 「年齢は？」→「ネンレイハ」
⓫（　　　） （間代性言語）	・語の中間，または終わりの音を，間代性に反復発音する	（検者） 「どこに行きますか？」→ （被検者） 「ウエノエキ，エキ，エキ，……」

（次頁へつづく）

解答 ① ❶言語　❷大脳皮質　❸優位　❹局在　（❸❹順不同）　❺失語　❻失認　❼書字　❽視力　❾前頭葉　❿反響言語　⓫語間代

1. 高次脳機能障害

(つづき)

分類	障害	具体例
⑫（　）言語	・質問内容とは無関係に，何を聞いても同じ分節を繰り返す(側頭葉に関連)	「今日は何日？」 ➡「いいですね」 「元気ですか？」 ➡「いいですね」
⑬（　）	・質問や命令に対して，質問を変えても，最初に答えた言葉を繰り返す	「年齢は？」➡「58歳」 「名前は？」➡「58歳」 「住所は？」➡「58歳」
⑭（　）	・物品や柄を見せて名称を言わせても，名称を思い出せない(換語困難)	ペンやコップを見せて， 「これは何ですか？」 ➡「……？」
⑮（　）	・単語や文を見せたとき，一つの文字または単語全体を読み誤る	語性⑮ 「とけい」➡「めがね」 「こんにちは」 ➡「こんばんは」 字性⑮ 「とけい」➡「とてん」 「こんにちは」 ➡「こんこちは」
⑯（　）	・一つの語を中心として，類似した「語」へ次々と形を変えて繰り返す ・流暢な錯語の連続 ・意味不明の了解不能な発話	「ボーシ」 ➡「ボーシ，エボシ，ボーシフ，ボース，ボーズ，ボーサン」
⑰（　）文法	・単語の羅列 ・電報様の文章 ・助詞や助動詞が抜ける	「キョウ　テンキ　アメ　フル……」
⑱（　）文法	・文法上の誤り	「キョウデス　テンキノ　アメニ　フルマス」

SIDE MEMO

▶ ジャーゴン
流暢な錯語の連続で意味不明の発話．ただ崩れるのではなく，大脳損傷に応じて崩れる水準に差がある．分類の仕方によっては感覚性失語（ウェルニッケ失語）の一つにも分類される．
①新造語性ジャーゴン
　単語の水準で崩れて意味がとれなくなるが，単音そのものは正確に表現できる．
②語性ジャーゴン
　センテンスの水準で崩れて意味が取れなくなるが単語そのものは崩れない．
③センテンス性ジャーゴン
　談話としては崩れてしまって意味が取れないが，ひとつひとつのセンテンス自体は崩れていない．

解答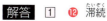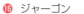

⑫滞続　⑬保続　⑭健忘　⑮錯誤　⑯ジャーゴン　⑰失　⑱錯

■前頭葉症候群：前頭葉の広範な損傷により生じる精神・神経症候

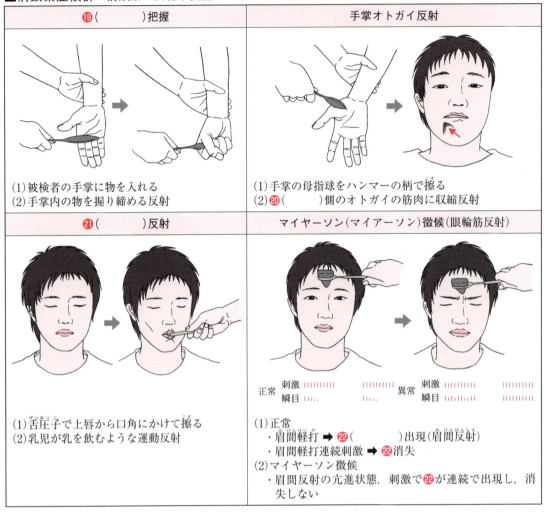

⑲（　　）把握	手掌オトガイ反射
(1)被検者の手掌に物を入れる (2)手掌内の物を握り締める反射	(1)手掌の母指球をハンマーの柄で擦る (2)⑳（　　）側のオトガイの筋肉に収縮反射
㉑（　　）反射	マイヤーソン（マイアーソン）徴候（眼輪筋反射）
(1)舌圧子で上唇から口角にかけて擦る (2)乳児が乳を飲むような運動反射	(1)正常 　・眉間軽打 ➡ ㉒（　　）出現（眉間反射） 　・眉間軽打連続刺激 ➡ ㉒消失 (2)マイヤーソン徴候 　・眉間反射の亢進状態．刺激で㉒が連続で出現し，消失しない

SIDE MEMO

2 大脳半球の優位性

大脳半球の左右機能の違いは，以下の通りである．

- 優位半球：❶（　　）機能の局在する半球．計算，概念構成にも関与．
- 劣位半球：❶機能がなく自己意識との連絡を持たない半球．図形的幾何学的感覚，❷（　　）認知，音楽に関与．
- 右利きの❸（　　）％：優位半球は❹（　　）半球，劣位半球は❺（　　）半球．
- 左利きの70〜80％：優位半球は❺半球，劣位半球は❹半球．
- ほとんどの場合，❹半球が優位半球で，❺半球が劣位半球．❺半球が優位半球の人は約2〜3％．

解答
1 ⑲ 強制　⑳ 同　㉑ 吸引　㉒ 瞬目
2 ❶ 言語　❷ 空間　❸ 99　❹ 左　❺ 右

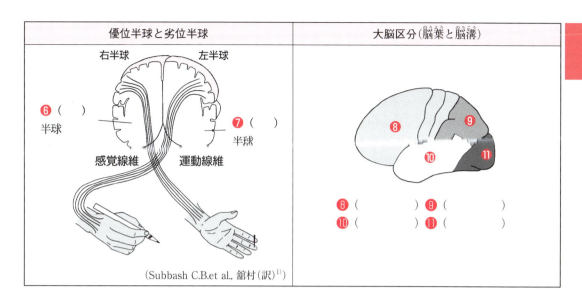

(Subbash C.B.et al., 舘村（訳）[1])

SIDE MEMO

▶ゲルストマン症候群
左頭頂葉角回の病変による手指失認，左右失認，失算，失書の四徴候．

▶皮質聾
両側性の一次聴覚野の障害で，聴覚路・聴覚器が正常であるにもかかわらず，聴力を喪失している状態．

▶バリント症候群
「バリントの三徴」のこと．
精神性注視麻痺
自発眼球運動の障害はないが注視できない．
視覚性注意障害
一つの対象にしか注意を向けられない．
視覚性運動失調
中心視野にある物体を手で捕えることができない．

■優位半球障害と劣位半球障害の症状

大脳	優位半球障害	劣位半球障害
前頭葉	・（対側）運動麻痺，（対側へ）共同偏倚，肢節運動失行，把握反射，前頭葉症候群	
	・⓬（　　　　　）失語，純粋失書 ・口舌顔面失行，道具の強迫的使用	・⓭（　　　　　）不能，他人の手徴候
頭頂葉	・（対側）感覚障害，（対側）筋萎縮，（対側）半側身体失認，触覚失認，肢節運動失行，構成失行，視覚性運動失調	
	・⓮（　　　　　）症候群 ・失語，失読，失書，観念運動，失行，観念失行	・⓯（　　　　　）無視，病態失認，着衣失行
側頭葉	・（対側）同名性半盲，皮質聾	
	・⓰（　　　　　）失語，純粋語聾，健忘失語	・感覚性失音楽（音の高低）
後頭葉	・（対側）同名性半盲，皮質盲，幻視，⓱（　　　　　）症候群，同時失認，物体失認，相貌失認	
	・純粋失読	・地誌的障害

解答 ❷ ❻ 劣位　❼ 優位　❽ 前頭葉　❾ 頭頂葉　❿ 側頭葉　⓫ 後頭葉　⓬ ブローカ（運動性）　⓭ 運動維持　⓮ ゲルストマン　⓯ 半側　⓰ ウェルニッケ　⓱ バリント

演習問題

1. 頭頂葉の病変で生じる症候はどれか．（50-AM84）
   1. 歩行失行　　　2. 視覚失認　　　3. Anton 症状
   4. Parkinson 症状　5. Gerstmann 症候群

2. 出血部位と出現しやすい症候の組合せで正しいのはどれか．（50-PM84）
   1. 被　殻 ——————— 作　話
   2. 皮質下 ——————— 複　視
   3. 視　床 ——————— 注意障害
   4. 小　脳 ——————— 反響言語
   5. 橋　　 ——————— 半側空間無視

3. 優位半球損傷に特徴的な症状はどれか．（45-AM90）
   1. 検者が示した指先への注視運動ができずに視点も定まらない．
   2. 損傷した脳の反対側から呼びかけても顔面を向けられない．
   3. 検者が出したジャンケンのチョキの模倣動作ができない．
   4. 裏返しになった衣服を正しく着ることができない．
   5. 閉眼したまま提舌を 20 秒以上持続できない．

4. 右半球の損傷で生じやすいのはどれか．2 つ選べ．（43-87）
   1. 失　読　　2. 失　算　　　3. 着衣失行
   4. 手指失認　5. 半側空間無視

5. 麻痺のない大脳半球損傷患者の病態と検査所見との組合せで適切なのはどれか．（OT42-52）
   1. 観念運動失行 ——— お茶を入れるまねができない．
   2. 観念失行 ——————— 他者の指の形を模倣できない．
   3. 運動維持困難 ——— 閉眼で舌を出させると眼が開いてしまう．
   4. 運動消去現象 ——— 感覚刺激に反応して片手を挙上できない．
   5. 着衣失行 ——————— 衣類のボタンやポケットの意味がわからない．

6. 大脳皮質の機能と部位との組合せで誤っているのはどれか．（40-68）
   1. 言語表出 —— 前頭葉
   2. 空間認知 —— 頭頂葉
   3. 聴覚理解 —— 側頭葉
   4. 言語記憶 —— 側頭葉
   5. 体性感覚 —— 後頭葉

2 失語(症)

SIDE MEMO

1 失語(症)の定義と分類

失語(症)とは，❶(　　　)半球言語野の障害で，言語の❷(　　　)または❸(　　　)が障害を来たした状態である．

半球言語野
- 前方言語野：❹(　　　　　)言語中枢
- 後方言語野：❺(　　　　　　)言語中枢と後上方角回
- ❻(　　　　)：ウェルニッケ感覚性言語中枢とブローカ運動性言語中枢を結ぶ線維
- ❼(　　　　　)裂溝周辺域

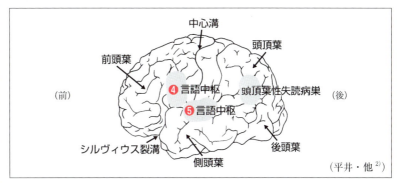

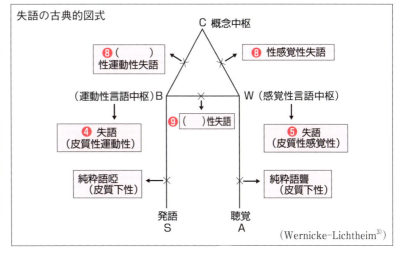

解答 1 ❶ 優位　❷ 表出　❸ 受容　❹ ブローカ(運動性)　❺ ウェルニッケ(感覚性)　❻ 弓状束　❼ シルヴィウス　❽ 超皮質　❾ 伝導

SIDE MEMO

▶**内言語**
外部に言葉（外言語）で表出する以前に，頭の中に浮かべる言語．イメージ，思考のこと．

▶**語唖**
構音障害によらない口頭言語の表出障害で，発語ができないこと．

▶**語聾**
言葉を他の音とは区別できるが，言葉の意味を理解できないこと．

2 運動性失語

運動性失語とは，会話の言葉は理解できるが，発語，発話が障害されている失語症である．

分類	病巣	症状
ブローカ失語	・ブローカ言語中枢 ・❶（　　　）大脳動脈流域の障害	❷（　　　）語減少，❸（　　　） 非流暢，失文法，復唱・呼称・音読・書字の障害
純粋語唖 （純粋運動性失語）	・ブローカ言語中枢 ・ブローカ失語 ❹（　　　）期	一過性で予後良好 ❺（　　　）は保持 自発語・復唱・音読の障害
超皮質性運動性失語	・ブローカ中枢より上方皮質 ・ブローカ失語❹期	自発語減少 ❻（　　　）や❼（　　　）言語が出現

3 感覚性失語

感覚性失語とは，会話の言葉の理解が障害されているため会話にならない．発話は流暢であるが，意味の通らない言葉がある失語症である．

分類	病巣	症状
ウェルニッケ失語	・ウェルニッケ言語中枢 ・中大脳動脈皮質枝の障害	❶（　　　）で多弁，理解不能， ジャーゴン，❷（　　　），❸（　　　）
純粋語聾 （純粋感覚性失語）	・ウェルニッケ失語 （初期または回復期）	❹（　　　）可能 ❺（　　　）のみ障害 復唱不能，書き取り不能
超皮質性感覚性失語	・ウェルニッケ言語中枢の後方 ・ウェルニッケ失語回復期	❻（　　　）良好，言語理解不良，読字障害 ❼（　　　）言語，錯語，錯書，錯読

▶**迂言**
言おうとしている言葉が思い出せないため，まわりくどい表現をすること．例えば「レモン」と言おうとして「紅茶に入れたり，お肉につける，あれなんだけど…，黄色くて…」など．比較的軽い失語症に多い．

4 その他の失語（症）

分類	病巣	症状
全失語	・優位半球の損傷 ・❶（　　　）大脳動脈起始部の梗塞	❷（　　　）言語機能の障害
伝導性失語	・優位半球❸（　　　）の損傷	❹（　　　）良好， 読字良好，復唱障害，錯語，錯読，錯書
健忘性失語	・❺（　　　）角回 〜中側頭回	❻（　　　），迂言，復唱困難

解答　2 ❶中　❷自発　❸無言　❹回復　❺内言語　❻保続　❼反響
　　　　 3 ❶流暢　❷錯語　❸錯書（❷❸順不同）　❹自発語　❺言語理解　❻復唱　❼反響
　　　　 4 ❶中　❷全　❸弓状束　❹言語理解　❺左側　❻語健忘

5 失語(症)の分類と特徴

*大橋の分類，1970改変

分類		自発語と流暢性		復唱	言語理解力	音読	書字
運動性失語	ブローカ失語	❶( )	❷( )	不可	可～困難	不可	❸( )
	純粋語唖	困難	非流暢	不可	可	不可	可
	超皮質性運動失語	困難	非流暢	可	可	困難	困難
感覚性失語	ウェルニッケ失語	❹( )ジャーゴン	❺( )	不可	不可	不可	❻( )
	純粋語聾	可	流暢	不可	不可	可	可
	超皮質性感覚失語	❹	流暢	可	不可	❼( )	可
全失語		困難	非流暢	不可	不可	不可	不可
伝導性失語		錯語	流暢	不可	可	錯読	錯書
❽( )性失語		語健忘	流暢	可	可	可	可

(安藤，杉村[4])

6 失語(症)の評価法

❶( )検査(SLTA)：もっとも一般的な失語症検査法．各項目の❷( )を評価する

項目	聴く	❸( )	読む	書く	❹( )	合計
項目数	4項目	10項目	4項目	7項目	1項目	26項目

7 失語(症)のリハビリテーション

言語療法	具体的方法
・会話の反復 ・言語の模倣と復唱	身近で日常的なイメージ化できる❶( )，短い❷( ) ゆっくりと繰り返し，会話中の小休止
・❸( )刺激	ジェスチャー，口元，表情
・自発語訓練 ・音読訓練 ・❹( )訓練	意思伝達の方法 使用するもの ：「絵カード」や「❺( )」カード 使用不可のもの：「ひらがな50音表」
・会話訓練	グループ会話
・自主言語訓練	パソコン，日記帳

解答
5 ❶困難 ❷非流暢 ❸不可 ❹錯語 ❺流暢 ❻錯書 ❼錯読 ❽健忘
6 ❶標準失語症 ❷正答率 ❸話す ❹計算
7 ❶単語 ❷文章 ❸手がかり ❹書字 ❺漢字

演習問題

1. 失語症分類と特徴の組合せで正しいのはどれか．（53-PM82）
   1. Broca 失語 ――――― 非流暢 ――――― 軽〜中等度の障害
   2. Wernicke 失語 ――― 流　暢 ――――― 良　好
   3. 健忘失語 ――――― 非流暢 ――――― 良　好
   4. 超皮質性運動失語 ―― 流　暢 ――――― 重度の障害
   5. 伝導失語 ――――― 非流暢 ――――― 中等〜重度の障害

2. 伝導失語の言語的特徴はどれか．（PT51-AM27）
   1. ジャーゴン
   2. 音韻性錯語
   3. 非流暢性発話
   4. 重度な理解障害
   5. 良好な復唱機能

3. 65歳の男性．右利き．突然の意識消失のため救急搬入された．診察時のJCS Ⅲ-200，血圧 210/120mmHg，脈拍 90/分であった．搬入時の頭部CTを別に示す．意識を回復した際に認められるのはどれか．2つ選べ．（PT48-AM9 改変）

   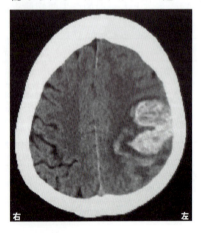

   1. 左半側空間無視
   2. 右上肢麻痺
   3. 左下肢失調
   4. 相貌失認
   5. 失語症

4. 運動性失語があっても，目的とする機能を適切に評価できる検査はどれか．2つ選べ．（47-PM80）
   1. ベントン視覚記銘検査
   2. 田中・ビネー式知能検査
   3. レーブン色彩マトリクス検査
   4. MMSE（Mini Mental State Examination）
   5. HDS-R（改訂版長谷川式簡易知能スケール）

5. 56歳の男性．右利き．脳卒中による右片麻痺．発語は流暢だが内容は意味不明だった．また，「今日の天気は晴れです」の繰り返しを指示すると反復することができなかった．考えられる失語症はどれか．（PT41-40）
   1. 伝導失語
   2. ブローカ失語
   3. ウェルニッケ失語
   4. 超皮質性運動失語
   5. 超皮質性感覚失語

6. 54歳の右利きの男性．脳梗塞．図のような頭部画像病変であった．みられやすい症状はどれか．（PT37-11）

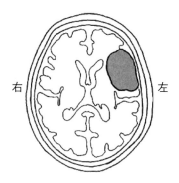

   1. 他人の手徴候
   2. 観念失行
   3. ブローカ失語
   4. ゲルストマン症候群
   5. ウェルニッケ失語

3 失認(症)

1 失認(症)の定義と分類

失認(症)とは，❶(　　　)障害，❷(　　　)障害，精神障害がなく，また失語(症)がないのに❸(　　　)覚，聴覚，触覚のどれか一つの❶情報に限って認知されず，物体や物事の認識ができなくなった状態である．

■失認(症)の分類と障害病巣

障害部位	優位半球	劣位半球
一側半球のみ	・身体失認 ・❹(　　　)失認 ・❺(　　　)失認 ・同時失認 ・色彩失認	・半側❻(　　　)失認 ・半側身体失認
両側半球	・❼(　　　)失認 ・物体失認 ・聴覚性失認	

2 視覚失認

視覚失認とは，❶(　　　)力は正常で，❷(　　　)覚や聴覚による認知はできるが，❸(　　　)による認知ができない状態である．

SIDE MEMO

▶ **物体失認と皮質盲**
物体失認も皮質盲も，視覚路は保たれているにもかかわらず，視野内の物体を認識できない．
①物体失認
視覚は保たれているので物体は見えている(視野内の物体を確認するため触ろうとしたり，歩行中の障害物を避けたりする)にもかかわらず，物体が何であるか認識することができない．
②皮質盲
視覚路は保たれているが，大脳の視覚野が障害されているため，視野内の物体そのものを認識することができない．したがって視野内の物体に触ることはなく，障害物を避けられずにぶつかったりする．

解答　1 ❶ 感覚　❷ 知能　(❶❷順不同)　❸ 視　❹ 手指　❺ 左右(❹❺順不同)　❻ 空間　❼ 相貌
2 ❶ 視　❷ 触　❸ 視覚

SIDE MEMO

■視覚失認の分類

分類		障害病巣	症状
空間失認	空間知覚障害	❻(　　　)半球	空間における❽(　　)関係の認識障害
	半側空間失認	❼(　　　)葉	全半側空間❾(　　) ❿(　　)片麻痺や左半側身体失認と合併
	❹(　　)失認		地図の見当識障害
	❺(　　　)症候群	両側-頭頂葉	視点の集中固定，それ以外を無視
相貌失認		劣位(右)半球-後頭葉	人の顔，⓫(　　)の識別障害
物体失認		⓬(　　　)半球	物体の認知障害
色彩失認		優位(左)半球-後頭葉	色の弁別可能だが ⓭(　　)の呼称不可
画像失認		優位(左)半球-後頭葉	絵や図を見て ⓯(　　)の認識障害
⓮(　　)失認			絵の部分的理解は可能，絵の内容は認識困難

3 聴覚失認

聴覚失認とは，聴覚は障害されていないにもかかわらず，「その音」が何であるか識別できない病態のことである．

分類	障害病巣	症状
聴覚失認	両側-❶(　　)葉	・❷(　　)認知困難 ➡音の認識障害 ・❸(　　)力正常 ・視覚・触覚の認知は可能
感覚性失音楽		・❹(　　)認識のみ障害 ・音楽以外の❺(　　)の認識は正常

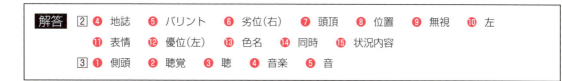

解答　2　❹ 地誌　❺ バリント　❻ 劣位(右)　❼ 頭頂　❽ 位置　❾ 無視　❿ 左　⓫ 表情　⓬ 優位(左)　⓭ 色名　⓮ 同時　⓯ 状況内容
3　❶ 側頭　❷ 聴覚　❸ 聴　❹ 音楽　❺ 音

SIDE MEMO

▶図形模写検査

左半側空間失認(無視)患者に，図形模写を行わせると左側が欠落するが欠落内容が，1)図全体構成の左半分が欠落する場合と，2)図中の要素一つひとつの左側部分が欠落する場合の2種類ある．

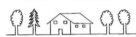
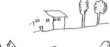
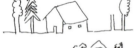

図形崩壊およびhyper-graphia
（福井，前田5）)

▶線分抹消検査（アルバート線分抹消試験）

縦20cm×横26cmの紙に2.5cm線が，外側から内側に向かって縦列に6本ずつ左右各々3列，中心部は縦に4本の計40本書いてある．患者に鉛筆で40本の線にチェック点を記入（抹消）させる．抹消されない線が1本でもあれば異常である．

4 身体失認

身体失認とは，身体各部分に関する❶(　　　)の認識障害．❷(　　　)関係の認識障害，大きさの認識障害，身体を動かすことの❸(　　　)障害などを来たした状態である．

■身体失認の分類

分類	障害病巣	症状
身体部位失認	❹(　　　)位半球	（両側性に出現）身体の位置関係の認識障害 身体各部位の❺(　　　)困難
手指失認	頭頂葉 後頭葉 側頭葉 の交叉部位	（身体部位失認の一型）❻(　　　)のみの認識障害・呼称困難
左右失認		（身体部位失認の一型）左右の❼(　　　)障害
ゲルストマン症候群	優位半球の頭頂葉	❻失認 ❽(　　　)失認 失書 失算
❾(　　　)失認	劣位半球の頭頂葉	麻痺側半側の身体の完全無視
❿(　　　)失認	劣位半球の頭頂葉	半側麻痺の否認

5 失認(症)の評価法

・半側空間無視（半側空間失認）……図形模写検査，時計文字盤模写検査，横書文章読字検査，線分二等分検査，地図上都市定位検査
・半側身体失認……………………線分抹消検査，人間身体像描画検査
・身体部位失認……………………口頭命令と質問
・視覚性同時失認…………………情景図の説明，数字で書いた文字読み検査

解答 ❹ ❶名称 ❷位置 ❸命令 ❹優 ❺呼称 ❻手指 ❼区別 ❽左右 ❾半側身体 ❿病態

■失認(症)の評価法の分類

		検査方法(見本図)	検査結果
半側空間失認	図形模写検査	(第39回PT国試5より)(第36回OT国試9より)(第32回OT国試18より)	図形の❶( )側を模写しない (第39回PT国試5より)(第36回OT国試9より)(第32回OT国試18より)
	時計文字盤模写検査		図形の❶側を模写しない (福井,前田[6])
	横書文章読字検査	昔々あるところにおじいさんとおばあさんがいました.おじいさんは山へ芝刈りに,おばあさんは川へ洗濯に行きました.	❷( )側半分の文字のみを読む おじいさんとおばあ じいさんは山へ芝 さんは川へ洗濯に行き
	線分二等分検査	❸( )cmの直線を2等分させる	右側1/4位に片寄る
	地図上都市定位検査	日本白地図に常識的な都市を記入させる	都市は左側に片寄って記入される 地誌的見当識の障害 ①東京 ②仙台 ③札幌 ④大阪 ⑤鹿児島 ⑥高知 (⑤と⑥は九州,四国がないと言いながら書き入れたもの) (福井,前田[7])

(次頁へつづく)

解答 5 ❶ 左 ❷ 右 ❸ 20

16　第1章　神経症候

(つづき)

		検査方法(見本図)	検査結果
❹(　)失認	❹(　)検査	（線分抹消見本図） (第34回 PT 国試3より一部改変)	左側に存在する線を抹消できない （結果図） (第34回 PT 国試3より)
❺(　)失認	人間身体像描画検査	（人物全身の見本図）	左側半身を描かない （左半身が欠けた描画）
❻(　)失認	口頭命令と質問	1)「右手で左肩を持ってください」 2)「左母趾を右示指で指しなさい」 3)（検者の母指を見せて）「何指ですか？」	1)左肩を認識できず触れない 2)指を認識できず指差しできない 3)指の呼称ができない
❼(　)失認	情景図の説明	（子供がドーナツを食べる情景図） (万歳 [8])	小さな部分的なことは認識可能 全体の情景は認識困難 (例) 「何の図ですか？」 ↓ 「子供がいるけど…」 「ドーナツがある…1つ？2つかな？」 「何してるかわからない」
	数字で書いた文字読み検査	1 2 3 4 5 6 7 8 9 10 1 2 3 4 5 6 7 8 9 10	小さい数字は認識❽(　) 大きな文字は認識❾(　)

解答 ⑤ ❹ 線分抹消　❺ 半側身体　❻ 身体部位　❼ 視覚性同時　❽ 可能　❾ 困難

SIDE MEMO

6 失認(症)のリハビリテーション

治療法	具体的方法
残存感覚情報の併用	両側の同時❶(　　　)動作
注意の喚起	注意の促し，声掛け
視覚情報の❷(　　　)	健側視野の代償を制限
❸(　　　)の使用	失認側へ目立つ品物，色テープ，旗などを設置
動作手順の単純化，言語化	(失認側)食事動作 「お茶碗を手に持ってください」 「箸を使ってごはんを食べてください」 「味噌汁椀を手に持って，お汁を飲んでください」 など
動作の❹(　　　)練習	「(失認側へ)寝返りを10回繰り返してください」 「(失認側の)靴下の着脱を10回繰り返してください」

7 失認(症)の責任病巣

責任病巣	失認名
両側半球-後頭葉	❶(　　　)
両側半球-側頭葉，後頭葉	❷(　　　)
優位半球-後頭葉 両側-脳梁	❸(　　　)
優位半球-側頭葉，後頭葉	❹(　　　)，❺(　　　)
優位半球-頭頂葉，後頭葉，側頭葉，角回	❻(　　　)，❼(　　　)，❽(　　　)
劣位半球-頭頂葉，後頭葉	❾[　　(地誌的記憶障害)]
劣位半球-頭頂葉	❿[　　(半側空間無視)]，⓫(　　　) ⓬[　　(病態否認)]

左脳(優位半球)　　脳梁　　右脳(劣位半球)

解答
6 ❶ 共動　❷ 制限　❸ 目印　❹ 反復
7 ❶ 物体失認　❷ 相貌失認　❸ 色彩失認　❹ 画像失認　❺ 同時失認(❹❺順不同)
　❻ 身体部位失認　❼ 手指失認　❽ 左右失認(❻〜❽順不同)　❾ 地誌失認(地誌的記憶障害)
　❿ 半側空間失認(半側空間無視)　⓫ 半側身体失認　⓬ 病態失認(病態否認)

演習問題

1. 85歳の女性．右利き．突然の意識消失のため救急搬入された．入院後，意識は回復した．発症後2時間後のMRI拡散強調像を下に示す．今後この患者に生じる可能性の高い症状はどれか．（OT53-AM1）

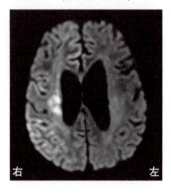

   1. 拮抗失行
   2. 左右失認
   3. 運動性失語
   4. 社会的行動障害
   5. 左半側空間無視

2. 82歳の女性．右利き．脳梗塞を発症して1か月が経過した．頭部CTを下に示す．この患者にみられる症状で正しいのはどれか．（OT51-PM2）

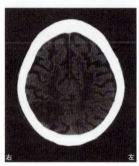

   1. Broca失語
   2. 他人の手徴候
   3. 半側空間無視
   4. Gerstmann症候群
   5. 超皮質性感覚性失語

3. Gerstmann症候群に認められるのはどれか．（51-AM83）
   1. 健忘　　2. 失算　　3. 失構音
   4. 遂行機能障害　　5. 半側空間無視

4. 左半側空間無視の治療法として適切でないのはどれか．（PT51-AM26）
   1. 視覚探索練習　　　　2. 体幹の右への回旋
   3. プリズム適応療法　　4. 後頸部経皮的通電刺激
   5. カロリック刺激〈Caloric stimulation〉

5. 相貌失認に関与するのはどれか．（49-PM55）
   1. 海馬　　2. 角回　　3. 乳頭体
   4. 紡錘状回　　5. 前庭基底部

6. 82歳の男性．右利き．突然の意識消失のため救急搬送された．入院後意識は回復した．発症後2時間のMRI拡散強調像を別に示す．今後この患者に生じる可能性の高い症状はどれか．（OT49-AM3）

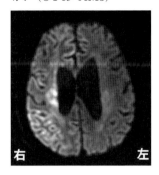

1. 観念失行
2. 左右失認
3. 運動性失語
4. 観念運動失行
5. 左半側空間無視

7. 高次脳機能障害に対する作業療法の組合せで適切なのはどれか．（OT49-AM27）
    1. 純粋失読 ──────── なぞり読み
    2. 物体失認 ──────── 物品の色名呼称
    3. 手指失認 ──────── 握り・放しの運動
    4. 地誌的障害 ──────── 都道府県名の列挙
    5. 左半側空間無視 ──────── 絵の呼称

8. Gerstmann症候群の病巣として正しいのはどれか．（48-AM63）
    1. 上側頭回 2. 中心前回 3. 舌状回
    4. 帯状回   5. 角 回

9. 左中大脳動脈閉塞で生じやすい高次脳機能障害はどれか．（PT47-PM41）
    1. 自然にバイバイと手を振ることはできるが，指示されるとできない．
    2. 着る手順を説明できるが，誤った着方をする．
    3. 重度の運動麻痺があるのに，歩けると主張する．
    4. 視界の左半分にある物を見落とす．
    5. 色紙の色分けができない．

10. 脳卒中患者の症状と障害との組合せで誤っているのはどれか．（PT46-PM26）
    1. 知っている人なのに声を聞かないとわからない ──────── 相貌失認
    2. 閉眼と挺舌の動作を同時にできない ──────── 運動維持困難
    3. 移動時，左側の物によくぶつかる ──────── 左半側空間無視
    4. 指示による敬礼のまねができない ──────── 観念失行
    5. 上着の左右を間違えて袖を通す ──────── 着衣失行

4 失行(症)

1 失行(症)の定義と分類

失行(症)とは，運動麻痺や運動失調，不随意運動，筋緊張異常などの❶(　　　　)がなく，❷(　　　　)理解の障害もなく，しかも行うべき❸(　　　　)や行為が十分わかっているにもかかわらず，実行しようとする動作を❹(　　　　)することができない状態をさす．

■失行(症)の分類と症状

分類	症状		
運動失行	・運動の❺(　　　　)性，滑らかさの障害．スムーズな動作ができない		
観念運動失行		(障害内容)	(具体例)
	・命令された動作の❻(　　　　)は不可能 ・❼(　　　　)があれば動作可能 ・❼がなければ❻動作は不可能		「歯ブラシで歯を磨く」 「櫛で髪をとかす」　　不可能 「電話をかける」
	乖離現象：❽(　　　　)動作は可能だが命令動作は不可能		「耳がかゆい」と耳を触るが，「指で耳を触りなさい」の命令動作はできない．
	①運動の命令(ウェルニッケ野に入る)　　　　　　　(×はその部位の障害を表す) ②運動の概念中枢，習熟した動作の記憶(優位半球-頭頂葉)×▶両側性観念運動失行(ア) ③優位半球-前頭葉(運動野，前運動野)　　　　×　　　　▶交感性失行(イ) ④脳梁　　　　　　　　　　　　　　　　　　×　　　　▶脳梁失行(ウ) ⑤劣位半球-前頭葉(運動野，前運動野)　　　　×　　　　▶部分観念運動失行(エ) 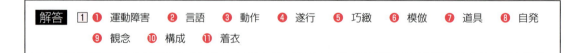②～⑤の伝導路の障害で(ア)～(エ)の観念運動失行が出現する． (中村編著[9])		
❾(　　)失行	道具を使って行う一連の動作ができない，目的にかなった行為の遂行が困難		
拮抗失行	右手動作に拮抗するような動作を左手が勝手に(自分の意思とは無関係に)行う		
❿(　　)失行	二次元的，三次元的な絵・図形の模写や模倣ができない		
⓫(　　)失行	衣服を着るための正しい動作ができない		

解答 1 ❶ 運動障害　❷ 言語　❸ 動作　❹ 遂行　❺ 巧緻　❻ 模倣　❼ 道具　❽ 自発
　　　　❾ 観念　❿ 構成　⓫ 着衣

2 失行(症)の症状と障害部位

分類			症状	例	障害部位
運動失行	❶( )運動失行		・手先の巧緻動作不可能	・ボタンかけやネクタイしめなどができない	両側−前頭葉
	顔面失行		・❷( )を伴う ・顔面動作の命令動作は不可能 ・自発動作は可能	・「しかめ面，目を閉じる」の命令動作はできないが「悲しくて泣く，おかしくて笑う」はできる	優位半球−前頭葉
	歩行失行		・運動失調，筋力低下，運動麻痺，筋緊張異常などがないのに，歩行がうまくできない	・歩行リズム不整，バランス不良，ぎこちない，ワイドベース，不規則な上肢の振り	❸( )−前頭葉
	開眼失行		・閉眼すると開眼できない		
❹( )失行	両側性❹失行		・道具があれば動作は可能 ・道具がなくて動作の模倣命令に対して動作不可能	・「歯ブラシを使わないで歯磨き動作のまね」ができない	優位半球−頭頂葉
	部分的❹失行	交感性失行	・右側片麻痺と左半側の❹失行		
		脳梁失行	・片麻痺を伴わない左半側のみの❹失行		脳梁
		顔面失行	・❷を伴わない ・顔面動作の命令動作が不可能	・「泣き顔のまねをしなさい」と命令しても泣き顔動作ができない	優位半球−前頭葉
		挺舌失行	・「舌を出しなさい」と命令しても舌出し動作ができない		優位半球−前頭葉
❺( )失行			・道具について理解しているが，道具を使っての動作が不可能	・「歯ブラシで歯を磨く」「櫛で髪をとかす」など，道具を使っての動作ができない	❻( )半球−頭頂葉
拮抗失行 ❼( )徴候			・右手の動作に拮抗する動作を，左手が自分の意思とは無関係に勝手にしてしまう	・右手でズボンを上げようとすると，左手が勝手に下げようとする	劣位半球−前頭葉
着衣失行			・衣服の着脱の正しい動作が不可能	・シャツの袖から頭を入れる ・ズボンに足を通せない	❽( )半球−頭頂葉
構成失行			・立体的空間的な絵や図形の模写が不可能	・指でキツネを作れない ・積み木図形の模写ができない ・三角，四角，円などの簡単な図が描けない	両側−頭頂葉

解答 ２ ❶ 肢節　❷ 運動失語　❸ 両側　❹ 観念運動　❺ 観念　❻ 優位　❼ 他人の手　❽ 劣位

SIDE MEMO

3 失行(症)の評価法

分類		検査方法
❶( )失行	❷( )失行	「シャツのボタンを留めてください」「手袋をはめてください」
	歩行失行	「平地歩行をしてください」
	開眼失行	「目を閉じてその後，目を開けてください」
	顔面失行	運動失語の右片麻痺患者に「泣き顔のまねをしてください」
❸( )失行	❸失行	「敬礼をしてください」「さよならのバイバイをしてください」歯ブラシを使って「歯を磨いてください」歯ブラシを使わずに「歯を磨くまねをしてください」
	顔面失行	運動失語のない左片麻痺患者に「泣き顔のまねをしてください」
	挺舌失行	「舌を出してください」
❹( )失行		歯ブラシを使って「歯を磨いてください」電気カミソリを使って「ひげを剃ってください」「茶筒からお茶葉を急須に入れて，そこにお湯を注ぎ，そのお茶を湯飲みに注いで，飲んでください」
拮抗失行		「右手で引き出しを引いてください」➡左手の拮抗運動の出現を確認する
❺( )失行		「シャツを着てください」「ズボンをはいてください」
❻( )失行		二次元，三次元の形の描画　菱　形　ギリシャ十字　立方体　Bineの図形　（相馬，杉下[10]）（安藤，杉村[11]）

解答 ③ ❶ 運動　❷ 肢節運動　❸ 観念運動　❹ 観念　❺ 着衣　❻ 構成

演習問題

1. 60歳の男性．右利き．脳梗塞を発症し，回復期リハビリテーション病棟に入院中である．食事時に右手でスプーンの柄を握りこんでしまい，うまくスプーン操作ができず，解除が必要になることが多いが，少しずつ食事動作が円滑にできる場面が増えてきている．頭部MRIを別に示す．この食事動作の病態として考えられるのはどれか．（PT52-PM9, PT47-AM8）

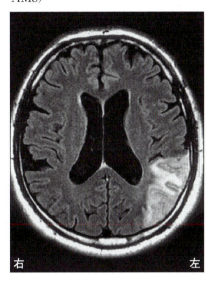

   1. 観念失行
   2. 視覚性失認
   3. 運動維持困難
   4. 右上肢運動麻痺
   5. 右上肢深部覚障害

2. 観念運動失行の検査はどれか．（52-AM84）
   1. 「今，何時ですか」
   2. 「右手の薬指はどれですか」
   3. 「歯を磨くまねをしてください」
   4. 「紙を折って封筒に入れてください」
   5. 「このカードに描いてある絵を覚えてください」

3. 観念失行に関連する行為はどれか．（PT51-PM27）
   1. 検査者のキツネの指を模倣することができない．
   2. 杖を持つとき上下を逆さまにして使おうとする．
   3. 麻痺が重度でもそれを意識せずに立ち上がろうとする．
   4. 歩行時，右に曲がるべきところで曲がらずに通り過ぎる．
   5. 「右足を先に出して」と教示してもできないが，自然な歩行は可能．

4. 失行の検査はどれか．（OT50-AM25）
   1. BIT
   2. VPTA
   3. RBMT
   4. SLTA
   5. SPTA

5. 65歳の男性．右利き．左上下肢の脱力のため搬送された．頭部MRAを別に示す．この患者に絵の模写を行わせると，図のように描いた．この患者に伴いやすい高次脳機能障害はどれか．（PT49-PM4）

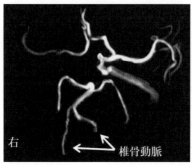
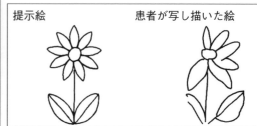

1. 失語症
2. 観念失行
3. 純粋失読
4. 左右失認
5. 着衣障害

6. 脳血管障害患者にネット手芸を作業活動として選択した．下から6段までを作業療法士が手本として見せた後，色を変えて患者が実施した作品の途中経過を図に示す．最も考えられる障害はどれか．（OT48-AM2）

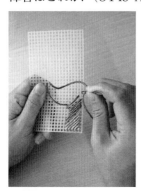

1. 観念失行
2. 拮抗失行
3. 構成障害
4. 視覚失認
5. 手指失認

7. 優位半球損傷に特徴的な症状はどれか．（45-AM90）
1. 検者が示した指先への注視運動ができずに視点も定まらない．
2. 損傷した脳の反対側から呼びかけても顔面を向けられない．
3. 検者が出したジャンケンのチョキの模倣動作ができない．
4. 裏返しになった衣服を正しく着ることができない．
5. 閉眼したまま挺舌を20秒以上持続できない．

8. 左大脳半球の病変で出現しやすいのはどれか．2つ選べ．(PT44-59)
    1. 左右失認
    2. 病態失認
    3. 半側無視
    4. 観念失行
    5. 着衣失行

9. 右半球の損傷で生じやすいのはどれか．2つ選べ．(43-87)
    1. 失　読
    2. 失　算
    3. 着衣失行
    4. 手指失認
    5. 半側空間無視

5 知的障害・記憶障害・認知症・情動障害

1 知的障害

知的機能とは，❶(　　　)で得られた知識を活用して，環境適応に必要な❷(　　　)，理解，思考，判断を行う総合的な❸(　　　)機能であり，生後の学習により発達する．

■知的障害の分類と定義

分類	定義
知的障害	・神経発達障害群のうち，「知的能力障害群」をさす(DSM-5(2013年)).
精神遅滞	・「知的障害」の症状に加えて，❹(　　　)面(意思伝達・自己管理・家庭生活・対人技能・地域社会資源の利用・自立性・学習能力・仕事・余暇・健康・安全)のうち，❺(　　　)種類以上に❻(　　　)障害(社会生活適応行動スキルの障害)がある場合をさす．
知的退行 ❼(　　　)	・正常に発達した知能が，何らかの脳の障害により減退したものをさす． ・初老期❼：45〜65歳までに起こる❼のこと． ・老年期❼：65歳以降に起こる❼のこと．

2 記憶障害

記憶障害とは，自分が体験した過去の記憶が抜け落ちてしまう障害のこと．認知症の中核症状の1つである．

■記憶の種類

種類	具体的内容(例)	
❶(　　　)記憶	きわめて短時間の記憶	数字の順唱・逆唱 物品名の復唱
短期(近時)記憶	数日以内の出来事	昨日の夕食 昨日会った人
長期(遠隔)記憶	過去の古い出来事	子どものときに住んでいた場所
❷(　　　)記憶	過去に体験した出来事	小学校の修学旅行で初めてスキーをした
意味的記憶	学習して得た知識	掛け算九九
❸(　　　)記憶	習得した技能	自転車の乗り方 自動車の運転方法 ピアノの弾き方

解答 ①　❶学習　❷記憶　❸認知　❹生活　❺2　❻適応　❼認知症
　　　　②　❶即時(瞬時)　❷エピソード　❸手続き

SIDE MEMO

▶せん妄
軽度～中等度の意識混濁があって，注意障害，睡眠リズム障害（昼夜逆転），見当識障害，精神運動活動の変化（錯視，錯覚，幻視，幻聴など）を主症状とする可逆性の症候群．日内変動があり，数日～1週間くらいで消失する．

▶ウェルニッケ脳症
ビタミンB_1欠乏による脳損傷．アルコール依存症患者に多い．眼球運動障害，運動失調，錯乱，健忘を主症状とする．

▶コルサコフ症候群（健忘作話症候群）
アルコール依存症，ビタミンB_1欠乏症，ウェルニッケ脳症にみられ，記銘力障害，（時間と場所の）失見当識，作話を特徴とする．

▶脳震盪
広範囲脳損傷のうち，意識障害がないか，あるいはあっても24時間以内に回復し，一過性の錯乱，見当識障害，外傷性健忘などを伴うが，100％回復する．

■記憶の回路の種類

回路名	経路
パペツ回路	❹（　　　）➡ 乳頭体 ➡ 視床前核 ➡ 帯状回 ➡ ❹
ヤコブレフ回路	❺（　　　）➡視床背内側核 ➡ 鉤状束 ➡ 側頭葉 ➡ ❺
海馬（側頭葉内側部）	新しい入力情報を一次的に貯蔵し，少しずつ大脳皮質へ分散貯蔵させる

■記憶障害の種類

種類		内容
健忘	❻（　　　）性健忘	ある時点より以前の記憶が失われる
	前向性健忘	新しく見聞したことが覚えられない
見当識障害（失見当識）		❼（　　　），今いる場所，人などを認識しているか
健忘症候群（器質的脳傷害）		（損傷部位）・間脳，側頭葉 （症状）・近時記憶の障害 ・遠隔記憶の障害（認知症と❽（　　　）を除外） ・思考や判断力の障害はなく，人格や即時記憶は保たれる
	❾（　　　）症候群	〈乳頭体と視床の障害〉ウェルニッケ脳症 ➡ 前向性健忘➡ 逆行性健忘 ➡ 失見当識 ➡ 作話
	外傷性健忘	❿（　　　）側頭葉の挫傷 錯乱状態 ➡ 前向性健忘 ➡ 逆行性健忘 ➡ 受傷まで全記憶の喪失
	一過性全健忘	突発性前向性健忘 ➡ 状況理解不能 ➡ エピソード記憶の逆向性健忘
（良性）老人性健忘		健常人の物忘れ 生理的記憶障害 記銘力の低下 ➡ 前向性健忘 ➡ 見当識障害なし

解答 ② ❹ 海馬　❺ 扁桃体　❻ 逆行（逆向）　❼ 時間　❽ せん妄　❾ コルサコフ　❿ 脳震盪

3 認知症

認知症とは，一度獲得された❶(　　　)が，後天性の脳❷(　　　)的障害により，慢性持続性に低下したものであり，記憶・思考・見当識・理解・計算・学習能力・言語・判断などの全般的認知機能の障害である．意識混濁はない．

■認知症度による分類

認知症の分類	記憶障害	失見当識	判断力低下	社会不適応	ADL障害	介護状況
健康	−	−	−	−	−	自立
疑認知症	❸(　　)	−	疑	疑	±	自立
軽度認知症	中等度記憶障害	時間の失見当識	中等度障害	社会参加可能 中等度障害	高度障害	要激励
中等度認知症	重度記憶障害 前向性健忘	時間の失見当識 場所の失見当識	重度障害	社会参加不能	重度障害	高度介護
重度認知症	重度記憶障害 断片的記憶残存	重度	不能	社会参加不能	家庭内不適応	重度介護 尿便失禁
極重度認知症	極重度	極重度	不能	不能	歩行不能 坐位不能	頭部挙上喪失 ❹(　　)

■認知症を起こす疾患

分類	疾患名
脳血管障害	❺(　　　　)認知症
変性疾患	❻(　　　　　　　)型認知症，ピック病，ハンチントン病，パーキンソン病
内分泌性疾患	甲状腺機能低下症
精神性疾患	うつ病
感染性疾患	❼(　　　　　　　　)病，AIDS，進行麻痺
中毒性疾患	慢性アルコール中毒，薬物(抗精神病薬)中毒
欠乏性疾患	❽(　　　　　)脳症(ビタミンB_1欠乏症)，ビタミンB_{12}欠乏症
腫瘍性疾患	脳腫瘍
外傷性疾患	慢性硬膜外血腫，頭部外傷後遺症，ボクサー脳症
その他	正常圧水頭症，ベーチェット病，脳炎後遺症，髄膜炎後遺症，低酸素脳症後遺症

▶ AIDS
後天性免疫不全症候群のことで，ヒト免疫不全ウイルス(HIV)感染によって発症する．AIDSそのものに伴う亜急性脳炎，脊髄症，ニューロパチー等がある．

解答 3 ❶ 知能　❷ 器質　❸ 良性健忘　❹ 寝たきり　❺ 脳血管性　❻ アルツハイマー　❼ クロイツフェルト・ヤコブ　❽ ウェルニッケ

SIDE MEMO

▶ 人格荒廃
人格崩壊と同義．いったん社会的文化的に完成した人格が，何らかの原因により崩れて変化した状態．崩れ方が反社会的，反文化的であるものを指す．性格変化は粗野，狂暴，易刺激性，抑制の欠如，欲動障害，情緒不安定などである．アルツハイマー型認知症の後期やピック病に多い．

▶ アルツハイマー神経原線維と老人斑
アルツハイマー神経原線維は，嗜銀性の神経細胞体内封入体．神経細胞体内に異常タウ蛋白の凝集物．
老人斑は，①アミロイドβ-蛋白，②腫大変性細胞突起，③神経膠細胞の3つを主成分とする好銀性の斑状構造物で，アルツハイマー病を特徴づける脳病理組織像である．

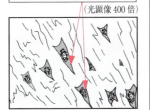
アルツハイマー神経原繊維（神経細胞内に封入している蛋白凝集物（濃色））
（光顕像400倍）

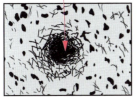
老人斑
（光顕像400倍）

■脳血管性認知症とアルツハイマー型認知症の鑑別

鑑別項目	脳血管性認知症	アルツハイマー型認知症
好発年齢	50歳以降，加齢とともに増加	70歳以上
性別	❾（　　　）性に多発	❿（　　　）性に多発
経過	階段状に悪化	緩徐性に進行性に悪化
知能低下	⓫（　　　　　　　　）	びまん性に低下（全般性認知症）
神経症候	錐体路徴候 神経症候	（末期）固縮
人格変化	比較的保たれる	早期⓬（　　　　　　）
感情障害	⓭（　　　）失禁 感情易変動	感情平板化 多幸症
病識	末期まで病識保持	早期から病識欠如

■アルツハイマー型認知症（広義のアルツハイマー病）

項目	内容
病理像	病巣部位：前頭葉，側頭葉，海馬 病理像　：大型神経細胞の⓮（　　　　）， 　　　　　アルツハイマー神経原線維と⓯（　　　　）の出現
症状	前認知症段階：物忘れ，感情平板化，意欲低下 第1段階：即時記憶障害，近時記憶障害，時間の失見当識 第2段階：遠隔記憶障害，物盗られ妄想，嫉妬妄想，場所の失見当識，放尿，異食，徘徊 第3段階：高度認知症，尿便失禁，コミュニケーション不能，ADL全面介助 主症状　：知能低下，後期に歩行障害，固縮，寝たきり，人格荒廃
診断基準 （DMS-Ⅳ）	1）⓰（　　　　　　）障害（記憶障害に加えて失語，失行，失認，遂行能力障害のうち1つ以上を伴う） 2）⓰障害の進行 3）⓰障害により社会生活が障害 4）⓰障害の原因以外の他の疾患がなく薬物乱用でない 5）⓰障害の原因がせん妄ではない
治療	薬物療法（副交感神経興奮剤）

■アルツハイマー型認知症の治療薬

コリン作動性を増強させる薬剤（副交感神経興奮剤）を使用（コリンエステラーゼ阻害剤，コリン受容体刺激薬，コリン再取り込み促進薬など）．これらの薬剤の作用により，中枢神経や末梢神経の終板におけるアセチルコリンの蓄積を増加させ，コリン作動性を増強させる．

解答 ③ ❾ 男　❿ 女　⓫ まだら認知症　⓬ 人格崩壊（人格荒廃）　⓭ 情動　⓮ 脱落　⓯ 老人斑　⓰ 認知

SIDE MEMO

▶ <ruby>常同<rt>じょうどう</rt></ruby>
同じ姿勢，同じ言葉，同じ身振りや行動を，意味なく何度も繰り返すこと．

▶ ピック<ruby>小体<rt>しょうたい</rt></ruby>（細胞体内<ruby>嗜銀球<rt>しぎんきゅう</rt></ruby>）
直径 10 ～ 15 μm 球形の嗜銀性のかたまり．脳神経細胞体の中に存在する（<ruby>封入体<rt>ふうにゅうたい</rt></ruby>）．ピック病に特徴的である．

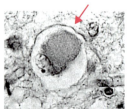

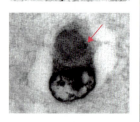

■認知症の治療とリハビリテーション

❶⑰（　　　　　）療法	脳代謝賦活剤，脳循環改善薬，意欲改善薬
❶⑱（　　　　　）	記憶の手がかりとなる補助手段の提供（日課表，目印，アラームなど）現実見当識療法，音楽療法，運動療法，グループ療法など

■ピック病

ピック病	具体的内容
定義	・⑲（　　　　）期認知症の代表．アルツハイマー型認知症の 1/10 以下．性差なし ・感情鈍麻，自制力欠如，人格荒廃，反社会的行動
症状	・<ruby>滞続言語<rt>たいぞくげんご</rt></ruby>，行動の<ruby>保続<rt>ほぞく</rt></ruby>，<ruby>常同<rt>じょうどう</rt></ruby>，末期には精神荒廃，全身衰弱で死亡
病理	・両側の側頭葉，前頭葉に脳萎縮，神経細胞の脱落，⑳（　　　　　　　　　　　）の沈着

解答 ③ ⑰ 薬物　⑱ リハビリテーション　⑲ 初老　⑳ ピック小体（細胞体内嗜銀球）

SIDE MEMO

▶ **強迫行為**
今とらわれている考えや行為が，無意味でばかばかしいとわかっていながら，その考えや行為を振り払おうとすると不安になり，振り払うことができず，その行為を必ず行ってしまう．

▶ **書痙と職業痙**
①書痙
書字しようとすると手に痙攣，振戦などの不随意運動が生じ，書字困難になる症候群で，書字以外では異常はみられない．
②職業痙
奏楽手痙のこと．楽器を演奏する音楽家にみられる手の痙攣で，演奏以外では異常はみられないもの．

4 情動障害

■情動障害の分類と症状

分類		症状	
		症状	疾患
抑うつ状態		❶( )障害，寝起き不良，食欲不振全身倦怠感，体重減少，頭痛，無関心，意欲低下，憂うつ	❷( )障害，❸( )病，ハンチントン病，多発性硬化症，脳外傷
❹( )障害	大うつ病性障害	内因性障害．症状は日内変動(早朝悪化し，夕方軽快)	
	小うつ病性障害	熟眠障害，早朝覚醒，自責感，自殺念慮	
	気分変調障害	内因性障害，錯感情，不適切な感情	
不安状態	恐慌性障害	4回以上/月の恐怖発作 ❺( )つ以上の症状(呼吸困難，心悸亢進，身震い，嘔気，しびれ感，胸痛)	
	全般性不安障害	❻( )つ以上の症状 (身震い，筋痛，易疲労，呼吸困難，心悸亢進，めまい，嘔気，下痢，頻尿，集中困難，入眠困難，易刺激性)	
身体表現性障害	心気症	欲求不満・不安 ➡ 身体機能異常(頭痛，腹痛，疼痛，しびれ，めまい，入眠障害)	
	転換障害(ヒステリー)	心的葛藤 ↓ 転換性身体症候 ↓ 不安の解消 — ❼( )性症状(運動麻痺，感覚消失，盲，聾，失神，失声) ❽( )性症状(不随意運動，疼痛，痙攣，めまい，過換気発作)	
強迫性障害		不安強迫感，強迫行為，チック，書痙，職業痙	

解答 ④ ❶睡眠 ❷脳血管 ❸パーキンソン ❹気分 ❺4 ❻6 ❼陰 ❽陽

演習問題

1. Lewy 小体型認知症に伴うことが多いのはどれか．（53-AM89）
    1. 幻　視　　2. 失語症　　3. 高血圧
    4. 聴覚障害　　5. 入眠障害

2. 精神遅滞を生じる疾患のうち，先天性代謝異常が原因であるのはどれか．（52-PM96）
    1. Down 症候群
    2. 結節性硬化症
    3. 神経線維腫症
    4. Turner 症候群
    5. フェニルケトン尿症(PKU)

3. 病名と症状の組合せで正しいのはどれか．（51-AM96）
    1. 前頭側頭型認知症 ———— 脱抑制
    2. 進行性核上性麻痺 ———— 取り繕い
    3. 皮質基底核変性症 ———— 認知の変動
    4. Lewy 小体型認知症 ———— 肢節運動失行
    5. Alzheimer 型認知症 ———— 垂直性眼球運動障害

4. Alzheimer 型認知症と比較して Lewy 小体型認知症に特徴的なのはどれか．（50-AM96）
    1. 常同行動
    2. 取り繕い
    3. 物取られ妄想
    4. 繰り返される幻視
    5. 初期からの記憶障害

5. Lewy 小体認知症に特徴的なのはどれか．（49-AM96）
    1. 幻　視　　　2. 感情失禁
    3. 滞続言語　　4. 錐体路徴候
    5. 時刻表的行動

6. Alzheimer 型認知症について正しいのはどれか．（49-AM98）
    1. 階段状に増悪する．
    2. 女性より男性に多い．
    3. 意味記憶の障害で発症することが多い．
    4. 人物の見当識より時間の見当識が障害されやすい．
    5. 軽度認知障害の 80% は Alzheimer 型認知症に移行する．

7. 精神遅滞に対して行うリハビリテーションで適切でないのはどれか．（OT48-PM48）
    1. レクリエーション　　2. 自律訓練法
    3. 集団行動　　　　　　4. 創作活動
    5. SST

8. てんかんで知的障害を伴うのはどれか．（48-PM100）
    1. 側頭葉てんかん　　　2. Jackson てんかん
    3. 小児欠神てんかん　　4. 覚醒時大発作てんかん
    5. Lennox-Gastaut 症候群

9. 前頭側頭型認知症（Pick 病）に特徴的な症状はどれか．2つ選べ．（47-AM96）
    1. 幻　視　　　　2. 考え無精
    3. 替え玉妄想　　4. 時刻表的行動
    5. 物盗られ妄想

10. 脳損傷後の出来事が思い出せないようになることはどれか．（46-PM78）
    1. 作　話　　2. 失　認
    3. 前向健忘　4. 逆向健忘
    5. 見当識障害

11. 認知症で記銘力低下と関連して出現する妄想はどれか．（45-PM97）
    1. 被毒妄想　　　2. 心気妄想
    3. 罪業妄想　　　4. 憑きもの妄想
    5. もの盗られ妄想

12. Alzheimer 病と比べ Pick 病で特徴的な症状はどれか．2つ選べ．（43-93）
    1. 失　行　　　　2. 人格変化
    3. 滞続言語　　　4. 記銘力障害
    5. パーキンソニズム

13. 精神遅滞のリハビリテーションの目的で誤っているのはどれか．（OT43-96 改変）
    1. 日常生活動作の獲得を目指す．　　2. 作業体験の機会を提供する．
    3. 対人交流の練習をする．　　　　　4. ストレス対処法を学ぶ．
    5. 自己洞察を促す．

6 運動失調

SIDE MEMO

▶小脳求心路
オリーブ小脳路：延髄の下オリーブ核から下小脳脚を通って交叉し，対側の小脳半球全体へ投射する伝導路．
腹側・背側脊髄小脳路：脊髄後角神経細胞から下小脳脚を通って，同側の小脳半球全体へ投射する伝導路．

▶小脳遠心路
小脳深部の小脳核から上小脳脚を通って交叉し，対側の脳幹の赤核に投射する伝導路．その後，①脊髄へ下行，②脳幹網様体や前庭核に下行，③視床へ上行，④大脳皮質へ上行する．

▶内耳迷路系
内耳（骨迷路）に存在する膜迷路のうち，平衡覚を感受する部分である卵形嚢，球形嚢および三半規管（前半規管，後半規管，外側半規管）のこと．

▶前庭神経路
前庭神経伝導路（内耳の前庭神経節から同側の橋の前庭神経核まで）を示す．

1 運動失調の定義

運動失調とは，❶（　　　　）低下がないにも関わらず，運動の❷（　　　），範囲，速度，距離，持続の制御が失われて，円滑で❸（　　　）性のある運動ができなくなる状態である．姿勢の❹（　　　）・バランス不良をさす．

2 運動失調の分類と症状

分類	障害部位	代表的疾患	失調出現部位	症状
小脳性失調	・小脳皮質 ・小脳求心路 ・小脳遠心路	・小脳❶（　　） ・小脳出血 ・小脳梗塞 ・❷（　　　）変性症 ・オリーブ橋小脳萎縮症	・四肢体幹失調	・小脳失調歩行　体幹動揺，ワイドベース，酩酊（よろめき），継ぎ足不能 ・重心動揺 ・ロンベルグ徴候　❸（　　） ・眼振 ・失調性言語（爆発性，断綴性） ・協調運動障害　❹（　　　）振戦，測定障害，大字症，拮抗反復運動障害，協調運動不能
脊髄性失調	・脊髄後索	・脊髄癆	・❺（　　）失調	・脊髄失調性歩行（膝持ち上げ，足底叩きつけ歩行） ・深部感覚障害 ・ロンベルグ徴候　❻（　　）

（次頁へつづく）

解答 1 ❶ 筋力　❷ 方向　❸ 協調　❹ 動揺
2 ❶ 腫瘍　❷ 脊髄小脳　❸（－）　❹ 企図　❺ 下肢　❻（＋）

SIDE MEMO

▶ **バリスム（バリスムス）**
四肢の近位筋に出現する．四肢を投げ出すように，あるいは打ち付けるように動かす激しい不随意運動．不随意運動の振幅が大きく律動的．片側にのみ出現するものを，ヘミバリスム（ヘミバリスムス）という．

▶ **舞踏病**
四肢の遠位筋に出現する不随意運動，まるでダンスをしているような動きで，口すぼめや肩すくめ，腰揺すり，バリスムより不随意運動の振幅が小さく，小刻みで不規則な動きで，動作は柔らかい．

▶ **アテトーゼ**
ゆっくりと，のたうちまわるような不規則な不随意運動で，四肢のみならず体幹にも出現する．

（つづき）

分類	障害部位	代表的疾患	失調出現部位	症状
前庭迷路性失調	・内耳迷路系 ・前庭神経路 ・脳幹（橋）前庭核	・❼（　　　）病 ・前庭神経炎	・❽（　　　）失調	・前庭迷路失調歩行（酩酊） ・姿勢の動揺，バランス障害 ・ロンベルグ徴候❾（　　　） ・❿（　　　）性めまい，眼振
大脳性失調	・大脳橋核路 ・前頭葉 ・頭頂葉 ・両側視床	・変性疾患 ・片側⓫（　　　） ・舞踏病 ・アテトーゼ	・（病巣対側の）片側上下肢失調	・片側性小脳失調に類似
末梢神経性失調	・深部感覚 ・末梢神経	・⓬（　　　）症候群 ・糖尿病性末梢神経障害	・障害神経の支配領域	・脊髄性運動失調に類似

③ 運動失調の症状の特徴

■**眼振**
小脳半球障害の場合は，側方注視による⓭（　　　）性眼振がみられる．
小脳・脳幹障害の場合は，⓮（　　　）性眼振がみられる．

■**爆発性発語と断綴性言語**
爆発性発語：スムーズな発声が妨げられ，急に⓯（　　　）するように話し始めること．
断綴性言語：⓰（　　　）ずつ区切って発音する言語のこと．

■**企図振戦**
⓱（　　　）試験や⓲（　　　）試験で検出される．動作が終了に近づくにつれて，四肢の運動が激しく不規則に⓳（　　　）すること．

■**大字症**
書字し続けると徐々に字が⓴（　　　）なること．書字の線の揺れ，方向の傾き，線の行き過ぎなども，どんどん⓴激しくなる．

---

 ② ❼ メニエール　❽ 体幹　❾ ＋　❿ 回転　⓫ バリスム　⓬ ギラン・バレー　⓭ 水平　⓮ 垂直　⓯ 爆発　⓰ 数語　⓱ 指鼻　⓲ 鼻指鼻（⓱⓲順不同）　⓳ 動揺　⓴ 大きく

SIDE MEMO

3 運動失調の症状と評価法

■ 歩行障害

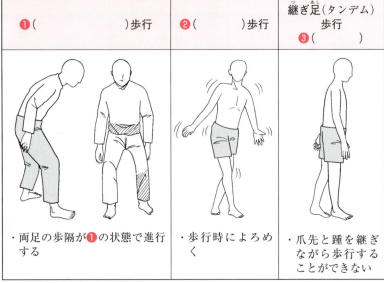

❶(　　　　　)歩行	❷(　　　　)歩行	継ぎ足(タンダム)歩行 ❸(　　　)
・両足の歩隔が❶の状態で進行する	・歩行時によろめく	・爪先と踵を継ぎながら歩行することができない

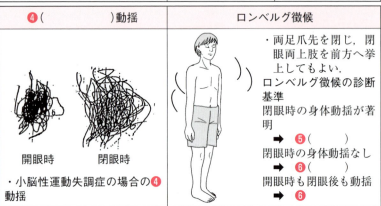

❹(　　　)動揺	ロンベルグ徴候
開眼時　閉眼時 ・小脳性運動失調症の場合の❹動揺	・両足爪先を閉じ，閉眼両上肢を前方へ挙上してもよい． ロンベルグ徴候の診断基準 閉眼時の身体動揺が著明 ➡ ❺(　　) 閉眼時の身体動揺なし ➡ ❻(　　) 開眼時も閉眼後も動揺 ➡ ❻

■ 拮抗反復運動障害

❼(　　　　)運動障害	❽(　　　　)試験
・❼する運動(動作)ができない	

解答 3 ❶ ワイドベース　❷ 酩酊(よろめき)　❸ 不能　❹ 重心(体幹)　❺ (＋)　❻ (−)　❼ 拮抗反復　❽ 膝打ち

6. 運動失調

■測定障害

❾(踵膝)試験

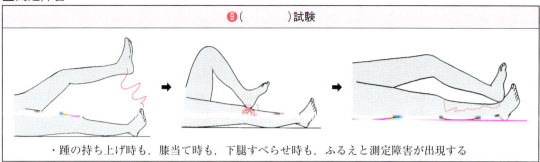

・踵の持ち上げ時も，膝当て時も，下腿すべらせ時も，ふるえと測定障害が出現する

❿(鼻指鼻)試験 ／ **⓫(指鼻)試験** ／ **⓬(足趾手指)試験**

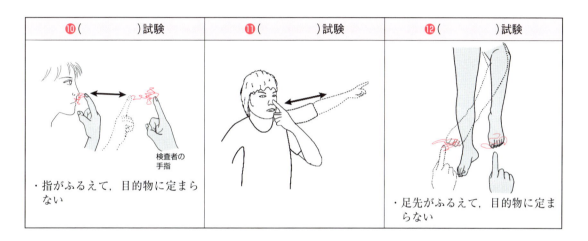

・指がふるえて，目的物に定まらない

・足先がふるえて，目的物に定まらない

⓭(測定)異常（ジスメトリア）

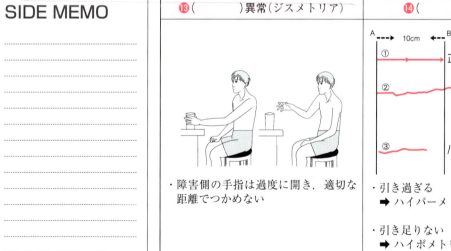

・障害側の手指は過度に開き，適切な距離でつかめない

⓮(線引き)試験

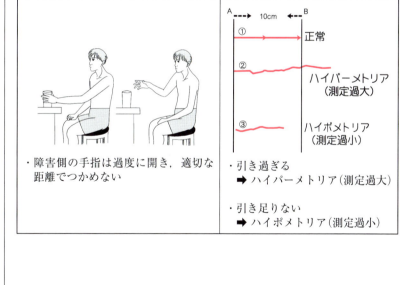

・引き過ぎる
　➡ ハイパーメトリア（測定過大）

・引き足りない
　➡ ハイポメトリア（測定過小）

解答 ③ ❾踵膝　❿鼻指鼻　⓫指鼻　⓬足趾手指　⓭測定　⓮線引き

SIDE MEMO

④ 失調(症)のリハビリテーション

運動療法と作業療法
- 視覚のフィードバック，❶(　　　)の設定
- ❷(　　　)学習
- 深部感覚刺激：弾性緊縛帯，❸(　　　)負荷
- ❹(　　　)体操
  - 範囲 ➡ 広い範囲から開始し狭い範囲へ
  - 動作 ➡ 大きな動作から開始し小さな動作へ
  - 速度 ➡ 速い動作から開始し遅い動作へ
  - 視覚 ➡ 開眼動作から開始し閉眼動作へ
- PNF：❺(　　　)的安定化

解答 ④ ❶ 目標　❷ 反復　❸ 重錘　❹ フレンケル　❺ リズム

演習問題

1. 内頸動脈系と比べて椎骨脳底動脈系の血流障害でみられやすいのはどれか．2つ選べ．(PT53-PM29)
   1. 複視
   2. 運動失調
   3. Broca 失語
   4. 一過性黒内障
   5. 半側空間無視

2. 運動障害と評価方法の組み合わせで正しいのはどれか．(52-AM83)
   1. 運動失調 ────── 鼻指試験
   2. 筋力低下 ────── Brunnstrom 法ステージ
   3. 持久力低下 ──── 徒手筋力テスト
   4. 錐体外路障害 ── Babinski 反射
   5. 錐体路障害 ──── Romberg 試験

3. 右後下小脳動脈の閉塞で発症した脳梗塞でみられないのはどれか．(51-PM88)
   1. 右片麻痺
   2. 右眼瞼下垂
   3. 右小脳性運動失調
   4. 右顔面温痛覚障害
   5. 左上下肢温痛覚障害

4. つまづきやすさを主訴に来院した 70 歳の患者の頭部 MRI の T1 強調矢状断像を下に示す．この患者で主訴に関連のある症状はどれか．（PT51-PM8）

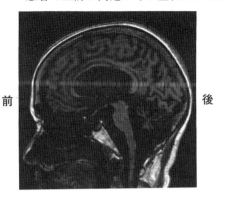

前　　　　　　　　後

1. 運動失調
2. 感覚障害
3. 視野障害
4. 前庭障害
5. 歩行失行

5. 脳卒中患者で大脳皮質の病変と比べて視床の病変でみられやすい症状はどれか．（PT48-PM31）
   1. 視野狭窄　　2. 病態失認　　3. 運動失調
   4. 弛緩性片麻痺　5. 空間認知の低下

6. 小脳失調で陰性所見になるのはどれか．（PT47-AM27）
   1. 踵膝試験　　2. 指鼻指試験　　3. 線引き試験
   4. 前腕回内外試験　5. Romberg 試験

7. 右延髄外側の脳梗塞で認められるのはどれか．（45-AM91）
   1. 右顔面の温痛覚障害　2. 右顔面神経麻痺
   3. 右上斜筋麻痺　　4. 右片麻痺
   5. 左小脳性運動失調

8. 70 歳の女性．ADL は一部介助でサークル型歩行器を用いて 50m の移動ができる．頭部 MRI を別に示す．歩容としてみられるのはどれか．（PT45-AM11）

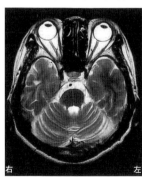 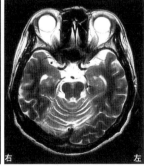

1. はさみ足歩行
2. 分回し歩行
3. 中殿筋歩行
4. 失調性歩行
5. 鶏　歩

9. 運動失調がみられるのはどれか．（44-83）
   1. 辺縁系脳炎　　2. Parkinson 病
   3. 周期性四肢麻痺　4. Wallenberg 症候群
   5. Lambert-Eaton 症候群

7 意識障害

SIDE MEMO

▶**糖尿病性昏睡**
糖尿病特有の代謝異常で，著しい高血糖と浸透圧利尿による高度の脱水が特徴．インスリン作用の欠乏による意識障害をさす．

▶**低血糖昏睡**
低血糖時に適切な処置が施されず，糖欠乏状態の進行により意識障害を来たした状態．

▶**肝性脳症**
慢性肝炎が進行し肝硬変になると出現する障害は，「①肝癌の発症」「②食道静脈瘤の破裂による出血」「③肝不全」の3つである．そのうち「③肝不全」は肝臓の働きが高度に障害された状態のことで，黄疸・腹水・意識障害などの症状が出現する．この「肝不全による意識障害」のことを「肝性脳症」という．肝性脳症の重症度は昏睡度分類（次頁の表）に従う．また肝性脳症の原因は肝機能不全による「①血中アンモニア濃度の上昇」「②アミノ酸のバランス異常」「③血液脳関門のバリアー作用の低下」などがあげられる．

1 意識障害の概念

意識の清明とは，❶(　　　)していて，自己や周囲を認識し，❷(　　　)に対して適切に反応する状態のことである．
上行性❸(　　　　　)が大脳皮質を賦活するためには，大脳皮質の正常な働きが必要である．また，上行性❸の障害や大脳皮質の機能障害により，刺激に対する反応の低下，消失をまねき，覚醒不能または覚醒不十分な状態になることを，❹(　　　　　)という．

2 意識障害の発生機序

上行性脳幹網様体：延髄，橋，中脳，❶(　　　　　)に存在
意識の中枢：中脳から橋に存在する❷(　　　)灰白質

3 意識障害の原因

脳❶(　　　　　)量の低下によって，意識障害が起きる．脳への❶量が低下するほど，脳波は❷(　　　)化し，脳血流の遮断後❸(　　　)秒で意識障害は出現する．

意識障害の程度	脳酸素消費量
清明(正常)	3.3mL／100g脳／分
軽度意識障害	2.5〜3.0mL／100g脳／分
中等度意識障害	2.0〜2.5mL／100g脳／分
❹(　　　)	2.0mL以下／100g脳／分 ↓低下

■**意識障害を起こす疾患**

種類	疾患
中毒性疾患	急性❺(　　　　　)中毒，睡眠薬中毒，一酸化炭素中毒
代謝性疾患	❻(　　　)性昏睡，低血糖昏睡，尿毒症，肝性脳症
循環障害	急性心不全，高血圧性脳症，高熱，❼(　　　)，日射病
精神障害	❽(　　　　)：大発作，欠神発作，ミオクロニー発作，精神運動発作

解答
1　❶ 覚醒　❷ 刺激　❸ 脳幹網様体　❹ 意識障害
2　❶ 視床下部　❷ 被蓋
3　❶ 酸素供給　❷ 徐波　❸ 6〜7　❹ 昏睡　❺ アルコール　❻ 糖尿病　❼ 脱水
　　❽ てんかん

SIDE MEMO

▶ **尿毒症**
末期腎不全にみられる尿毒症性毒素の蓄積による全身の諸臓器障害．

▶ **てんかん**
大発作：てんかん発作でもっとも多い．強直間代発作の総称．突然の意識消失と強直発作，続いて間代発作に移行する．

▶ **欠神発作**
突然出現し，突然回復する意識消失発作（数秒〜数十秒）で，狭義の小発作．

▶ **ミオクロニー発作**
突然に瞬間的に発症する筋痙攣で，短時間で収まるが，連続して起こることが多い．

▶ **精神運動発作**
意識障害のもとで起こる発作性自動性の異常動作．突然のうつろ状態（2〜3分），口をもぐもぐ，舌なめずりなど多彩な異常動作を来たし，発作後に尋ねても覚えていない．全時にみられる意識障害．意識障害は軽度の見当識障害から深昏睡まで．

■ **肝性脳症の昏睡度分類**

昏睡度	精神症状	参考事項
I	・睡眠−覚醒リズムの逆転 ・多幸気分，ときに抑うつ状態 ・だらしなく，気にとめない態度	・retrospective にしか判定できない場合が多い
II	・見当識障害，物を取り違える ・異常行動（例：お金をまく，化粧品をゴミ箱に捨てる） ・ときに傾眠状態（普通の呼びかけで開眼し，会話ができる） ・無礼な言動があったりするが，医師の指示に従う態度をみせる	・興奮状態がない ・尿・便失禁がない ・羽ばたき振戦あり
III	・しばしば興奮状態またはせん妄状態を伴い，反抗的な態度をみせ嗜眠状態（ほとんど眠っている） ・外的刺激で開眼しうるが，医師の指示に従わない ・または従えない（簡単な命令には応じうる）	・羽ばたき振戦あり （患者の協力が得られる場合） ・見当識は高度に障害
IV	・昏睡（完全な意識の消失） ・痛み刺激に反応する	・刺激に対して，払いのける動作 ・顔をしかめるなどがみられる
V	・深昏睡 ・痛み刺激にも全く反応しない	

4 意識障害の程度と分類

■ **意識レベルの低下**

分類	意識レベル
❶（　　　）	刺激を加えなければ眠り込む
❷（　　　）	強刺激で覚醒，単純な動作はできる
❸（　　　）	痛み刺激，身体の揺すりで逃避反応や体動がみられる
❹（　　　）	どんな刺激を与えても反応しない

解答　4　❶ 傾眠　❷ 昏迷　❸ 半昏睡（セミコーマ）　❹ 昏睡（コーマ）

SIDE MEMO

▶ 失外套状態
開眼し一見覚醒しているようにみえながら言葉を出さず，眼球運動を除いて自発的な身体の動きがない状態．広範な大脳白質，皮質病変によるものとされている．

■意識の変容

分類	症状
もうろう状態	意識狭小，意識❺(　　　)，錯覚 ➡ 思考や行動がピントはずれ
錯乱	錯覚，幻覚，❻(　　　) ➡ 徘徊，異常行動
❼(　　　) 振戦❼：アルコール中毒禁断時 夜間❼：高齢者の夜間時	急性錯乱，一過性の意識混濁 ↓ 不安，恐怖，興奮 ↓ 支離滅裂，幻覚，妄想，異常行動 ↓ 数十分〜数時間以内に回復(可逆的でせん妄中のことは覚えていない)

5 特殊な意識障害

分類		障害部位	症状
無動性無言症		・脳幹網様体と前頭葉の遮断	・❶(　　　)のみ可能(❶以外は完全不能) ・強痛刺激に若干の逃避反射出現，傾眠
❷(　　　)症候群		・大脳障害	・刺激反応なし，無動無言，除脳硬直
意識障害関連状態	❸(　　　)	・大脳半球・脳幹の脳機能障害	・自力呼吸不可 ➡ 人工呼吸器
	遷延性植物状態	・大脳機能障害 ・❹(　　　)機能は残存	・❺(　　　)反応出現 ・自発呼吸可能，嚥下可能 ・尿便失禁あり
	❻(　　　)症候群	・脳底動脈血栓症 ➡ 橋障害 ・皮質延髄路や皮質脊髄路の障害	・顔面と四肢の完全麻痺，無言，無表情 ・身体内に意識が閉じ込められたような状態

解答　4 ❺ 混濁　❻ 妄想　❼ せん妄
　　　5 ❶ 眼球運動　❷ 失外套　❸ 脳死　❹ 脳幹　❺ 刺激開眼　❻ 閉じ込め

SIDE MEMO

▶ R：落ち着きがない(不穏)
心穏やかでない状態．何となく落ち着きがなく，夜眠らずに目がらんらんとして睡眠薬も効かない．体調が悪かったり，環境が変わったりすることが原因と思われる現象で，高齢者にみられることが多い．

▶ I：失禁あり
尿失禁のこと．溢流性尿失禁，切迫性尿失禁，無抑制尿失禁，反射性尿失禁，腹圧性尿失禁，真性尿失禁，遺尿症，機能性尿失禁などをいう．

▶ A：無動性無言症・失外套症
無動，無言，刺激に対し無反応であるが，睡眠・覚醒のリズム，咀嚼，嚥下，吸飲把握などの原始反射，対光反射などの脳幹反射，脊髄反射は保持されている．

6 意識障害の評価法

ジャパン・コーマ・スケールやグラスゴー・コーマ・スケールが評価法としてよく使用される

■ジャパン・コーマ・スケール(JCS)……3・3・9度方式

	Ⅰ（1桁で表現）		Ⅱ（2桁で表現）		Ⅲ（3桁で表現）
	覚醒状態		刺激すると覚醒する状態 刺激をやめると眠り込む		刺激しても覚醒しない状態
1	・だいたい意識清明 ・今ひとつはっきりしない	10	・呼びかけに開眼 ・合目的な運動，言葉出現 ・❸(　　　)が多い	100	・痛み刺激を❺(　　　)動作
2	・❶(　　　)障害	20	・❹(　　　)，体の揺さぶりで開眼し，簡単な命令に応ずる	200	・痛み刺激で顔をしかめる
3	・自分の❷(　　　)が言えない ・生年月日が言えない	30	・痛み刺激と呼びかけの繰り返しでかろうじて開眼	300	・痛み刺激に無反応

※日本昏睡尺度(3-3-9度方式，ジャパン・コーマ・スケール)
1975年にわが国で提唱された昏睡尺度．意識レベルを大きく3段階に分類．「1)覚醒している(Ⅰ桁)」「2)閉眼しているが，刺激すると覚醒する(Ⅱ桁)」「3)刺激しても覚醒しない(Ⅲ桁)」に分類．各々を3段階に細かく分類することから，3-3-9方式とも呼ばれる．さらに各スコアの後に，R：落ち着きがない(不穏：restlessness)，I：失禁あり，A：無動性無言症・失外套症，の記号を付して，「例：20-RI」のように表記する．

解答 6 ❶ 見当識　❷ 名前　❸ 間違い　❹ 大声　❺ 払いのける

SIDE MEMO

■グラスゴー・コーマ・スケール(GCS)
合計点で評価：15点(最軽症)～3点(最重症)

開眼(E)		言葉による応答(V)		運動による最良の応答(M)	
(E)4点	❻(　　)的	(V)5点	見当識あり	(M)6点	命令に従う
(E)3点	言葉刺激	(V)4点	❼(　　)状態	(M)5点	痛み刺激部位を触る
(E)2点	痛み刺激	(V)3点	不適当な言葉	(M)4点	四肢の屈曲，❽(　　)刺激
(E)1点	開眼しない	(V)2点	理解できない声	(M)3点	四肢の屈曲，異常屈曲
		(V)1点	発声がない	(M)2点	四肢伸展
				(M)1点	全く不動

・昏睡や昏睡からの回復レベルを評価する：完全に覚醒している場合は15点，最も深い昏睡は3点で表される．昏睡の深さが浅い(GCSが高い)場合によく回復する．

解答 6 ❻ 自発　❼ 錯乱　❽ 逃避

演習問題

1. 36歳の男性．交通事故による外傷性脳損傷のため3日前に入院した．病室訪問時，呼びかけても閉眼しており，大きな声で呼びかけたが開眼せず，体を揺さぶって初めて開眼したがすぐに閉眼してしまう．JCS〈Japan coma scale〉で評価した意識レベルはどれか．(PT53-PM1)
   1. Ⅱ-10
   2. Ⅱ-20
   3. Ⅱ-30
   4. Ⅲ-100
   5. Ⅲ-200

2. JCS〈Japan coma scale〉でⅠ-3はどれか．(OT51-AM21)
   1. 痛み刺激で開眼する．
   2. 呼びかけで容易に開眼する．
   3. 開眼しており見当識障害がある．
   4. 体を揺さぶることにより開眼する．
   5. 開眼しており生年月日が言えない

3. 「自発開眼しているが,自分の名前はいえない」のは,JCS(Japan coma scale)の判定でどれか.(OT50-AM21)
    1. Ⅰ-1
    2. Ⅰ-2
    3. Ⅰ-3
    4. Ⅱ-10
    5. Ⅱ-20

4. 急性期における脳卒中の意識障害の評価で正しいのはどれか.(OT49-AM22)
    1. GCS(Glasgow coma scale)では,異常屈曲は1点である.
    2. GCS(Glasgow coma scale)で,7点以下は重度の意識障害を示す.
    3. GCS(Glasgow coma scale)で,痛み,言語および運動の要素に分けられる.
    4. JCS(Japan coma scale)では,普通の呼びかけで容易に開眼すると2である.
    5. JCS(Japan coma scale)では,痛み刺激に対し払いのけるような動作をすると30である.

5. 62歳の女性.脳梗塞発症後3日目.早期の離床とADL獲得を目標に作業療法が開始された.初回の訪室時,目を閉じていたが呼びかけると開眼した.発語は聞き取れるが内容に一貫性がみられない.運動の指示に応じた動きは見られず,四肢は屈曲する傾向がある.このときのGCS(Glasgow Coma Scale)はどれか.(OT46-AM9)
    1. E4 V3 M4
    2. E4 V4 M5
    3. E3 V3 M4
    4. E3 V4 M3
    5. E3 V5 M5

6. GCS(Glasgow Coma Scale)の評定で正しいのはどれか.2つ選べ.(PT45-AM24)
    1. E2:声かけすれば眼を開ける.
    2. V3:発声があるが理解できない.
    3. M5:刺激部位を払いのける.
    4. V5:場所や日時の見当がつかない.
    5. M6:指示に従って動作をまねる.

8 嚥下障害・構音障害・球麻痺・仮(偽)性球麻痺

1 嚥下障害

■嚥下運動の神経支配

下顎運動 ：三叉神経（Ⅴ）
口唇閉鎖・唾液分泌：顔面神経（Ⅶ）
❶（　　　）反射：舌咽神経（Ⅸ），迷走神経（Ⅹ）
❷（　　　）運動 ：舌下神経（Ⅻ）

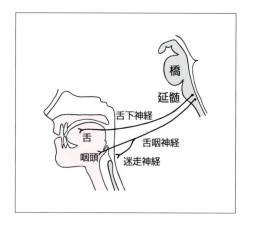

■嚥下の分類

口腔・咽頭相		食道相
第1相（口腔咽頭期）	第2相（咽頭期）	第3相（喉頭食道期）
・口腔～咽頭腔 ・❸（　　　）運動	・咽頭腔～食道口 ・不随意運動：生理的❹（　　　）反射	・食道口～噴門通過 ・不随意運動：食道蠕動運動
・軟口蓋の動き 　➡ 鼻咽腔への逆流防止	・喉頭閉鎖 ➡ 誤嚥の防止	

■嚥下障害の概要

項目		口腔咽頭性嚥下障害		食道性嚥下障害
原因	器質性障害	口腔咽頭部の❺（　　　），疼痛，腫瘍	器質性障害	食道の❻（　　　），炎症，疼痛
	機能性障害	球麻痺，❶反射の障害	機能性障害	食道筋麻痺，食道痙攣，自律神経障害
障害		・❼（　　　）の嚥下困難 ・鼻腔への❽（　　　） ・誤嚥性咳きこみ（むせ症状）		・❾（　　　）の嚥下困難 ・食道内腔停滞

解答　1　❶ 嚥下　❷ 舌　❸ 随意　❹ 咽頭　❺ 炎症　❻ 腫瘍　❼ 液状物　❽ 逆流
　　　　❾ 固形物

SIDE MEMO

▶口唇音(こうしんおん)：「パ行」「バ行」「マ行」など，口唇を動かして構音される言語音．

▶舌音(ぜつおん)：「サ行」「タ行」「ナ行」「ラ行」「ダ行」など，舌を動かして構音される言語音．

▶反回神経(はんかいしんけい)：迷走神経の分枝．延髄から発した神経線維は頸部から胸郭内へ下行後，右側神経線維は右鎖骨下動脈を，左側神経線維は大動脈弓を前から後方に回って反回（反回するので反回神経）して頸部の気管と食道の間を上行し，喉頭部に達して喉頭内筋に分布する．

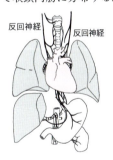

▶断綴性発語(だんてつ)（断続性発語）：一語ずつ途切れ途切れに発語すること．

▶反響言語(はんきょう)：先行した他者が言った言語の一部，または全部をそのまま繰り返し発語すること．

② 構音障害(こうおんしょうがい)

■構音と構音障害

❶(　　　)で作られた音声は，口唇，歯，舌，鼻腔，咽頭，喉頭などにより❷(　　　)・調音されて，語音が形成される過程を構音という．

構音障害とは，❶(　　　)に必要な筋群の運動障害による発声の異常で，❹(　　　)理解に問題なく，会話の言葉の内容にも異常はないが，円滑な❸ができない状態．構音機能の障害による❺(　　　)形成の異常．

■構音障害の分類

分類	疾患	構音障害の内容
❻(　　　)性構音障害	・筋ジストロフィー ・多発性筋炎，重症筋無力症	・顔面筋の障害，口唇音・❼(　　　)音の障害 ・鼻声
麻痺性❽(　　　)性構音障害	・脳神経の障害（三叉・顔面・舌咽・迷走・副・舌下） ・反回（迷走）神経麻痺 ・❾(　　　)麻痺	・顔面筋・舌筋・咽頭筋・喉頭筋の麻痺 ・軟口蓋麻痺，鼻声 ・片側性反回神経麻痺 ➡❿(　　　) ・両側性反回神経麻痺 ➡⓫(　　　)
⓬(　　　)性構音障害	・⓭(　　　)麻痺（両側性）皮質延髄路障害	・発語の遅延，ガ行の障害
運動失調性構音障害	・⓮(　　　)性運動失調	・爆発性発語，断綴性発語，断続性発語
⓮型構音障害	・⓮病，⓮症候群	・⓯(　　　)言語，小声，単調
不随意運動性構音障害	・構音器官の不随意運動・ジストニー	・音の乱れ・ゆがみ，音声強弱，反響言語
⓰(　　　)	・大脳皮質性構音障害	・口部失行，的外れ調音，誤音

解答 ② ❶声帯 ❷共鳴 ❸発語 ❹言語 ❺語音 ❻筋 ❼舌 ❽弛緩 ❾球 ❿嗄声(させい) ⓫失声 ⓬痙 ⓭仮性球 ⓮小脳 ⓯すくみ ⓰発語失行

SIDE MEMO

③ 球麻痺・仮(偽)性球麻痺

障害	球麻痺	仮(偽)性球麻痺
障害部位	舌咽神経／迷走神経／舌下神経 神経核の ❶( )性障害 咽頭筋，舌筋の障害	両側性 ❷( )路の障害
嚥下障害	❸( )の嚥下障害，誤嚥	❹( )の嚥下障害
情動失禁	(−)	❺( )
下顎反射	❻( )	亢進
口とがらし反射	❼( )	(＋)
構音障害	発語不明瞭，❽( )，鼻声	努力性発語
口輪顔面筋麻痺，咀嚼障害，舌萎縮	(＋)	(−)

解答 ③ ❶ 両側　❷ 皮質延髄　❸ 固形物　❹ 液状物　❺ (＋)　❻ 低下　❼ (−)　❽ 嗄声

演習問題

1. 摂食・嚥下障害に対するShaker法について正しいのはどれか．(PT53-PM48)
   1. 喉頭挙上筋群の筋力増強を行う．
   2. 食道入口部を閉鎖させる．
   3. 呼吸を数秒間止める．
   4. 頭部を伸展する．
   5. 端座位で行う．

2. 50歳の女性．左椎骨動脈解離によるWallenberg症候群で3週経過した．四肢に麻痺と高次脳機能障害はないが，摂食嚥下障害があり経鼻経管栄養が開始された．嚥下造影では咽頭収縮不良による左咽頭通過障害を認め，呼吸状態は安定している．この患者の対応で正しいのはどれか．(OT52-AM7)
   1. 間接訓練は禁忌である．
   2. 頸部左回旋して嚥下する．
   3. 間欠的経管栄養の適応はない．
   4. 垂直座位で唾液の誤嚥を防ぐ．
   5. 頸部の筋力訓練は禁忌である．

3. 摂食障害への対応で正しいのはどれか．（52-PM84）
   1. 飲水にはぬるま湯を用いる．
   2. 咽頭期障害では頭頸部伸展姿勢で嚥下する．
   3. 口腔期障害に対しては高粘度の食物を用いる．
   4. 先行期障害に対して食事のペースを指導する．
   5. 鼻咽腔閉鎖不全に対してはShaker法を用いる．

4. 加齢によって生じる嚥下機能の変化はどれか．（OT51-PM29）
   1. 咳反射の亢進
   2. 嚥下反射の遅延
   3. 喉頭位置の上昇
   4. 唾液分泌量の増加
   5. 咽頭通過時間の短縮

5. Wallenberg症候群の嚥下障害への対応について誤っているのはどれか．（OT50-AM36）
   1. 病巣側への頸部回旋での直接訓練
   2. 頸部伸展位での直接訓練
   3. Shaker（シャキア）法
   4. Mendelsohn手技
   5. バルーン拡張法

6. 嚥下障害の病態と用いられる介入の組合せで正しいのはどれか．（49-PM95）
   1. 口腔期障害 ———————— 粘性の高い食物
   2. 鼻咽腔閉鎖不全 —————— Shaker法
   3. 喉頭挙上筋筋力低下 ———— 間欠的バルーン拡張法
   4. 咽頭機能の左右差 ————— 頸部回旋
   5. 輪状咽頭筋弛緩不全 ———— 軟口蓋挙上装置

7. 脳卒中患者の摂食・嚥下障害で正しいのはどれか．（PT48-AM33）
   1. 水分よりゼリーで誤嚥しやすい．
   2. 急性期より慢性期で高頻度に生じる．
   3. 座位よりリクライニング位で誤嚥が少ない．
   4. 片側の障害では非麻痺側に頭部を回旋する．
   5. 食事中むせなければ誤嚥はないと判断できる．

8. 脳卒中片麻痺の間接的嚥下訓練で食道入口部を広げる効果があるのはどれか．（PT48-PM33）
    1. 舌の運動
    2. 発音の練習
    3. Shaker法
    4. 喉のアイスマッサージ
    5. 顔面頸部のマッサージ

9. 摂食嚥下の評価で正しいのはどれか．（OT48-PM22）
    1. フードテストは咀嚼能力を評価できる．
    2. 喉頭挙上の評価では舌の可動性を評価できる．
    3. 随意的な咳の強弱によって嚥下反射の速さを評価できる．
    4. 改訂水飲みテスト（MWST）は咽頭期の嚥下機能を評価できる．
    5. 反復唾液嚥下テスト（repetitive saliva swallowing test：RSST）は食物の残留部位を評価できる．

10. 嚥下障害に対するShaker法の効果で正しいのはどれか．（OT48-PM34）
    1. 認知機能改善
    2. 咀嚼力改善
    3. 口腔送り込み改善
    4. 喉頭挙上改善
    5. 食道蠕動改善

11. 嚥下障害に対する治療法はどれか．（46-AM95）
    1. Shaker法
    2. DeLorme法
    3. Jakobson法
    4. Codman体操
    5. Buerger-Allen体操

12. 摂食・嚥下障害で正しいのはどれか．（OT45-AM37）
    1. 液体の誤嚥は少ない．
    2. 認知機能の影響は受けない．
    3. むせなければ誤嚥なしと判断する．
    4. 梨状窩は咽頭残留の好発部位である．
    5. 頸部前屈位は嚥下反射を遅延させる．

9 錐体路徴候

SIDE MEMO

1 錐体路

錐体路とは，動物の中で人間だけが発達したもっとも人間らしい❶(　　　)系機能の伝導路である．錐体路の発達により人間は❷(　　　)歩行，上肢での❸(　　　)の使用，❹(　　　)性の獲得が可能となった．

分類	❺(　　　)脊髄路	❻(　　　)脊髄路
大脳領域	中心❼(　　　)，前運動皮質	
伝導路	脳幹❽(　　　)後縁 ↓ 中脳 ↓ 橋核 ↓ ❾(　　　)交叉 ↓ 脊髄❿(　　　)下行 ↓ 脊髄前角細胞	脳幹❽後縁 ↓ 中脳 ↓ 橋核 ↓ 脊髄⓫(　　　)下行 ↓ 脊髄レベルで交叉 ↓ 脊髄前角細胞

2 錐体路徴候

■陽性症状（病的反射）

❶(　　　)反射出現：正常では❷(　　　)以降には出現しない❶反射が，上位運動ニューロン障害により錐体路徴候の陽性症状として出現する．

解答 1 ❶ 運動　❷ 二足直立　❸ 道具　❹ 巧緻　❺ 外側皮質　❻ 前皮質　❼ 前回
　　　　❽ 内包　❾ 錐体　❿ 側索　⓫ 腹側索
　　　2 ❶ 病的　❷ 乳幼児

SIDE MEMO

■錐体路徴候の病的反射と検査方法

図	病的反射		検査方法	異常反応	障害部位
1	❸(　　　)反射		上唇から口角を擦る	乳児が乳を飲むときの運動	前頭葉障害
2	❹(　　　)反射		上唇中央を軽打	唇の突出，尖り口	両側性錐体路障害
3	手指屈筋反射	ホフマン反射	中指爪を手掌側にはじく	母指の❺(　　　)	一側のみ亢進 錐体路障害
4		トレムナー反射	中指指腹を手背側にはじく		
5		ワルテンベルク(指屈)反射	手掌面手指部の叩打		
6	❻(　　　)反射		手掌を軽く擦る	擦ったものを握り締めたまま離さない	前頭葉障害
7	足底筋反射	❼(　　　)反射	足趾足底を叩打	足趾屈曲	錐体路障害
8		❽(　　　)反射	足背中部外側を叩打		
9	バビンスキー反射		足底外側縁を踵から上方へ擦る	母趾❾(　　　) 他4指 ❿(　　　)徴候	錐体路障害
	変法	チャドック反射	足部外顆の下方を後から前へ擦る	バビンスキーと同様	錐体路障害
		オッペンハイマー反射	脛骨内縁を上から下へ擦る	バビンスキーと同様	錐体路障害
		ゴルドン反射	ふくらはぎを指でつまむ	バビンスキーと同様	錐体路障害
10	マリー・フォアの手技		足趾を握り足底へ強く屈曲	下肢全体の⓫(　　　) 足関節の背屈	錐体路障害

※図1〜10を次頁に示す

解答 ❷ ❸ 吸引　❹ 口とがらし　❺ 内転屈曲　❻ 把握　❼ ロッソリーモ　❽ メンデル・ベヒテレフ　❾ 伸展　❿ 開扇　⓫ 屈曲

9. 錐体路徴候   53

SIDE MEMO

■陽性症状（病的反射）の図

❸反射	❹反射	ホフマン反射	トレムナー反射
図1 (擦る/こす)	図2 (叩打/こうだ)	図3 (はじく)	図4 (はじく)
ワルテンベルク（指屈）反射	❻反射		❼反射
図5 (叩打)	図6 (擦る)		図7 (叩打)
❽反射	バビンスキー反射とその変法		マリー・フォアの手技
図8 (叩打)	図9 オッペンハイマー反射（擦る）／ゴルドン反射（つまむ）／シェファー反射（つまむ）／ゴンダ反射（屈曲）／バビンスキー反射		図10 (足指屈曲)

第1章

SIDE MEMO

■その他の陽性症状

1) ❶❷(　　　　)反射の亢進
   ・膝蓋腱反射やアキレス腱反射の亢進．正常の場合でも軽度出現する場合があるが，錐体路障害では特に亢進する．

2) 間代(クローヌス)
   ・腱反射が著明に亢進した状態
   ・❶❸(　　　　)は膝蓋骨を強く下方へ押し下げると，膝蓋骨が上下に連続して動く．
   ・❶❹(　　　　)は足関節をすばやく背屈すると，足関節が連続して底背屈を繰り返す．

3) 痙縮
   ・❶❺(　　　　)運動に対する抵抗感．筋トーヌスの異常亢進現象．

4) ❶❻(　　　　　　　)現象
   ・受動運動の最初の抵抗感は大きいが，そのまま続けると急に抵抗感が❶❼(　　　)する．この抵抗感が「❶❻」を折りたたむときの抵抗感に似ている．

5) ❶❽(　　　)運動
   ・関節の単独運動が行えない．常に他の複数の関節と同時に，一定の運動パターンでしか行えない原始的で異常な運動の状態．錐体路障害の場合に出現する．

■その他の陽性症状の図

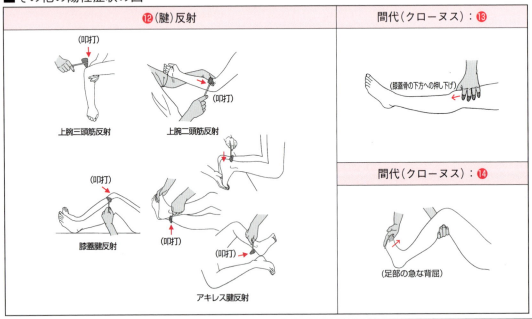

解答　❷ ❶❷ 深部　❶❸ 膝蓋間代　❶❹ 足間代　❶❺ 受動　❶❻ 折りたたみナイフ　❶❼ 減少　❶❽ 共同

SIDE MEMO

■陰性症状

正常では，出現する❶⑲(　　　)反射(腹壁反射など)が，錐体路障害の場合に消失する(出現しない)．

腹壁反射
・腹壁を外側から中央へ針で擦ると，臍が外側へ移動する．

挙睾筋反射
・大腿内側皮膚を針で擦ると，睾丸が挙上する．

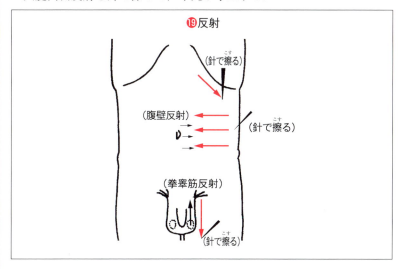

⑲反射

解答　②　⑲ 表在

演習問題

1. 75歳の女性．右利き．脳梗塞を発症し救急車で搬送された．発症翌日に症状の悪化を認めた．発症3日目の頭部MRIの拡散強調像を下に示す．最も出現しやすい症状はどれか．（PT53-AM6）

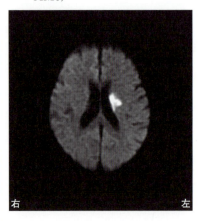

   1. 片麻痺
   2. 失語症
   3. 運動失調
   4. 嚥下障害
   5. 視野障害

次の文章を読んで，問題2, 3に答えよ．
70歳の女性．右利き．脳梗塞を発症し搬送された．発症後2か月の頭部MRIを別に示す．

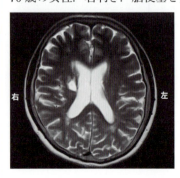

2. この画像で認められる脳梗塞の部位はどれか．（PT49-AM3）
   1. 視床　2. 内包　3. 被殻
   4. 尾状核　5. 放線冠

3. 現時点で最も出現しやすい症状はどれか．（PT49-AM4）
   1. 運動麻痺　2. 嚥下障害　3. 視覚障害
   4. 聴覚障害　5. 失語症

4. 深部腱反射の亢進がみられるのはどれか．2つ選べ．（44-82）
   1. 重症筋無力症
   2. 多発性硬化症
   3. 筋萎縮性側索硬化症
   4. 筋強直性ジストロフィー
   5. Duchenne型筋ジストロフィー

10 錐体外路徴候

1 錐体外路

錐体外路とは❶（　　　　　　　　）以外の運動伝達路の総称で，大脳基底核から❷（　　　　　　）性に脊髄へ❸（　　　　）する伝導路をさす．大脳基底核は，❹（　　　　　）部に存在し，皮質下の白質と❺（　　　）との間にある❻（　　　　　　）の塊である．視床および大脳皮質と❼（　　　　　）を形成する．

大脳基底核及び中脳核		働き	神経回路網
❽（　　　）		尾状核＋被殻 大脳皮質，視床，扁桃体，黒質からの入口	
	尾状核	・大脳皮質連合野から入力	
	被殻	・大脳皮質運動野と体性感覚野から入力	
❾（　　　）		体性運動の調節	
	内節	・線条体から抑制性入力 ・視床下核から興奮性入力 ・視床腹側核へ抑制性出力	
	外節	・線条体から抑制性入力 ・視床下核から興奮性入力 ・視床下核へ抑制性出力	
前障		大脳皮質（島の皮質下）に存在，機能不明 ・大脳皮質Ⅳ層から入力 ・大脳皮質に出力	
❿（　　　） （ルイ体）		間脳（視床腹側）神経核，体性運動の調節 ・大脳皮質から興奮性入力 ・淡蒼球外節から抑制性入力 ・淡蒼球，黒質へ興奮性出力	
⓫（　　　）		中脳のメラニン色素（黒色）大型細胞群 ・線条体，黒質，淡蒼球，視床下核から入力 ・視床，上丘へ出力	
⓬（　　　）		中脳上丘〜間脳下部に存在 ・皮質運動野，小脳核からの入力 ・小脳核，脊髄路核に出力	

（大脳前額断）
大脳基底核

中脳（背側）

（平井・他 [12]）

解答 ① ❶ 錐体路（皮質脊髄路）　❷ 多シナプス　❸ 下行　❹ 大脳深　❺ 間脳
❻ 灰白質（神経細胞）　❼ 神経回路網　❽ 線条体　❾ 淡蒼球　❿ 視床下核
⓫ 黒質　⓬ 赤核

2 錐体外路徴候

■錐体外路性異常反射

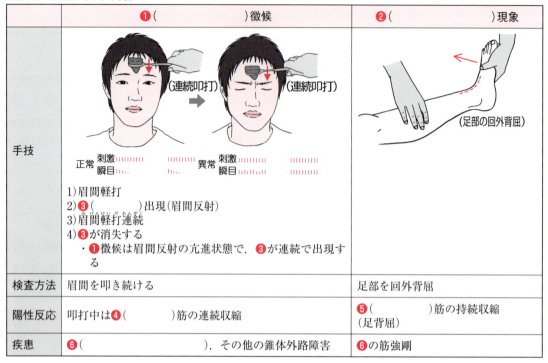

	❶(　　　　　　)徴候	❷(　　　　　　)現象
手技	1) 眉間軽打 2) ❸(　　　　)出現(眉間反射) 3) 眉間軽打連続 4) ❸が消失する ・❶徴候は眉間反射の亢進状態で，❸が連続で出現する	(足部の回外背屈)
検査方法	眉間を叩き続ける	足部を回外背屈
陽性反応	叩打中は❹(　　　　)筋の連続収縮	❺(　　　　)筋の持続収縮(足背屈)
疾患	❻(　　　　　　)，その他の錐体外路障害	❻の筋強剛

SIDE MEMO

▶**黒質-線条体ドパミン路**

黒質は中脳の大脳脚の背側に存在するメラニン色素大型細胞群．淡蒼球や視床下核などから入力を受ける．

黒質の細胞はドパミン前駆物質を含む．「黒質-線条体線維」を通して線条体にドパミン前駆物質を伝える．これを「黒質-線条体ドパミン路」という．

パーキンソン病では，黒質あるいは線条体のドパミン前駆物質濃度が減少する．

■錐体外路性運動障害

運動異常	症状	異常内容
運動減少症 (ハイポキネジア)	自発運動減少	❼(　　　　)
運動過多症 (ハイパーキネジア)	❽(　　　　)運動の出現	❾(　　　)，舞踏様運動，バリスム，アテトーゼ，ジストニー，ミオクローヌス，ジスキネジア，チック

■筋強剛(固縮)

- ❿(　　　)運動における筋の⓫(　　　)のこと．
- ❿運動の間たえず一定の抵抗感がある．
- 屈筋も伸筋も全ての筋緊張が絶えまなく亢進し続けている状態．
- 筋強剛(固縮)のため動作は⓬(　　　)になり，腱反射は⓭(　　　)する．

解答 ②　❶ マイヤーソン　❷ ウェストファル　❸ 瞬目　❹ 眼輪　❺ 前脛骨　❻ パーキンソン病　❼ 筋強剛(筋固縮)　❽ 不随意　❾ 振戦　❿ 受動　⓫ 固さ　⓬ 緩慢　⓭ 減弱

10. 錐体外路徴候

■筋強剛

種類	症状	疾患
⓮（　　）様強剛	関節の受動運動時に，関節の抵抗感が⓮を曲げるときのような一定の強い抵抗感	パーキンソン病
⓯（　　）様強剛	関節の受動運動時に，⓯を「カクンカクン」と回転させるときのような抵抗感	パーキンソン病
⓰（　　）性強剛	受動的に姿勢をとらせると，その形のままの姿勢をとり続ける	その他錐体外路系疾患

■不随意運動

分類		内容	原因・疾患
振戦とは？		⓱（　　）的な振動性の不随意運動	
出現	⓲（　　）	自発運動のない安静時に出現する身体の一部の振戦	パーキンソン振戦，老人性振戦
	姿勢時振戦	坐位姿勢保持時（上肢運動の命令で）の⓳（　　）の振戦	羽ばたき振戦
	運動時振戦	自発運動時に出現する運動部位の振戦	小脳性振戦
	⓴（　　）	自発運動時の振戦（目標に近づくほど増強）	小脳性振戦
原因分類	生理的振戦（5～12Hz）	一過性の疲労時，感情的興奮時，寒冷時の振戦	生理的反応
	本態性振戦（6～10Hz）	姿勢時振戦，運動時振戦	本態性（原因不明）
	老人性振戦	坐位・立位時の頭部，口唇，舌の振戦	老人特有，本態性（原因不明）
	中毒性振戦（10Hz）	姿勢時振戦 ㉑（　　）に好発	甲状腺機能亢進症，アルコール中毒，麻薬中毒，尿毒症，
	パーキンソン振戦（4～8Hz）	㉒（　　）な静止時振戦 手指 ㉓（　　）	パーキンソン病
	小脳性振戦	運動時振戦 ㉔（　　）振戦	上小脳脚障害，多発性硬化症，ウィルソン病
	㉕（　　）振戦	手関節の掌背屈反復振戦 ㉕様律動運動	肝性昏睡，尿毒症，CO_2ナルコーシス，低ナトリウム血症，視床出血
		肩関節から上肢全体の㉕様律動運動	ウィルソン病

（次頁へつづく）

解答 ② ⓮ 鉛管　⓯ 歯車　⓰ 可塑（かそ）　⓱ 律動　⓲ 静止時振戦　⓳ 体幹　⓴ 企図振戦　㉑ 上肢末梢　㉒ 粗大　㉓ 丸薬まるめ運動（ピルローリング）　㉔ 企図　㉕ 羽ばたき

SIDE MEMO

▶ アテトーゼ

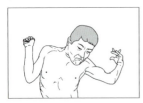

(安藤[13])

▶ ジストニー

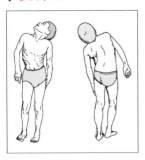

▶ 不随意運動の筋電図

〈律動性不随意運動〉
本態性振戦
パーキンソン型振戦

〈非律動性不随意運動〉
バリスムス
舞踏病運動
アテトーゼ
ジストニー

(間野[14])
(安藤[15])

▶ ミオクローヌスの表面筋電図

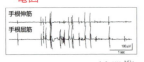

(当間[16])
(安藤[17])

■不随意運動(つづき)

分類	内容	原因・疾患
❷⁶( )様運動	不規則,非対称性,無目的に踊っているような不随意運動,急速開始,迅速,多様性,短時間持続,睡眠時にも出現,随意運動で増強	ハンチントン舞踏病,小舞踏病,視床症候群,ウィルソン病
バリスムス	❷⁶様運動の一種,急速で粗大運動,四肢近位部,上下肢を投げ出すような激しい不随意運動,覚醒時に連続し,深睡眠時に中止	反対側の❷⁷( )の障害
❷⁸( )	常同性で連続性した,ゆっくりとくねるような不随意運動,手指,足趾,舌に好発	核黄疸,新生児脳炎,分娩時異常児,錐体外路障害(舞踏アテトーゼ運動)
❷⁹( )	筋緊張の異常亢進,異常姿勢,体幹・頸の捻転,肘過伸展,手関節過屈曲,手指過伸展	捻転ジストニー,攣縮性斜頸,ヒステリー性
ミオクローヌス	(1～複数筋)短時間で限局性の筋の不随意収縮(四肢関節の全体の強い運動を伴わない)	脳障害(びまん性,炎症,無酸素症),ミオクローヌスてんかん症候群,単純ヘルペス脳炎,❸⁰( )病
❸¹( )	舌,口唇を中心とする不随意運動,絶えまない舌の捻転,舌出し入れ運動	向精神薬・L-ドパの副作用,老人性,特発性
チック	(顔,頸部,肩など)比較的急で繰り返して起こる運動,習慣性攣縮	線条体障害,心因性疾患,多発性痙攣性チック

解答 ❷ ❷⁶ 舞踏 ❷⁷ 視床下核 ❷⁸ アテトーゼ ❷⁹ ジストニー ❸⁰ クロイツフェルト・ヤコブ ❸¹ ジスキネジア

演習問題

1. Parkinson 病患者に抗 Parkinson 病薬を長期投与した場合に生じ得る症状で誤っているのはどれか．（PT46-AM29）
   1. 高血圧
   2. on-off 現象
   3. 精神症状の出現
   4. Wearing-off 現象
   5. 不随意運動の増強

2. 律動性不随意運動はどれか．（40-48）
   1. 振戦
   2. ジストニー
   3. バリスム
   4. 舞踏運動
   5. アテトーゼ

3. 錐体外路症状を呈するのはどれか．（39-80）
   1. 核黄疸
   2. 筋萎縮性側索硬化症
   3. 脊髄空洞症
   4. フリードライヒ型失調症
   5. シャルコー・マリー・トゥース病

MEMO

11 感覚障害

1 感覚の分類

感覚の分類		説明	受容器	感覚線維	伝導路・認知部位
表在感覚	❷( )覚圧覚	「表面に触れた」	マイスネル小体 パチニ小体 メルケル盤 ルフィニ終末 毛包受容体 ピンカス小体	Aβ線維 Aδ線維	後索内側毛帯系 視床 体性感覚野
	痛覚	「痛い」	自由神経終末	Aδ線維 C線維	脊髄視床路 ❸( ) 体性感覚野
	温度覚（温冷覚）	(皮膚温(約32℃)と比較)温度の高低感覚	自由神経終末	温覚：C線維 冷覚：Aδ線維	❹( )神経 脊髄視床路 体性感覚野
深部感覚	運動覚	(受動運動時)運動の方向感覚	関節受容器 骨膜受容器 筋紡錘	Aβ線維	脊髄小脳路 後索内側毛帯系
	❺( )覚	(視覚なし)身体各部の関節の位置			
	振動覚	「振動している」	パチニ小体 マイスネル小体		
	圧覚 圧痛	「皮膚圧迫」	メルケル触覚盤 ❻( )小体	Aβ線維	後索内側毛帯系
複合感覚	❼( )覚	(皮膚2点同時刺激)「2点の識別」	表在感覚受容器 ＋ 深部感覚受容器	Aβ線維	体性感覚野 頭頂葉連合野
	立体覚	(無視覚で手探り)「物体を立体認識」			
	局在覚	(部分触角)「大きさ・形を認識」			
	皮膚書字覚	(無視覚)「皮膚書字を認知」			
	重量覚	(無視覚)「重さを認知」			

❶( )感覚

(次頁へつづく)

解答 1 ❶体性 ❷触 ❸視床 ❹三叉 ❺位置 ❻ルフィニ ❼二点識別

SIDE MEMO

▶皮膚の受容器

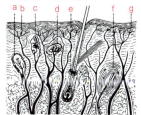

a. ルフィニ終末
b. メルケル細胞
c. マイスネー小体
d. クラウゼ小体
e. 毛根終末器官
f. パチニ小体
g. 自由神経終末

(中村[18])

▶温痛覚伝導路：外側脊髄視床路(c)
触圧覚伝導路：前脊髄視床路,脊髄後索路(b)

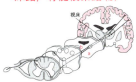

a＝触覚(前脊髄視床路)
b＝深部覚(脊髄後索路)

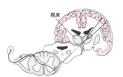

c＝温痛覚(外側脊髄視床路)
(※)いずれの伝導路も視床でシナプスを介して上行する

(つづき)

感覚の分類		説明	受容器	感覚線維	伝導路・認知部位
❽( )感覚	嗅覚	「匂い」を嗅ぎ分ける	・嗅細胞	嗅神経	嗅索・嗅皮質
	視覚	「外界を視て認識」	・❾( )	視神経	視神経➡視交叉➡視索➡外側膝状体➡視放線➡大脳皮質視覚野
	味覚	「味を認識」	・(味蕾の)味細胞	鼓索(顔面)神経 舌咽神経	延髄➡内側毛帯➡視床➡大脳皮質体性感覚野下部
	聴覚	「音程,音色,音源を認識」する感覚	・耳小骨(ツチ骨,キヌタ骨,アブミ骨)・蝸牛管(コルチ器管の有毛細胞)	聴(蝸牛)神経	大脳皮質側頭回聴覚野
	❿( )覚	「身体の位置を重力に対応」	・前庭器管(三半規管,耳石器)・視覚受容器・深部感覚受容器・体性感覚器	(受容器からの)求心性ニューロン	大脳皮質運動野と感覚野の移行部
内臓感覚	臓器感覚	内臓で感じるすべての感覚(食欲,空腹,飢餓,嘔気,内臓痛,尿意,便意,性感覚など)	・腸間膜パチニ小体・頸動脈小体	・交感神経(内臓神経,骨盤神経,下腹神経)・副交感(迷走)神経	大脳辺縁系視床下部延髄
	内臓痛	⓫( )痛 内臓器・胸膜・腹膜由来の痛み	・自由神経終末	C線維	体性感覚中枢

  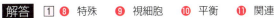

解答 ①❽ 特殊 ❾ 視細胞 ❿ 平衡 ⓫ 関連

SIDE MEMO

2 感覚障害の定義

感覚障害とは,
　①受容器での❶(　　　　　)の発生
　②❷(　　　)性神経伝導路
　③中枢神経による解釈
・上述①〜③のいずれかの❸(　　　)に障害がある場合に生じる
・分類(感覚脱失,感覚鈍麻,感覚過敏,感覚異常)

■感覚障害の分類と症状

分類	症状
感覚❹(　　　)(麻痺,消失)	感覚の一部あるいは全部が完全に認知できない状態
感覚❺(　　　)(低下,減退)	感覚の認知が鈍くなる状態 感覚❻(　　　)の上昇 感覚を感じるまでの潜時の延長
感覚❼(　　　)	感覚❻が低下 刺激に対して過剰に強く感じる状態
感覚❽(　　　)(錯感覚)	外的刺激とは異なる感覚を認知する状態

解答 2 ❶ インパルス　❷ 求心　❸ 過程　❹ 脱失　❺ 鈍麻　❻ 閾値　❼ 過敏　❽ 異常

SIDE MEMO

▶ 視床痛
自発的疼痛．ジンジン焼けるような痛みが夜間に増強する．視床，放線冠の病変で出現する．

▶ ヒペルパチー
痛覚鈍麻があるにもかかわらず，強く刺激すると不快で持続的な疼痛を生じる．

▶ ワレンベルグ症候群（延髄外側症候群）
後下小脳動脈や椎骨動脈の閉塞により，延髄背外側が障害される症候群．後下小脳動脈は椎骨動脈の分枝で，小脳半球，小脳虫部，小脳核などを栄養する．ワレンベルグ症候群の初期症状は頭痛，回転性めまい，悪心，嘔吐など．
障害半側：①顔面温痛覚消失（感覚解離），②角膜反射低下，③ホルネル症候群，④回転性眼振，⑤眼球側方突進，⑥発声困難，⑦嚥下困難，⑧小脳性失調，⑨筋緊張低下
非障害側：①体幹および上下肢の温痛覚消失（感覚解離）

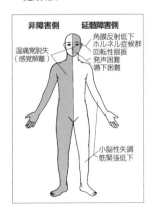

③ 感覚障害の分類

分類	タイプ	感覚障害の症状		境界	原因疾患
末梢神経性	❶（　　　）型	末梢神経支配領域	触・痛・温冷覚障害，深部感覚残存	鮮明	外傷性末梢神経障害
	神経根性分布型	皮膚分節領域	感覚障害 神経根に対応した放散痛	鮮明	圧迫性神経根障害 ❷（　　　）
	❸（　　　）型（末梢性ニューロパチー）	四肢末端（手部，足部）	表在感覚障害 深部感覚障害 触覚過敏 異常感覚	不鮮明	ウィルス感染 代謝障害 ❹（　　　）病
	解離性感覚障害			不鮮明	脊髄空洞症
脊髄性	❺（　　　）症候群	脊髄半側 ❻（　　　）側以下	深部感覚脱失		多発性硬化症 脊髄腫瘍
		脊髄半側 ❼（　　　）側以下	温痛覚鈍麻・脱失		
	脊髄横断損傷	損傷部位下	全感覚鈍麻・脱失		外傷性脊椎脊髄損傷
	脊髄後索損傷	損傷部位下	深部感覚障害 識別覚障害		頸髄❽（　　　）靭帯骨化症 脊髄良性腫瘍 ビタミンB_{12}欠乏症
	脊髄中心部損傷	❾（　　　）性感覚障害	❿（　　　）覚のみ障害		脊髄空洞症
	脊髄前部損傷	損傷部位下	温痛覚脱失 深部覚温存		前脊髄動脈症候群
	⓫（　　　）状感覚脱失	仙髄域皮節	表在感覚脱失		脊髄円錐・馬尾病変
脳幹性	延髄・橋下部損傷	損傷部顔面 損傷反対側体幹	解離性感覚障害（温痛覚脱失，触覚温存）		後下小脳動脈閉塞 ⓬（　　　）症候群
	中脳・視床障害	損傷反対側半側（頭部体幹）	全感覚障害		

（次頁へつづく）

解答 ③ ❶ 単ニューロパチー ❷ 椎間板ヘルニア ❸ 手袋靴下 ❹ 膠原 ❺ ブラウン・セカール ❻ 障害 ❼ 障害（病巣）反対 ❽ 黄 ❾ 解離 ❿ 温痛 ⓫ サドル ⓬ ワレンベルグ

SIDE MEMO

▶ 手口症候群
手と口周囲にだけ限局した，しびれのような異常感覚のこと．他覚的感覚障害はない．

(つづき)

分類	タイプ	感覚障害の症状		原因疾患
視床性	視床後腹側核損傷	損傷反対側半側	全表在感覚障害 深部感覚障害 (深部感覚は温存)	視床症候群
		知覚❸(　　　)	視床痛，中枢性痛 ヒペルパチー 手口症候群	
大脳皮質性	大脳皮質性感覚野損傷	❹(　　　)覚重度障害 深部覚(位置覚，運動覚)障害 ❺(　　　)覚鈍麻，振動覚温存		脳血管障害
ヒステリー性	心因性障害	心因性暗示で感覚障害状態が変化 感覚障害範囲と神経分布が❻(　　　)		ヒステリー

解答 ③ ❸ 過敏　❹ 識別　❺ 表在　❻ 不一致

SIDE MEMO
▶視神経路障害と視野欠損

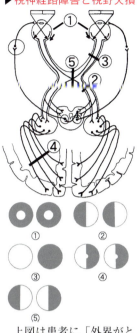

上図は患者に「外界がどのように見えるか？」を尋ねて図にしたものである．
白＝見えている，黒＝欠損(見えていない)ことを表している．
①(求心性)視野狭窄(視神経萎縮や神経症)
②左側同名半盲
③右眼全盲
④黄斑回避を伴う右側同名性半盲(後頭葉視中枢障害の場合は黄斑回避を伴う)
⑤両耳側半盲

(安藤[19])

4 特殊感覚の障害

分類			障害を起こす疾患
嗅覚障害			鼻疾患, 嗅球部脳腫瘍, 頭部外傷, ❶(　　　)病 など
視覚障害	視力低下	神経性	❷(　　　)障害, 脳腫瘍, 脳炎, 髄膜炎, 視神経炎, 代謝性白内障
		その他	眼科疾患, 高血圧, 糖尿病, ❸(　　　)病
	視野欠損	視覚系路障害	視交叉正中部 損傷 ➡ ❹(　　　)半盲 視索・後頭葉 損傷 ➡ ❺(　　　)半盲 視放線 損傷 ➡ ❻(　　　)半盲 後頭葉視中枢 損傷 ➡ 黄斑回避
味覚障害	一側性味覚障害		❼(　　　)神経麻痺, ワレンベルグ症候群
	両側性味覚障害	薬物の副作用	抗パーキンソン薬(L-ドパ), 抗うつ薬, 消炎鎮痛薬, 抗癌薬
		微量金属減少	亜鉛
聴覚障害		薬物の副作用	ストレプトマイシン, カナマイシン
		神経疾患	❽(　　　)病, 脳神経腫, 髄膜炎, 梅毒
		その他	❾(　　　)性難聴, 突発性難聴, 外傷

解答 ④ ❶ パーキンソン ❷ 脳血管 ❸ ベーチェット ❹ 両耳側 ❺ 同名 ❻ 同名四 ❼ 顔面 ❽ メニエール ❾ 老人

演習問題

1. 80歳の女性．多発性脳梗塞．動作の観察から，明らかな運動麻痺はみられないが軽度の感覚障害が予想される．軽度の認知症があり，口頭での詳細な手順の説明は理解しにくい．深部感覚検査として適切なのはどれか．（PT50-AM17）
   1. 非検査肢の自動運動による模倣試験
   2. 非検査肢の他動運動による模倣試験
   3. 検査肢の自動運動による再現試験
   4. 検査肢の他動運動による再現試験
   5. 関節定位覚(母指探し)検査

2. 脊髄損傷の感覚障害について正しいのはどれか．（50-AM83）
   1. 馬尾神経症候群ではみられない．
   2. 中心性頸髄損傷では上肢より下肢に強い．
   3. 脊髄円錐症候群では肛門周囲が障害される．
   4. 前脊髄動脈症候群では位置覚が障害される．
   5. Brown-Sequard 症候群では病巣の反対側の位置覚が障害される．

3. 48歳の女性．2年前に多発性硬化症と診断された．これまで日常生活はおおむね自立していたが，1週前から視力の低下，両側下肢の脱力が増悪し入院となった．薬物治療後に理学療法が開始されたが，視力の低下，両側下肢の筋力低下および軽度のしびれが残存している．この時点の深部感覚障害の程度を適切に検査できるのはどれか．（PT48-AM12）
   1. 運動覚試験
   2. Romberg 試験
   3. 内果での振動覚試験
   4. 自動運動による再現試験
   5. 非検査側を用いた模倣試験

4. 感覚障害を合併するのはどれか．2つ選べ．（48-AM89）
   1. 多発性硬化症
   2. 重症筋無力症
   3. 筋萎縮性側索硬化症
   4. 肢帯型筋ジストロフィー
   5. 慢性炎症性脱髄性多発ニューロパチー

5. 障害を受けた場合に右同名半盲を生じ得る部位はどれか．2つ選べ．（47-AM64）
   1. 右視神経
   2. 左外側膝状体
   3. 右内側膝状体
   4. 左視放線
   5. 右後頭葉

6. 理学療法士が，図に示すように患者の左上肢を包むように支え，患者右指で左の母指をつまむように指示している．この検査で評価しようとする障害はどれか．ただし，患者が右指で左母指をつまむ過程を観察することで評価を行う．（PT46-AM3）

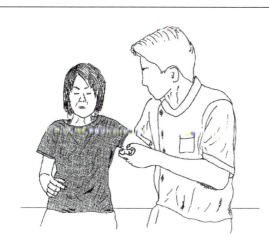

1. 右上肢の不随意運動
2. 右上肢の体性感覚障害
3. 左上肢の不随意運動
4. 左上肢の体性感覚障害
5. 半側無視

7. 70歳の男性．頭CTを別に示す．この患者の慢性期の症状で最も重度なのはどれか．（PT45-PM9）

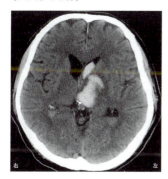

1. 着衣失行
2. 感覚障害
3. 運動麻痺
4. 不随意運動
5. 半側空間無視

8. 視床症候群の症候として正しいのはどれか．2つ選べ．（46-PM83）

1. めまい
2. 重度片麻痺
3. 体温の上昇
4. 激しい自発痛
5. 深部感覚障害

9. 52歳の女性．右手根管症候群．右上肢に感覚障害と運動麻痺を認める．感覚障害の領域で正しいのはどれか．（OT43-12）

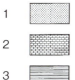

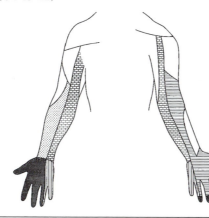

12 脳圧亢進症状・脳浮腫・脳ヘルニア・髄膜刺激症状

SIDE MEMO

▶**アーノルド・キアリ奇形**
小脳扁桃，小脳下部，延髄が大後頭孔を通って脊椎管内に舌状に突出下降し，上部頸髄との間にクモ膜の肥厚癒着を起こした先天性奇形．水頭症を合併する．

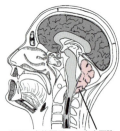

小脳の大後頭孔への突出下降

▶**偽局在徴候**
間接的に病巣と離れた部位が障害されること．長期化した頭蓋内圧亢進に併発する．

▶**クッシング効果**
頭蓋内圧亢進の場合，脳血流を維持するため，全身血圧が上昇し徐脈になる現象．

▶**脳室シャント術**
(脳室短絡術)
側脳室にカテーテルを刺入，脳室内の脳脊髄液を他の循環経路に排出させて脳脊髄液圧を下げる方法．水頭症の治療に用いる．脳室腹腔シャント術，脳室心房シャント術などがある．

1 脳圧(頭蓋内圧)亢進症状

頭蓋内容積は，脳組織と❶(　　　　)と血液から構成され，❷(　　　　)で囲まれている．頭蓋内病変や❶量の増加や❸(　　　　)など，頭蓋内容積が増加して頭蓋内圧亢進，脳圧亢進を起こす．頭蓋内圧が❹(　　　　)mmH₂Oを越えた状態のことを脳圧亢進という．

■脳圧亢進症状の原因と治療

脳圧亢進症状	三徴候	頭痛	前頭部痛，後頭部痛，❺(　　　)頭痛，夜間頭痛，間歇性頭痛
		嘔吐	(延髄，第四脳室底にある)嘔吐中枢の圧迫刺激(悪心のない)嘔吐，噴出性嘔吐(小児)
		❻(　　)	視神経周囲の髄液圧亢進 ➡ 眼底乳頭部のうっ血性浮腫
	外転神経麻痺		眼球の❼(　　)障害，複視，視力障害，❽(　　　)徴候
	痙攣発作		急激な脳圧亢進時，❾(　　　)腫瘍と関連
	血圧上昇		クッシング効果
	❿(　　)		クッシング効果，脈拍が50回/分未満，脳圧亢進の末期
	精神症状		⓫(　　　)，意識障害，思考力低下，精神性疲労，無気力など
原因疾患	頭蓋内腫瘤	腫瘍	脳腫瘍，脳肉芽腫
		出血	脳出血，硬膜下血腫，硬膜外血腫
		膿瘍	脳膿瘍
	⓬(　　)	局在性	脳梗塞，硬膜静脈洞血栓症，頭部外傷
		びまん性	高血圧性脳症，脳炎，髄膜炎，副甲状腺機能低下症
	⓭(　　)		くも膜下出血，アーノルド・キアリ奇形，中脳水道狭窄症
治療	内科的治療		脳圧降下剤，ステロイド
	外科的治療		血腫除去術，外減圧術，髄液外誘導術(⓮　　　　　　)

解答 ① ❶髄液 ❷頭蓋骨 ❸脳浮腫 ❹180 ❺早朝 ❻うっ血乳頭 ❼外転
❽偽局在 ❾脳皮質 ❿徐脈 ⓫傾眠 ⓬脳浮腫 ⓭水頭症
⓮脳室シャント(脳室短絡)術

SIDE MEMO

▶帯状回

前頭葉内側面の脳梁上方に位置する.
視床下部の乳頭体からの投射を受ける.
臨床的には不安,強迫観念,強迫行為に関係.

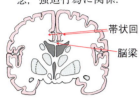

▶大脳鎌,テント切痕

脳を取り囲む脳脊髄膜は軟膜,くも膜,硬膜で,硬膜は内葉と外葉の2葉からなる.内葉を一般に硬膜と呼ぶ.硬膜は脳の各部が大きく移動しないよう4種の中隔(大脳鎌,小脳鎌,小脳テント,鞍隔膜)を形成している.

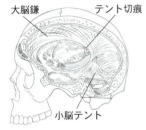

▶大後頭孔

大後頭孔は,後頭骨にある大きな楕円系形の孔で脊柱管と交通し,大後頭孔上部は延髄,下部は脊髄となる.

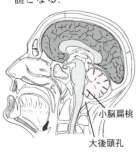

2 脳浮腫

- 脳内病変により脳毛細血管壁の❶(　　　)亢進
  ↓
- 水分, Na⁺, ❷(　　　)が脳実質細胞間隙へ露出
  ↓
- 脳容積全体が増加した状態を脳浮腫という

■脳浮腫の原因

分類	❸(　　　)性脳浮腫	細胞性脳浮腫	間質性脳浮腫
発生機序	毛細管壁の機能障害 ↓ 血漿蛋白が細胞間隙に流出 ↓ 脳浮腫	脳細胞膜の❹(　　　)障害 ↓ 浸透圧差で❺(　　　)が細胞内に流入 ↓ 脳浮腫	髄液圧上昇 ↓ ❻(　　　)の脳実質への浸潤 ↓ 脳浮腫

3 脳ヘルニア(脳嵌頓)

- 頭蓋内圧亢進により❶(　　　)が出現する.
- ❶が増強すると脳は変形・❷(　　　)する.
- その結果として,脳が正常部位以外の場所に❸(　　　)した状態を,脳ヘルニアという.

■脳ヘルニアの分類

分類	発生部位
Ⓐ経頭蓋頂ヘルニア	頭蓋骨外へ突出
Ⓑ帯状回ヘルニア	帯状回が❹(　　　)に嵌入
Ⓒ中心性ヘルニア(テント切痕ヘルニア)	上部❺(　　　)がテント切痕から後頭窩内に嵌入
Ⓓ鉤ヘルニア(テント切痕ヘルニア)	❻(　　　)の内面(海馬傍回の前半部,鉤回)が大後頭孔内に嵌入(脳ヘルニア中で最多)
Ⓔ大孔(小脳扁桃)ヘルニア	小脳扁桃が大後頭孔内に嵌入

解答 ② ❶ 透過性 ❷ 血漿蛋白 ❸ 血管 ❹ ナトリウムポンプ ❺ 水分 ❻ 髄液
　　　③ ❶ 脳浮腫 ❷ 偏倚 ❸ 嵌入 ❹ 大脳鎌 ❺ 脳幹 ❻ 側頭葉

SIDE MEMO

▶ **チェーン・ストークス呼吸(こきゅう)**
側大脳皮質下の障害，間脳の障害，種々の疾患の末期に出現する異常呼吸パターン．呼吸数が多く，浅い呼吸から徐々に深い呼吸になり，再び徐々に浅い呼吸となって無呼吸となる．これを交互に繰り返す重篤で危険な呼吸．

▶ **中枢性過換気(ちゅうすうせいかかんき)(中枢神経性過呼吸)**
中脳下部，または橋被蓋上部の障害で出現する異常呼吸パターン．

▶ **瞳孔縮小(どうこうしゅくしょう)と瞳孔散大(どうこうさんだい)**
何の刺激も与えない正常の瞳孔は2.5〜4.0mmであるが，正常範囲よりも縮小することを瞳孔縮小(縮瞳)，正常範囲を超えて拡大することを瞳孔散大(散瞳)という．

▶ **対光反射(たいこうはんしゃ)**
眼球の外下側から，ペンライトの光を瞳孔に入れた場合に瞳孔が縮小する反射．

▶ **毛様体脊髄反射(もうようたいせきずいはんしゃ)**
正常の場合，頸部や胸部や上肢をピンで疼痛刺激すると，両側の瞳孔が散大する反射．脳幹部障害の場合には，この反射が出現しない．

■脳ヘルニアの病期と徴候

病期	呼吸	瞳孔	眼球運動	姿勢
間脳期 (中心性ヘルニア)	❼(　　　)呼吸	瞳孔❽(　　　) 毛様体脊髄反射(＋) 対光反射(＋)	正常	除皮質硬直
動眼神経〜 中脳期 (鉤ヘルニア)	中枢性❾(　　　)	患側瞳孔❿(　　　) 対光反射(－)	患側障害	⓫(　　　) (ヘルニア反対側)
中脳〜上部橋期	中枢性過換気	時々瞳孔不整 対光反射(－)	両側障害	除脳硬直
下部橋〜上部 延髄期	浅く速い呼吸 ⓬(　　　)性呼吸	毛様体脊髄反射(－) 対光反射(－)	遅鈍消失	除脳硬直
延髄期	失調性呼吸， あるいは呼吸停止	瞳孔散大 対光反射(－)	消失	⓭(　　　)状態

解答 ３ ❼ チェーン・ストークス ❽ 縮小 ❾ 過換気 ❿ 散大 ⓫ 除脳硬直 ⓬ 失調 ⓭ 弛緩

SIDE MEMO

▶除皮質硬直と除脳硬直

①除皮質硬直
大脳の内包，基底核，視床などの広範囲な障害でみられる肢位（いわゆるウェルニッケマンの肢位．上肢は屈曲内転位，下肢は伸展内転位）．

②除脳硬直
除脳とは，中脳あるいは橋が両側性に障害され，それより上位の脳との連絡が絶たれたことをいう．この場合に出現する身体が硬くかたまった状態を，除脳硬直という．上肢下肢ともに伸展内転内旋位，体幹は弓なり反張位を示す．

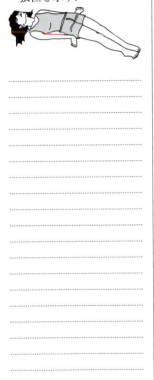

4 髄膜刺激症状

髄膜刺激症状とは，髄膜炎や脳炎やくも膜下出血などにより，❶(　　　)が刺激されたときに出現する症候をいう．

■髄膜刺激症状の分類と症状

分類	症状
❷(　　　)	光を異常にまぶしく感じる
眼球圧痛	眼球を軽く❸(　　　) ➡ 疼痛出現（眼窩先端が髄膜に接しているため）
❹(　　　)	肢位：仰臥位 方法：頸部を他動的に前屈させる ↓ 抵抗感，苦痛，疼痛が出現すれば陽性
❺(　　　)徴候	肢位：仰臥位，股膝屈曲位 方法：膝を他動的に伸展させる ↓ 膝が135°以上伸展できずに，抵抗感，苦痛，疼痛があれば陽性
❻(　　　)徴候	肢位：仰臥位 方法：頸部を他動的に前屈させる ↓ 股・膝関節が自動で屈曲すれば陽性

解答　4　❶髄膜　❷羞明　❸圧迫　❹項部硬直　❺ケルニッヒ　❻ブルジンスキー

演習問題

1. 頭蓋内圧亢進でみられない症状はどれか．（46-AM61）
    1. 頭　痛
    2. 嘔　気
    3. 頻　脈
    4. 血圧上昇
    5. うっ血乳頭

2. 髄膜刺激症候で誤っているのはどれか．（42-81）
    1. 項部硬直
    2. バレー徴候
    3. ブルジンスキー徴候
    4. 頭　痛
    5. ケルニッヒ徴候

13 神経因性排尿障害

SIDE MEMO

▶膀胱，尿道の神経支配

〈排尿反射の下降路〉

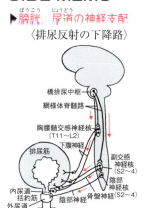

〈排尿反射の上行路〉

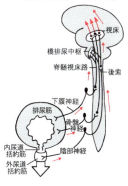

1 排尿機能

■排尿機能の分類

分類	尿の流れ	支配神経
❶（　　）機能	腎臓で尿生成 ↓ 尿管経由 ↓ 膀胱蓄尿	（遠心路）：Th11, 12～L2, 3 ❷（　　）神経（交感神経） 内尿道括約筋の収縮 膀胱排尿筋の弛緩
		（求心路）：❸（　　　　）排尿中枢 骨盤神経（副交感神経） 膀胱筋の伸展感覚伝達
		（遠心路）：❸排尿中枢 陰部神経（体性神経） 外尿道括約筋・骨盤底筋群の収縮
❹（　　）機能	膀胱排尿筋収縮 ↓ 尿道経由 ↓ 体外排尿	（遠心路）：❸排尿中枢 陰部神経（体性神経） 外尿道括約筋・骨盤底筋群の❺（　　）
		（遠心路）：❸排尿中枢 骨盤神経（副交感神経） 内尿道括約筋の弛緩 膀胱排尿筋の反射性❻（　　）

解答　1 ❶ 貯尿　❷ 下腹　❸ S2～4　❹ 排尿　❺ 弛緩　❻ 収縮

SIDE MEMO

■排尿機能の神経性調節

❼（　　　　　）排尿中枢による交感神経，副交感神経の相反性機能

❽（　　　　　）排尿中枢による反射性調節

❾（　　　　　）排尿中枢による随意的調節

→ いずれかの排尿中枢部位の損傷 → ❿（　　　　　）性膀胱という．

2 神経因性排尿障害

■排尿症候

分類			症候	原因
刺激症候	❶（　　　）尿		排尿回数 ：覚醒時に8回以上/日 ：睡眠時に2回以上/日	膀胱排尿筋の抑制不全 膀胱や尿道の感覚過敏
	尿意 ❷（　　　）		尿意が生じると排尿抑制できず，排尿したくてたまらない感覚	膀胱排尿筋の抑制不全 膀胱や尿道の感覚過敏
	尿失禁	❸（　　　）性尿失禁（ストレス性尿失禁）	（咳など）腹圧 ➡ 尿漏れ	尿道括約筋の機能不全
		❷性尿失禁	尿意切迫感 ➡ 便器に行く前に尿漏れ	膀胱排尿筋の不随意収縮
		❹（　　　）性尿失禁	膀胱内の多量残尿 ➡ 尿漏れ	膀胱排尿筋の筋力低下 内・外尿道括約筋の筋力低下
閉塞症候	排尿困難		排尿開始および排尿時間の遅延 排尿終末時の尿滴下 尿道狭小	膀胱排尿筋の筋力低下 内・外尿道括約筋の弛緩不全
	❺（　　　）		完全❺ ：全く排尿不可能 不完全❺ ：不完全だが排尿可能	膀胱排尿筋の筋力低下 内・外尿道括約筋の弛緩不全

解答 1 ❼ 脊髄　❽ 橋　❾ 前頭葉　❿ 神経因
2 ❶ 頻　❷ 切迫　❸ 腹圧　❹ 溢流　❺ 尿閉

13. 神経因性排尿障害

SIDE MEMO

■排尿障害の分類

分類	症状	原因	代表疾患
無抑制膀胱	随意排尿❼(　　) ❽(　　) 尿意切迫 切迫性尿失禁	(大脳〜仙髄)核上性遠心路障害 仙髄排尿中枢核への抑制障害	❾(　　)障害 パーキンソン病 ❿(　　) 認知症 正常圧水頭症 脳腫瘍
反射性膀胱 (自動膀胱)	随意排尿⓫(　　) 膀胱感覚消失 反射的排尿可能	(大脳〜仙髄)核上性障害 広範囲障害(遠心路・求心路)	⓬(　　)損傷 脊髄脱髄性疾患 脊髄腫瘍 横断性脊髄炎
自律膀胱	随意排尿不能(腹圧手圧) 蓄尿不能 ⓭(　　)導尿	仙髄排尿中枢核の損傷 仙髄膀胱反射弓の障害(遠心路・求心路)	脊髄損傷 骨盤外傷 骨盤内手術後
麻痺性膀胱	排尿困難 有痛性尿閉 ⓮(　　)性膀胱	(仙髄排尿中枢から膀胱) 骨盤神経の⓯(　　)障害	帯状ヘルペス ポリオ
感覚消失性膀胱	膀胱感覚消失 残尿多量 膀胱過伸展	(膀胱から仙髄排尿中枢) 骨盤神経の⓰(　　)障害	糖尿病性神経障害 脊髄癆 スモン

解答 ② ❼ 可能　❽ 頻尿　❾ 脳血管　❿ アルツハイマー型　⓫ 不能　⓬ 脊髄　⓭ 間欠自己　⓮ 弛緩　⓯ 遠心路　⓰ 求心路

演習問題

1. 神経因性膀胱のうち低活動性膀胱を呈する疾患はどれか．(PT53-PM36)
   1. 脳出血
   2. 胸髄損傷
   3. 多発性硬化症
   4. 頸椎後縦靱帯骨化症
   5. 糖尿病性自律神経障害

2. 28歳の男性．交通事故で胸髄損傷（第7胸髄まで機能残存）を受傷後，2か月が経過した．受傷時には頭部外傷を認めなかった．現在は，全身状態は良好で，車椅子で院内の移動や身辺動作は自立しているが，自排尿と尿失禁とはみられない．この時点の排尿管理として適切なのはどれか．（OT47-PM11）
   1. 膀胱留置カテーテル
   2. 膀胱瘻
   3. コンドーム型収尿器
   4. 自己導尿
   5. 圧迫排尿

3. 頸髄損傷患者の排尿障害について正しいのはどれか．2つ選べ．（PT44-69）
   1. 排尿反射は下肢の反射よりも早く回復する．
   2. 冷水テスト陽性は排尿反射訓練開始の目安になる．
   3. 手圧排尿訓練には安定した座位保持能力が必要である．
   4. 残尿が150mlであれば間欠的導尿は行わない．
   5. トリガーポイントの叩打による反射排尿を指導する．

4. 58歳の男性第10胸椎脱臼骨折による対麻痺．1日4回の自己導尿で管理していた．受傷2年後に施行された膀胱造影の写真を下に示す．検査結果に基づく指導で適切でないのはどれか．2つ選べ．（OT41-17改変）

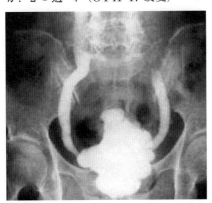

   1. 起き上がりは側臥位から行わせる．
   2. 飲水量を1日500ml以下に制限する．
   3. 用手排尿によって残尿を減らす．
   4. 自己導尿の回数を増やす．
   5. 夜間のカテーテル留置を検討する．

14 末梢神経症候（体性神経）

1 末梢神経（体性神経）

末梢神経 ── 自律神経：呼吸，循環，消化，生殖など基本的な生命維持の機能を司る神経
　　　　　　├── 交感神経
　　　　　　└── 副交感神経
　　　　└── 体性神経：❶(　　　)や❷(　　　)など動物性機能を司る神経
　　　　　　　❶神経：脊髄腹側前根に運動神経細胞と運動神経線維を含む
　　　　　　　❷神経：脊髄背側後根に感覚神経線維を含む感覚神経細胞は脊髄外の脊髄神経節に存在する

▶体性神経の走行図

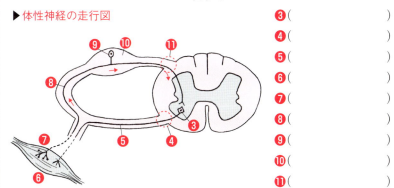

❸(　　　　　)
❹(　　　　　)
❺(　　　　　)
❻(　　　　　)
❼(　　　　　)
❽(　　　　　)
❾(　　　　　)
❿(　　　　　)
⓫(　　　　　)

2 末梢神経症候

腱反射は，末梢神経障害では，減弱あるいは❶(　　　)する．

腱反射	求心性神経	中枢
上腕二頭筋反射	❷(　　　)神経	C5, 6
上腕三頭筋反射	橈骨神経	C6, 7, 8
腕橈骨筋反射	❸(　　　)神経	C5, 6
膝蓋腱反射	大腿神経	L2, 3, 4
アキレス腱反射	❹(　　　)神経	L5, S1, 2

解答 1 ❶運動　❷感覚　❸運動神経細胞　❹前根　❺運動神経線維　❻効果器(筋)　❼受容器　❽感覚神経線維　❾感覚神経細胞　❿脊髄神経節　⓫後根
2 ❶消失　❷筋皮　❸橈骨　❹脛骨

SIDE MEMO

■腱反射の記録法

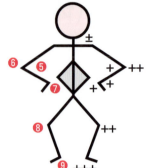

〈腱反射の部位〉
❺（　　　　　　）反射
❻（　　　　　　）反射
❼（　　　　　　）反射
❽（　　　　　　）反射
❾（　　　　　　）反射

〈記録記号〉
（−）：❿（　　　　　）
（＋）：⓫（　　　　　）
（⧺）：⓬（　　　　　）
（⧻）：⓭（　　　　　）

表在反射は，末梢神経障害では減弱あるいは❶する．

表在反射	検査方法と正常反応	求心性神経	中枢
腹壁反射	仰臥位 立膝位 検査方法：ピンで腹壁を外側〜正中へ擦る． 正常反応：臍が⓮（　　）側に素早く動く．	第5〜12胸神経	Th5〜12
⓯（　　　）反射	検査方法：足底外縁をハンマーの柄などで踵から前方へ擦る． 正常反応：母趾が足底方向へ屈曲する．	脛骨神経	L5, S1, 2
⓰（　　　）反射	検査方法：陰部周囲を針で擦る．肛門に指を挿入する． 正常反応：⓱（　　　）が反射的に収縮する．	陰部神経	S3, 4, 5

・病的反射は，末梢神経障害では⓲（　　　　　）．

解答 ❷ ❺ 上腕二頭筋　❻ 上腕三頭筋　❼ 腕橈骨筋　❽ 膝蓋腱　❾ アキレス腱　❿ 消失
⓫ 正常　⓬ やや亢進　⓭ 亢進　⓮ 刺激　⓯ 足底　⓰ 肛門　⓱ 肛門括約筋
⓲ 出現しない

演習問題

1. 深部腱反射の検査における打腱器の叩打部位で正しいのはどれか．2つ選べ．(OT52-AM2)

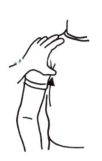
1. 胸筋反射

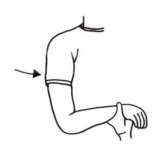
2. 上腕三頭筋反射

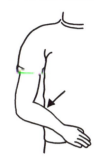
3. 腕橈骨筋反射

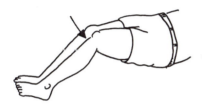
4. 膝蓋腱反射

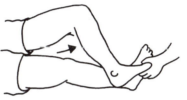
5. アキレス腱反射

→ 叩打部位

2. 反射検査の刺激部位で正しいのはどれか．(PT51-AM5)

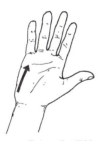
1. 掌オトガイ反射

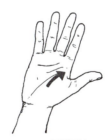
2. 把握反射

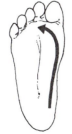
3. Babinski 反射

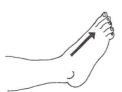
4. Chaddock 反射

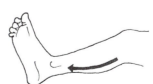
5. Oppenheim 反射

3. 反射と反射中枢との組合せで正しいのはどれか．（45-AM62）
    1. 下顎反射 ──────── C1-3
    2. 上腕二頭筋反射 ─── C3, 4
    3. 上腕三頭筋反射 ─── C6-8
    4. 膝蓋腱反射 ─────── T12, L1
    5. アキレス腱反射 ─── L3, 4

4. 深部腱反射と反射中枢との組合せで正しいのはどれか．（44-23）
    1. C3, 4 ──────── 下顎反射
    2. C5, 6 ──────── 上腕三頭筋反射
    3. C6-T1 ──────── 回内筋反射
    4. L1, 2 ──────── 膝蓋腱反射
    5. L5-S2 ──────── アキレス腱反射

5. 末梢神経麻痺の症候で正しいのはどれか．2つ選べ．（43-86）
    1. 痙　縮
    2. 筋萎縮
    3. 病的反射
    4. 不随意運動
    5. 腱反射低下

6. 末梢神経損傷で誤っているのはどれか．（42-79）
    1. 筋萎縮
    2. 異常感覚
    3. 発汗異常
    4. 腱反射亢進
    5. 筋線維束攣縮

15. 末梢神経症候（自律神経）

1 末梢神経症候（自律神経）

末梢神経 ─┬─ 体性神経：運動や感覚など動物性機能を ─┬─ 感覚神経
　　　　　│　　　　　つかさどる神経　　　　　　　　　└─ 運動神経
　　　　　└─ 自律神経：呼吸，循環，消化，生殖など基本的な
　　　　　　　　❶（　　　　）現象機能を司る神経．生体の
　　　　　　　　❷（　　　　　　　　）の維持に重要
　　　　　　　┬─ 交感神経系
　　　　　　　└─ 副交感神経系

- 拮抗性の二重支配：交感神経と副交感神経が，標的器官に対して拮抗した影響を及ぼす．
- 緊張性支配：標的器官に対して，持続的にインパルスを送り続けて微妙に調節し続ける．
- ❸（　　　）性支配：標的器官に対して，一方が亢進すると他方が低下する．

■自律神経系の機能調節

臓器	交感神経		副交感神経	
	神経名	機能	神経名	機能
瞳孔散大筋	頭部交感神経	❹（　　）瞳	頭部副交感神経	なし
瞳孔括約筋		なし		❻（　　）瞳
唾液腺		❺（　　）液分泌亢進		❼（　　）液分泌亢進
顔面汗腺		分泌亢進		なし
立毛筋		収縮		なし
気管支平滑筋	胸部交感神経	弛緩	❾（　　）神経	収縮
気管支分泌腺		促進または抑制		促進
洞房結節（刺激伝導系）		❽（　　）		抑制
心房筋		❽		収縮力減少
心室筋		❽		なし
冠状動脈		拡張		抑制

（次頁へつづく）

 解答　1 ❶ 生命　❷ 恒常性（ホメオスタシス）　❸ 相反　❹ 散　❺ 粘　❻ 縮　❼ 漿
❽ 収縮力増加　❾ 迷走

SIDE MEMO

(つづき)

臓器	交感神経 神経名	交感神経 機能	副交感神経 神経名	副交感神経 機能
消化器平滑筋	大内臓神経	弛緩	❾神経	収縮
消化器括約筋		収縮		弛緩
消化器分泌腺		抑制		促進
肝臓		❿(　　)分解促進		(−)
副腎髄質		⓫(　　)分泌促進		(−)
大腸	小内臓神経	弛緩		収縮
回盲括約筋		収縮		弛緩
膀胱排尿筋	⓬(　　)神経	弛緩	⓭(　　)神経	収縮
膀胱括約筋 肛門括約筋		収縮		弛緩
四肢体幹血管	脊髄神経	収縮		(−)
四肢体幹汗腺		⓮(　　)促進	(−)	(−)
四肢体幹立毛筋		⓯(　　)		(−)

(−)＝それに関する機能がないことを示す.

② 自律神経症候の分類

分類	障害		症状および代表的疾患
神経原性起立性低血圧	起立➡血中 ❶(　　)減少 ・(大動脈弓, 頸動脈洞)圧受容体反射障害 ・反射性頻脈の欠如		著明な血圧低下 脳血流量の減少 立ちくらみ 失神 収縮期血圧❷(　　)mmHg以上の低下 拡張期血圧❸(　　)mmHg以上の低下
中枢型低血圧	❹(　　)神経節前障害 延髄迷走神経核障害 視床下部神経細胞障害	脱神経過敏(±)	❺(　　)症候群 特発性起立性低血圧症 パーキンソン病性自律神経不全症 脳幹部起立性低血圧症 脊髄損傷, 脊髄空洞症
末梢型低血圧	❹神経節後障害	脱神経過敏(+)	糖尿病性ニューロパチー アミロイドニューロパチー 自律神経性ニューロパチー 薬剤性(降圧剤, 抗精神病薬)ニューロパチー

(次頁へつづく)

解答 ① ❿ グリコーゲン　⓫ アドレナリン　⓬ 下腹　⓭ 骨盤　⓮ 分泌　⓯ 収縮
② ❶ ノルアドレナリン　❷ 20　❸ 10　❹ 交感　❺ シャイ・ドレーガー

SIDE MEMO

(つづき)

分類	障害		症状および代表的疾患
食事性低血圧	下肢血管抵抗低下 末梢血管拡張		食事に伴った血圧低下や失神 パーキンソン病 高齢者 透析患者
レイノー現象	寒冷, 疲労, ストレス性 (四肢末梢の貧血)指尖蒼白, しびれ 痛み, 指趾脱力, 皮膚や爪の変化		❻(　　　)病(振動病) 特発性レイノー病 膠原病
発汗障害	❼(　　　)の温熱性発汗中枢の障害 大脳辺縁系の精神性発汗中枢の障害 胸髄側核の障害		脳卒中 ➡ 麻痺側発汗低下 熱射病 ➡ 全身無汗症 脊髄損傷 ➡ 損傷部以下の無汗
排尿障害	胸腰髄の交感神経(下腹神経)障害 仙髄の副交感神経(骨盤神経)障害		自動膀胱 自律膀胱
排便障害	橋の排便中枢の障害		無抑制排便 ➡ 大便失禁
	胸腰髄の交感神経(下腹神経)障害 仙髄の副交感神経(骨盤神経)障害		刺激反射排便
陰萎	胸腰髄の交感神経(下腹神経)障害 仙髄の副交感神経(骨盤神経)障害		勃起・射精障害
瞳孔異常	ホルネル症候群	❽(　　　)神経障害	❾(　　　) 眼瞼下垂 患側顔面発汗低下
	中枢性ホルネル症候群	脳ヘルニア テント上腫瘍 橋出血 ワレンベルグ症候群	❾のみ
	❿(　　　)瞳孔	前被蓋野の障害	❾対光反射消失(輻輳調節反射正常)
褥瘡	仙髄障害	機械的圧迫 栄養不良 貧血 低蛋白血症 局所の不潔	皮膚 皮下組織 筋細胞の壊死 シャイ・ドレーガー症候群 パーキンソン病

解答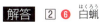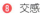

2 ❻ 白蝋（はくろう）　❼ 視床下部　❽ 交感　❾ 縮瞳（しゅくどう）　❿ アーガイル・ロバートソン

SIDE MEMO

3 自律神経の支配

（VillingerとLudwigによる）（杉浦[20]）

❶（　　　　　）神経　❷（　　　　　　）　❸（　　　　　）神経
❹（　　　　　）　　　❺（　　　　　　）　❻（　　　　　）
❼（　　　　　　　　）核　Ⅲ脳神経：❽（　　　　　）神経
Ⅶ脳神経：❾（　　　　　）神経　Ⅸ脳神経：❿（　　　　　）神経
Ⅹ脳神経：⓫（　　　　　）神経　：⓬（　　　　　）核

| 解答 | 3 | ❶ 交感 | ❷ 交感神経幹 | ❸ 副交感 | ❹ 節前線維 | ❺ 交感神経節 | ❻ 節後線維 |
| | | ❼ 迷走神経背側 | ❽ 動眼 | ❾ 顔面 | ❿ 舌咽 | ⓫ 迷走 | ⓬ 骨盤神経排尿 |

演習問題

1. 脊髄損傷の自律神経過反射でみられるのはどれか．2つ選べ．（52-PM82）
   1. 頻　脈
   2. 高血圧
   3. 低血糖
   4. 顔面紅潮
   5. 損傷レベルより下の発汗

2. 脊髄損傷患者にみられる自律神経過反射について正しいのはどれか．（PT47-AM40）
   1. 第5胸髄よりも高位の損傷に発生する．
   2. 下肢挙上で症状は軽減する．
   3. 起立負荷で生じる．
   4. 低血圧を呈する．
   5. 頻脈を呈する．

3. 自律神経過反射で生ずる症状はどれか．2つ選べ．（PT46-AM36）
   1. 頻　脈
   2. 頭　痛
   3. 顔面紅潮
   4. 血圧低下
   5. 発汗抑制

4. 脊髄損傷で自律神経過反射を認める損傷部位の下限の髄節はどれか．（PT44-67）
   1. C6　　2. Th6　　3. Th10　　4. Th12　　5. L2

5. 自律神経過反射で誤っているのはどれか．（PT41-67）
   1. 血圧低下
   2. 顔面紅潮
   3. 徐　脈
   4. 頭　痛
   5. 鼻　閉

6. パーキンソン病の自律神経徴候で誤っているのはどれか．（PT41-80）
   1. 発汗異常
   2. 排尿障害
   3. 下　痢
   4. 脂漏性皮膚
   5. 起立性低血圧

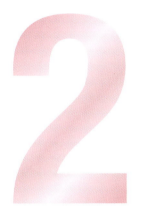

第2章　脳血管障害

1. 中枢神経の解剖生理学 ………… 90
2. 脳血管障害の定義と原因 ………… 96
3. 脳血管障害の分類 ………………… 98
4. 脳血管障害の主症状 …………… 102
5. 脳血管障害の治療 ……………… 114

1 中枢神経の解剖生理学

SIDE MEMO

1 大脳の解剖生理学

■大脳の構成

大脳の外側面には❶(　　　)と❷(　　　)がみられる．

大脳半球外側面の構造

❸(　　　)
❹(　　　)
❺(　　　)
❻(　　　)
❼(　　　)
❽(　　　)
❾(　　　)
❿(　　　)

大脳の内部構造

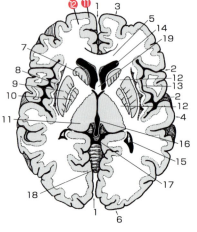

⓫(　　　)
⓬(　　　)

1. 大脳縦列　2. シルビウス裂溝
3. 前頭葉　4. 側頭葉　5. 脳梁
6. 後頭葉　7. 尾状核　8. 前障
9. 被殻　10. 淡蒼球　11. 視床
12. 内包　13. レイルの島
14. 側脳室　15. 側脳室内脈絡叢
16. 第三脳室　17. 松果体
18. 小脳　19. 脳弓

(杉浦[21])

▶灰白質部
中枢神経系のあらゆる働きは灰白質部(大脳皮質や大脳基底核部)に存在する神経細胞により制御されている．

▶ベッツ錐体細胞
ブロードマン第4領野に存在し，手足や顔面の細かい巧みな運動を支配している．

解答 1　❶ 脳溝　❷ 脳回　❸ 中心溝(ローランド溝)　❹ 中心前回　❺ 中心後回　❻ シルビウス裂溝　❼ 側頭葉　❽ 前頭葉　❾ 頭頂葉　❿ 後頭葉　⓫ 皮質(灰白質)　⓬ 髄質(白質)

SIDE MEMO

▶ 連合線維と交連線維

連合線維：「神経細胞同士を結びつけて情報をまとめる．過去の記憶に照合して判断を下す」など連合的・統合的な働きをする．

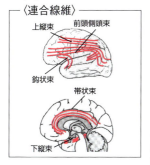
〈連合線維〉

交連線維：左右の大脳半球をお互いに連結して得られた情報を交換し合いながら働く線維．

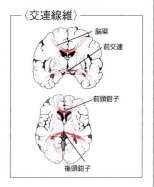
〈交連線維〉

■大脳皮質の働き

部位	働き
大脳皮質全体	⑬(　　　)機能，⑭(　　　)情報の収集と分析
前頭葉	⑬機能，⑮(　　　)の随意的共同運動，⑯(　　　)中枢，感情，判断力
頭頂葉	⑭の分析・統合
側頭葉	⑰(　　　)比言語中枢，⑱(　　　)認識中枢 ⑲(　　　)の保持
後頭葉	⑳(　　　)覚，⑯運動

■大脳辺縁系

大脳辺縁系の働き

㉑(　　　)：食欲，排泄，性行動，帰巣，好奇心

㉒(　　　)：喜び，興奮，怒り，不安，不快

㉓(　　　)：体験や情報を正しく保持する能力

辺縁系に属する部分

㉔(　　　)，㉕(　　　)，
㉖(　　　)，
㉗(　　　)，㉘(　　　)

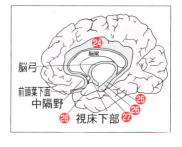

■大脳基底核

大脳基底核の働き

㉙(　　　)の中継核として，大脳，小脳，脊髄と複雑に連絡する．

大脳基底核：灰白質の核群の総称

㉚(　　　)，㉛(　　　)，
㉜(　　　)，㉝(　　　)，
㉞(　　　)

解答 ① ⑬運動　⑭知覚　⑮眼球　⑯言語　⑰感覚　⑱聴覚　⑲記銘力　⑳視　㉑本能　㉒情緒　㉓記憶　㉔帯状回　㉕海馬　㉖海馬傍回　㉗扁桃体　㉘鉤回　㉙錐体外路系　㉚尾状核　㉛視床　㉜被殻　㉝淡蒼球　㉞視床下核（ルイス体）　㉟視床　㊱視床下部

SIDE MEMO

■ 間脳

間脳は㉟(　　　)と
㊱(　　　　)の領域で，全身から
⑭の神経線維が集合する．

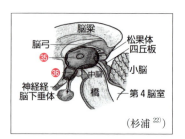

(杉浦²²⁾)

② 小脳の解剖生理学

■ 小脳の外観

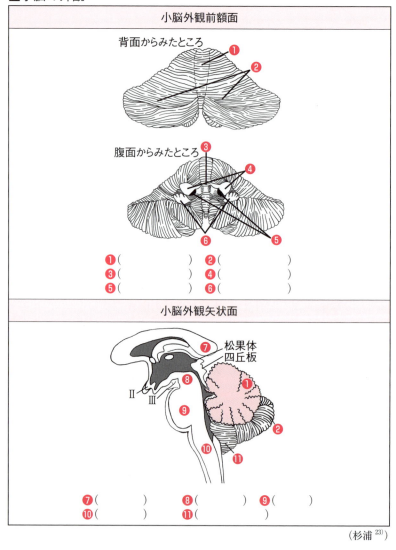

小脳外観前額面

背面からみたところ
腹面からみたところ

❶(　　　)　❷(　　　)
❸(　　　)　❹(　　　)
❺(　　　)　❻(　　　)

小脳外観矢状面

❼(　　　)　❽(　　　)　❾(　　　)
❿(　　　)　⓫(　　　)

(杉浦²³⁾)

解答　② ❶小脳虫部　❷小脳半球　❸上小脳脚　❹中小脳脚　❺下小脳脚　❻片葉
❼脳梁　❽中脳　❾橋　❿延髄　⓫小脳扁桃

SIDE MEMO

■小脳脚

小脳脚は，以下の3つに分類される．小脳と脳幹部を結合し，各々の間で情報の交換を行う．

上小脳脚：⑫(　　　　　)路，小脳赤核路

　　小脳(歯状核)──▶⑬(　　　　)（下部で交叉）──▶赤核
　　　　　　　　　　　　　　　　　　　　　　　　　──▶視床
　　　　　　　　　　　　　　　　　　　　　　　（前外側腹側核）

中小脳脚：小脳脚中最大の線維束（小脳求心性線維）

　　　　⑭(　　　　)──▶交叉──▶小脳(半球部皮質)

下小脳脚：⑮(　　　　　　)小脳路，後脊髄小脳路，網様体小脳路

　　　　延髄　⑮──────▶小脳
　　　　三叉神経脊髄路核─────▲

■小脳の役割

小脳は運動を適切に⑯(　　　)に開始させる．
⑰(　　　)運動を行わせ，筋肉の⑱(　　　)を維持し⑲(　　　)を保持する．

③ 脳幹の解剖生理学

■脳幹部

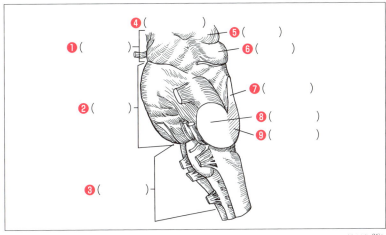

❶(　　)　❷(　　)　❸(　　)　❹(　　)　❺(　　)　❻(　　)　❼(　　)　❽(　　)　❾(　　)

(杉浦[24])

■脳幹に存在する神経核

脳幹には第❿(　　)脳神経核から第⓫(　　)脳神経核までの核が点在する．

解答　② ⑫ 小脳視床　⑬ 中脳　⑭ 橋(核)　⑮ 下オリーブ核　⑯ 迅速　⑰ 共同　⑱ 緊張
⑲ 姿勢
③ ❶ 中脳　❷ 橋　❸ 延髄　❹ 大脳脚　❺ 上丘　❻ 下丘　❼ 上小脳脚
❽ 中小脳脚　❾ 下小脳脚　❿ Ⅲ　⓫ Ⅻ

演習問題

1. 脳皮質の感覚野の片側前額断の模式図を示す．Penfield の感覚神経の脳地図における足の局在はどれか．（PT53-AM5）

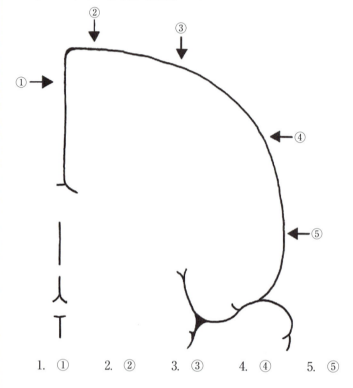

    1. ①　　2. ②　　3. ③　　4. ④　　5. ⑤

2. 中脳について誤っているのはどれか．（53-PM54）
    1. 黒質は被蓋と大脳脚との間に位置する．
    2. 皮質脊髄路は被蓋を通過する．
    3. 上小脳脚で小脳に連絡する．
    4. 大脳脚は腹側に位置する．
    5. 中脳蓋は背側に位置する．

3. 随意運動の制御に関与する部位はどれか．（53-PM69）
    1. 海　馬
    2. 歯状核
    3. 松果体
    4. 青斑核
    5. 扁桃体

4. 頭部 MRI の T1 強調冠状断像を下に示す．矢印の部分はどれか．（52-AM77）

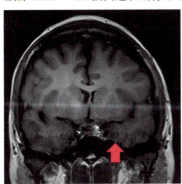

1. 前頭弁蓋
2. 帯状回
3. 尾状核
4. 海　馬
5. 島

5. 大脳辺縁系を構成するのはどれか．2つ選べ．（51-PM55）
   1. 下垂体　　2. 松果体　　3. 線条体　　4. 乳頭体　　5. 扁桃体

6. 頭部 MRI の T2 強調像を別に示す．海馬はどれか．（50-AM53）

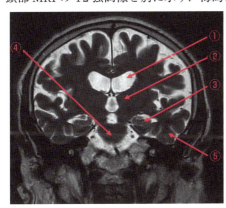

1. ①
2. ②
3. ③
4. ④
5. ⑤

7. 随意運動に関与しないのはどれか．（49-AM64）
   1. 小　脳　　2. 内　包　　3. 大脳脚
   4. 視床下部　5. 中心前回

8. 正しいのはどれか．（45-PM74）
   1. 一次運動野は筋緊張の調節に関与する．
   2. 運動前野は記憶に基づいた連続運動に関与する．
   3. 補足運動野は視覚情報を運動に変換する．
   4. 大脳基底核は運動時の感覚情報を中継する．
   5. 小脳は無意識的な運動スキルの習得に関与している．

2 脳血管障害の定義と原因

SIDE MEMO

▶心疾患
心疾患では特に心房細動が重要であり，その他として不整脈，心弁膜症，心筋梗塞などが脳梗塞をひき起こす．

▶糖尿病
糖尿病患者では動脈の狭窄が起こっており，脳梗塞の発症原因となる．

1 脳血管障害の定義

脳血管の❶(　　　)的もしくは❷(　　　)的異常により，❸(　　　)症状が突然または急速に始まり，❹(　　)時間以上持続する病態．❹時間以内に消失するものを一過性脳虚血発作(TIA)という．

2 脳血管障害の原因

種類	原因
基礎疾患	❺(　　　)，❻(　　　)，❼(　　　)，脂質異常症，多血症
ライフスタイル	❽(　　　)，❾(　　　)，❿(　　　)，⓫(　　　)，食事，肥満，経口避妊薬
管理不能	⓬(　　　)，性別，人種，遺伝

解答　1 ❶器質　❷機能　(❶❷順不同)　❸局在神経　❹24
　　　　2 ❺高血圧　❻心疾患　❼糖尿病　(❺～❼順不同)　❽喫煙　❾飲酒　❿運動不足　⓫ストレス　(❽～⓫順不同)　⓬年齢

演習問題

1. 脳血管障害について誤っているのはどれか．(52-AM88)
   1. 高血圧は脳出血の危険因子である．
   2. くも膜下出血は女性よりも男性に多い．
   3. 発作性心房細動は脳塞栓の危険因子である．
   4. 癌に不随する凝固異常は脳塞栓の原因となる．
   5. 慢性腎臓病〈CKD〉は脳卒中の危険因子である．

2. 60歳の男性．仕事中に意識障害を発症したため，救急車で搬入された．緊急手術を行い順調に経過していたが，術後7日目に突然右片麻痺が出現した．入院時の頭部CTを別に示す．麻痺の原因として最も考えられるのはどれか．（PT47-AM9）

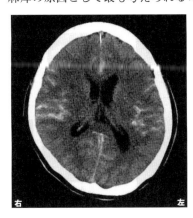

1. 正常圧水頭症
2. 血管攣縮
3. 脳内出血
4. 脳挫傷
5. 脳膿瘍

3. 心原性脳塞栓症の原因として最も多い不整脈はどれか．（47-PM88）
    1. 心室性期外収縮
    2. 上室性期外収縮
    3. 房室ブロック
    4. 心房細動
    5. 洞性徐脈

4. 脳梗塞の原因で誤っているものはどれか．（43-88）
    1. 心房細動
    2. もやもや病
    3. 心臓弁膜症
    4. Buerger病
    5. 頸動脈粥状硬化

3 脳血管障害の分類

SIDE MEMO

▶**動脈硬化**
動脈壁の限局的な肥厚，硬化を認める病変の総称．

▶**動脈瘤**
動脈が限局性に異常拡張を示し，瘤状に見えるものをいう．

▶**脳動脈瘤の好発部位**

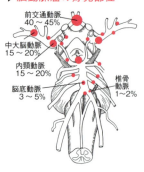

1 頭蓋内出血

■脳出血とくも膜下出血

分類	脳出血	くも膜下出血
原因	❶(　　　　　) ❷(　　　　　) 外傷（打撲など）	❸(　　　　　) ❹(　　　　　)奇形
発症機序	脳血管の細動脈と小動脈の変化 ・最外層の❺(　　　)がない ・❻(　　　)が薄く膠原線維が多い ・高齢化により❻や内膜の細胞が❼(　　　)する ↓ 血管壊死 ↓ ❽(　　　)の形成＋血圧の上昇 ↓ ❻壁の破綻と出血 ↓ 脳出血	❾(　　　)内を走る血管が破れる ↓ ❿(　　　)に血液が混在 ↓ ❾全体に出血が広がる
発症	⓫(　　　)時に多い ⓬(　　　)に進行する	⓫時に多い ⓭(　　　)的に発症 進行は速い

■脳出血の好発部位

1. 外側型脳出血 ┐ 70〜80%は
2. 内側型脳出血 ┘ ここの出血
3. 橋出血：5〜10%
4. 小脳出血：5〜10%
5. 大脳皮質下出血：脳室穿破が多い．

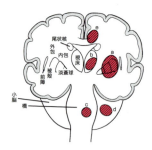

解答 1 ❶高血圧　❷動脈硬化　（❶❷順不同）　❸脳動脈瘤　❹脳動静脈　❺保護膜　❻中膜　❼線維化　❽動脈瘤　❾くも膜下腔　❿脳脊髄液　⓫活動　⓬急激　⓭瞬間　⓮毛細血管網

3. 脳血管障害の分類

SIDE MEMO

▶ウィリス動脈輪

後交通動脈により内頸動脈系と椎骨脳底動脈系が連絡され，さらに前交通動脈により左右の内頸動脈系が連絡されている．

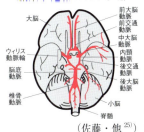

（佐藤・他[25]）

▶硬膜下血腫

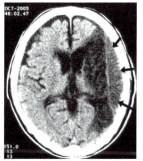

（天草セントラル病院より提供）

▶アテローム（粥状）硬化

動脈内の内膜に脂質が沈着し，細胞が増殖する変化（血管壁内に粥状にたまったかたまりを粥腫，アテロームという）をいう．危険因子は，高血圧，糖尿病，高脂血症，喫煙などがあり，好発部位は内頸動脈系・椎骨脳底動脈系である．

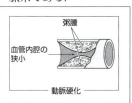

■その他の頭蓋内出血をきたす疾患

分類	脳動静脈奇形	ウィリス動脈輪閉塞症（モヤモヤ病）	硬膜下血腫
原因	先天性脳血管奇形	不明	外傷
発症機序	脳血管の発生途上 ❹（　　　）が形成されないために生じた血管奇形．ナイダスとよばれる異常な血管の塊がみられる．	両側 ❺（　　　）動脈終末部　前大脳動脈　❻（　　　）動脈　↓　狭窄・閉塞　↓　脳底部に動脈性の ❼（　　　）を呈する	硬膜下 ❽（　　　）の外傷　↓　破綻・血腫形成

2 脳梗塞

分類	脳血栓	脳塞栓
発生機序	❶（　　　　　　）硬化巣上に血栓形成　↓　血管内腔 ❷（　　　）・閉塞　↓　血流障害　↓　脳梗塞	栓子　❺（　　　）症による凝血塊　大動脈や総頸動脈の血管壁 ❶剥離　↓　血栓形成　↓　脳動脈の閉塞　↓　脳梗塞
発症経過	❸（　　　）が多い　進行は ❹（　　　）で数日後に梗塞巣完成	❻（　　　）の発症

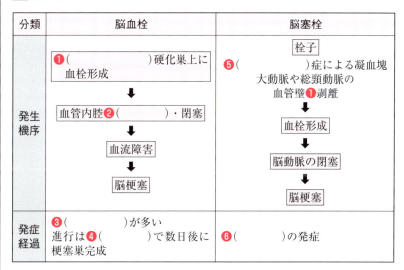

（中島・他編[26]）

解答　1 ❺ 内頸　❻ 中大脳　❼ 異常血管網　❽ 静脈
　　　2 ❶ アテローム　❷ 狭窄　❸ 睡眠中　❹ 緩徐　❺ 心臓弁膜　❻ 突然

3 その他の脳血管障害

分類	一過性脳虚血発作（TIA）	無症候性脳梗塞	静脈洞血栓	高血圧性脳症
症状	一過性の脳虚血状態 ↓ 局所症状出現 ↓ ❶（　　）時間以内に消失 ↓ 約❷（　　）%に動脈の ❸（　　） ↓ 数年以内に ❹（　　）%が脳梗塞を発症	明らかな神経症状がないが，❺（　　）や❻（　　）で脳に虚血病変が認められる	静脈洞の血栓 ↓ 頭蓋内圧❼（　　） ↓ 出血性梗塞	血圧コントロール不十分 ↓ 拡張期血圧が ❽（　　）mmHg以上 ↓ 頭痛・意識障害

解答 ③ ❶ 24 ❷ 40 ❸ 狭窄 ❹ 20〜30 ❺ CT ❻ MRI （❺❻順不同）
❼ 亢進 ❽ 130

演習問題

1. 突然の右不全片麻痺を呈して搬送された患者の発症後 6 時間の頭部 CT を下に示す．最も考えられるのはどれか．（52-PM76）

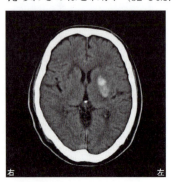

   1. 視床出血
   2. 被殻出血
   3. 皮質下梗塞
   4. くも膜下出血
   5. 慢性硬膜下出血

2. 頭部 CT を下に示す．出血部位はどれか．（50-PM77）

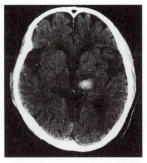

   1. 頭頂葉皮質下
   2. 放線冠
   3. 被殻
   4. 視床
   5. 橋

3. 頭部 CT を下に示す．所見として考えられるのはどれか．（49-AM90）

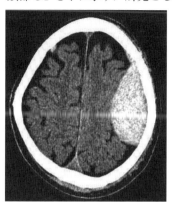

1. 硬膜外血腫
2. 硬膜下血腫
3. 皮質下出血
4. くも膜下出血
5. 脳動静脈奇形

4. 75歳の男性．高血圧と糖尿病の治療を長期にわたり行っている．徐々に歩行障害がみられるようになり，転倒することが多くなった．頭部 MRI を下に示す．画像所見で考えられるのはどれか．（PT46-AM7）

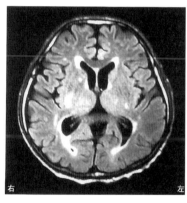 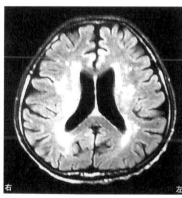

1. 視床出血
2. 硬膜下出血
3. くも膜下出血
4. 正常圧水頭症
5. 多発性脳梗塞

5. 75歳の女性．突然の意識障害で搬入された．発症当日の頭部 CT を下に示す．考えられるのはどれか．（PT44-18）

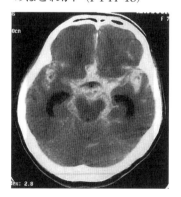

1. 脳塞栓
2. 髄膜腫
3. 脳内出血
4. 硬膜下血腫
5. くも膜下出血

4 脳血管障害の主症状

SIDE MEMO

▶ 上行性網様体賦活系

上行性網様体賦活系は，脳幹網様体～視床～大脳皮質に及んでおり，意識の覚醒状態維持に重要な働きをする．

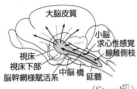

(Starzl[27])
(平井他[28])

1 意識障害

■意識障害の原因
・上行性❶(　　　　　　)の障害による大脳皮質の機能低下．
・❷(　　　)，❸(　　　)を含む脳血管障害．

■意識障害の分類

分類	症状
❹(　　　)	いかなる刺激にも反応しない．
❺(　　　)	疼痛などの刺激で，ごく簡単な反応を示す．自発運動はほとんどない．
❻(　　　)	強い刺激を加えると反応し簡単な質問や指示に従う．自発運動が認められる．
❼(　　　)	刺激で覚醒し，質問に答えたり動作を行う．刺激がないと再び入眠する．
❽(　　　)	周囲に対して注意力を欠き，ボンヤリした状態
❾(　　　)	理解の不良や見当識障害，記憶の誤りがある状態

MEMO

解答 1 ❶ 網様体賦活系 ❷ 脳幹 ❸ 視床 （❷❸順不同） ❹ 昏睡 ❺ 半昏睡 ❻ 昏迷 ❼ 傾眠 ❽ 無関心 ❾ 錯乱

SIDE MEMO

2 運動麻痺

■共同運動

上位中枢からの抑制が弱まると出現する❶(　　　)運動パターンで，1つの運動を行うとき❷(　　　)の決まったパターンをとる．

	関節	屈筋共同運動	伸筋共同運動
上肢	肩甲帯	挙上・後退	前方突出
	肩関節	屈曲・外転・❸(　　)	伸展・内転・❹(　　)
	肘関節	屈曲	伸展
	前腕	❺(　　)	❻(　　)
	手関節	❼(　　)	❼
	手指	❽(　　)	❽
下肢	股関節	屈曲・外転・❸	伸展・内転・❹
	膝関節	屈曲	伸展
	足関節	背屈・❾(　　)	底屈・❾
	足趾	❿(　　)	❽

■下肢の共同運動　■上肢の共同運動

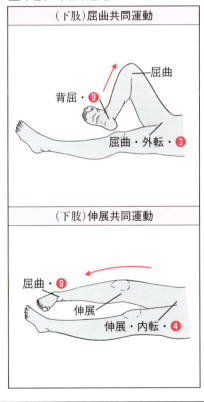
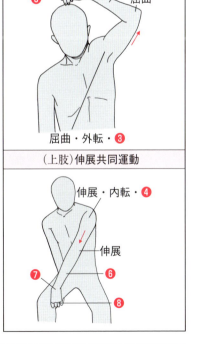

解答 ❷ ❶ 異常　❷ 一定　❸ 外旋　❹ 内旋　❺ 回外　❻ 回内　❼ 掌屈　❽ 屈曲　❾ 内反　❿ 伸展

SIDE MEMO

■連合反応

麻痺側上下肢に全く⑪(　　　)的な運動がみられないときに，⑫(　　)側肢の筋を強く働かすことにより⑬(　　　　　)が生じ，⑭(　　)側肢の動きを引き起こす現象である．

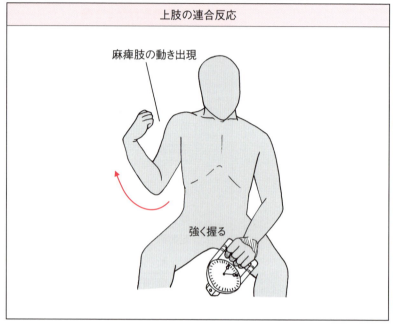

上肢の連合反応

麻痺肢の動き出現

強く握る

3 異常筋緊張

■筋緊張亢進

痙直（痙縮）		硬直（強剛・固縮）	
❶(　　　　)系		❷(　　　　)系	
初期：抵抗❸(　　　　) ある所まで動かす：急に抵抗が❹(　　　　)		筋を受動的に伸張したとき，終始❺(　　　　)な抵抗感を示す	
❻(　　　　　)現象		❼(　　　)様現象	❽(　　　)様現象
❾(　　　)動かすほど抵抗が大きくなる		❼を曲げるような抵抗感	❽を回転させるような抵抗感

■筋緊張低下

関節の受動運動に対して，筋の抵抗が⑩(　　　　)ないし⑪(　　　　)した状態をいう．

解答 ② ⑪随意　⑫健　⑬オーバーフロー　⑭麻痺
③ ❶錐体路　❷錐体外路　❸大きい　❹減少　❺一様　❻折りたたみナイフ
❼鉛管　❽歯車　❾速く　⑩減弱　⑪消失（⑩⑪順不同）

SIDE MEMO

▶ロンベルグ徴候
①開眼＋閉脚立位
　➡身体の動揺の有無の確認
②閉眼＋閉脚立位
　➡身体の動揺の有無の確認
・大きくゆれて倒れる
　➡ロンベルグ徴候（陽性）

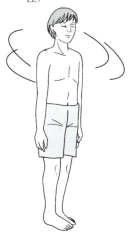

▶大脳皮質体性感覚野
中心後回（ブロードマン第1・2・3領野）に存在し，身体の各部分からくる感覚情報は，この領野の特定の場所に伝えられる．

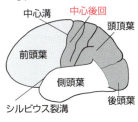

4 運動失調

■運動失調の障害部位による分類

分類	失調部位	症状の特徴
❶(　　　)性障害	四肢 体幹	眼振，ワイドベース歩行，失調言語，協調運動障害
❷(　　　)性障害	四肢	深部感覚障害，鶏歩 ❸(　　　)徴候（陽性）
前庭迷路性障害	体幹のみ	坐位・立位・歩行時の平衡障害，❸徴候（陽性）

■運動失調の6要素

1	❹(　　　)異常
2	❺(　　　)不能
3	運動分解
4	協働収縮不能
5	❻(　　　)
6	時間測定障害

5 感覚障害の特徴

■大脳皮質性の感覚障害

大脳皮質の体性感覚野は広いため，全領域が損傷されることは少ない．
・❶(　　　)感覚 ➡ 重度障害
・位置覚，運動覚 ➡ 中等度障害
・❷(　　　)覚 ➡ 障害されない

解答 4 ❶ 小脳　❷ 脊髄　❸ ロンベルグ　❹ 測定　❺ 反復拮抗運動　❻ 振戦
5 ❶ 識別　❷ 振動

SIDE MEMO

■視床性の感覚障害

視床の障害により反対側の重度の❸(　　　)感覚障害および全感覚障害

分類	症状
ヒペルパチー	強い刺激で不快な持続性の疼痛を感じる
❹(　　　) (中枢性疼痛)	自発的な疼痛でさまざまな刺激で❺(　　　)に増悪する
手口症候群	口周囲と手に限局した異常感覚がある

■脳幹性感覚障害

分類	症状
延髄・橋下部の障害	❻(　　　)感覚障害 ↓ 触覚は正常・温痛覚のみ障害
中脳～視床の障害	(顔・頭を含む半側の)❼(　　　)障害

6 高次脳機能障害

■失語の分類と症状

分類	症状	流暢性	理解	復唱	病巣
❶(　　　)失語	自発語の障害,保続出現,言語了解可能	×	△～○	×	下前頭回,中心前回,被殻
❷(　　　)失語	言語・文字の了解障害,言語聴覚の認識障害,錯語	○	×～△	×	上側頭回,後方縁上回,角回
全失語	全言語機能が消失した状態	×	×	×	左中大脳動脈領域
伝導失語	言語了解,錯語,錯書,錯読	○	△～○	×	❶と❷の連絡路断絶
❸(　　　)失語	自発語の減少,反復復唱可能	×	△～○	○	明確でない
❹(　　　)失語	言語了解不能,自発言語の字性錯語	○	×	○	明確でない
健忘失語	喚語障害,語想起障害	○	○	○	明確でない

▶保続
一度発語したり1つのことを行ったりすると,それに固執して何度もそれを繰り返し,次に移れない状態.

▶錯語,錯書,錯読
錯語:語や文字を言い誤ること.字性錯語(1つの文字の言い違い)と語性錯語(単語全体の言い違い)がある.
錯書:語や文字を書き誤ること.
錯読:語や文字を読み誤ること.

▶喚語障害(語健忘)
目標の言葉を思い出せない状態.

▶語想起障害(失名辞失語)
意思の伝達に必要な語が喚起されない状態.

解答 ⑤ ❸ 深部　❹ 視床痛　❺ 夜間　❻ 解離性　❼ 全感覚
⑥ ❶ ブローカ　❷ ウェルニッケ　❸ 超皮質性運動　❹ 超皮質性感覚

■失認の分類と症状

分類			症状
視覚性失認			一次的な視覚障害や知的障害，意識障害が存在しないのに，視覚的に対象を認知できない
	❺(　　　　)失認		物体を目で見ても何であるか認知できない
		統覚型	物体の形態認知が障害されているために，何であるかわからない
		連合型	物体の形態認知は障害されていないが，何であるかわからない
	同時失認		部分部分の視知覚は正常であるが，そのお互いの関係を把握できず，結果として全体の意味を理解できない
	❻(　　　　)失認		顔が顔であることや，顔の構成要素(眼や鼻など)はわかるが，誰であるかわからない
	❼(　　　　)失認		色がわからない状態，色彩認知障害と色名呼称障害
視空間失認	視覚性無視(無関心)		一次的な視覚障害がないにもかかわらず，半側の視覚刺激を無視する
	半側視空間失認		半側空間に存在する❽(　　　　)を無視(左側空間失認が最多)
	❾(　　　　)的見当識障害		認知しているはずの方向，道順，部屋の位置などを認知できない
	❿(　　　　)症候群		精神性注視麻痺，視覚失調，視覚性注意障害の3症状
触覚失認			末梢感覚障害がないにもかかわらず，触覚による物体認知ができない
聴覚失認			音の弁別は可能だが，音の意味を認知できない 環境音失認，純粋語聾，感覚性失音楽
身体失認	⓫(　　　　)失認	病態失認	麻痺や障害，機能欠損そのものを認知できない
		身体半側の忘却	麻痺側の身体に対して関心を示さず忘れてしまう
		身体半側の喪失感	麻痺側の身体を失ってしまった感覚
	両側身体失認		左右両側の身体を認識できない

解答　⑥❺ 物体　❻ 相貌　❼ 色彩　❽ 対象物　❾ 地誌　❿ バリント　⓫ 半側身体

■失行の分類と症状

分類	症状	病巣	
⑫(　　　)失行	熟練した運動が拙劣した状態 (例)ボタンかけ,手袋や靴下着脱など	中心溝付近	
⑬(　　　)失行	動作を命令実行することや,模倣することが障害される (例)敬礼やバイバイのまねができない	左半球	頭頂葉
⑭(　　　)失行	単純動作は可能だが,道具を使用するような一連の連続動作が障害されること (例)茶筒,急須,湯のみ,ポットを使用した一連のお茶入れ動作	左半球	頭頂葉,後頭葉,側頭葉の接合部
口部顔面失行	日常生活での生理現象では,嚥下や呼吸はできるが,命令や模倣ではできなくなる状態	左半球	⑮(　　　)中枢
着衣失行	正しい衣服の着脱ができない状態	⑯(　　　)半球	頭頂葉
⑰(　　　)失行	図形の模写や組み立てが障害された状態	両側半球	頭頂葉

7 脳出血(出血部位別)の症状

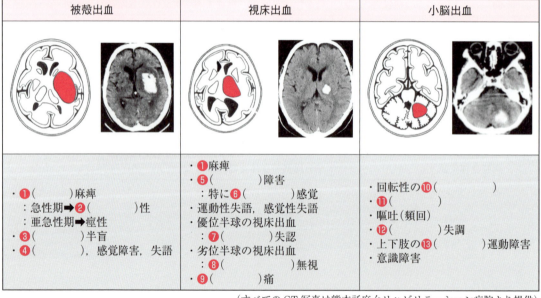

被殻出血
・❶(　　　)麻痺
　：急性期➡❷(　　　)性
　　亜急性期➡痙性
・❸(　　　)半盲
・❹(　　　),感覚障害,失語

視床出血
・❶麻痺
・❺(　　　)障害
　：特に❻(　　　)感覚
・運動性失語,感覚性失語
・優位半球の視床出血
　：❼(　　　)失認
・劣位半球の視床出血
　：❽(　　　)無視
・❾(　　　)痛

小脳出血
・回転性の❿(　　　)
・⓫(　　　)
・嘔吐(頻回)
・⓬(　　　)失調
・上下肢の⓭(　　　)運動障害
・意識障害

(すべてのCT写真は熊本託麻台リハビリテーション病院より提供)
(次頁へつづく)

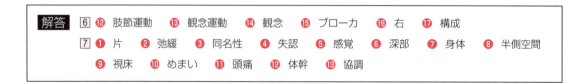

解答　⑥ ⑫肢節運動　⑬観念運動　⑭観念　⑮ブローカ　⑯右　⑰構成
　　　⑦ ❶片　❷弛緩　❸同名性　❹失認　❺感覚　❻深部　❼身体　❽半側空間
　　　　❾視床　❿めまい　⓫頭痛　⓬体幹　⓭協調

SIDE MEMO

(つづき)

	皮質下出血	脳幹部(橋)出血
	皮質下出血 脳梁出血 海馬出血	(CT写真は緒方脳神経外科より提供)
	・❶( )発作 ・頭痛 ・失語 ・失行	・重篤な❶( )障害 ・❶( )麻痺 ・❶( )神経麻痺 ・水平性❶( )運動の消失

▶ 項部硬直
髄膜刺激徴候の一つ．あごが胸につかず，頭部を他動的に持ち上げると体幹も一緒に持ち上がる〔項部硬直(＋)〕．

8 くも膜下出血の症状

特徴	内容	
発生頻度	❶( )人/10万人/年	中大脳動脈瘤破裂後のくも膜下出血
症状	激しい❷( )，意識障害， ❸( )刺激症状 {❹( ) ❺( )症候}	
注意すべき合併症	❻( )攣縮 ❼( )症	(緒方脳神経外科より提供)

▶ ケルニッヒ徴候
髄膜刺激徴候の一つ．仰臥位で他動的膝伸展を行うと抵抗が増し，135°以上で伸展不可能〔ケルニッヒ(＋)〕．

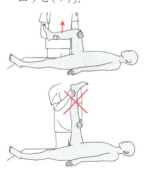

解答 ⑦ ❶ 痙攣 ❶ 意識 ❶ 四肢 ❶ 脳 ❶ 眼球
⑧ ❶ 11〜19 ❷ 頭痛 ❸ 髄膜 ❹ 項部硬直 ❺ ケルニッヒ ❻ 血管 ❼ 水頭

SIDE MEMO

▶ 視床症候群
反対側の半身に現れる．高度の深部感覚障害，表在感覚障害，軽度の片麻痺，激しい痛み．

▶ バリント症候群
精神性注視麻痺，視覚性運動失調，視覚性注意障害の三症状がある．

▶ ベネディクト症候群
患側の動眼神経麻痺，反対側上下肢の振戦あるいは舞踏病．

▶ ウェーバー症候群
患側の動眼神経麻痺，反対側の片麻痺．

9 脳梗塞（閉塞部位別）の症状

動脈	症状
内頸動脈	・片麻痺：（上肢❶（　　　）下肢） ・❷（　　　）障害 ・❸（　　　）半盲 ・失語
前大脳動脈	・片麻痺：（上肢❹（　　　）下肢） ・❺（　　　）障害 ・❻（　　　）障害
中大脳動脈	・❼（　　　）動脈閉塞と同様の症状
後大脳動脈	・片麻痺：軽度または❽（　　　） ・❾（　　　）症候群 ・バリント症候群 ・ベネディクト症候群 ・ウェーバー症候群

内頸動脈閉塞

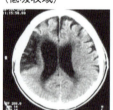

前大脳動脈梗塞

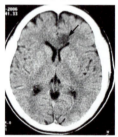

（天草セントラル病院より提供）

左中大脳動脈皮質枝梗塞（低吸収域）

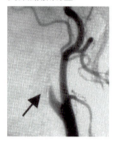

（天草セントラル病院より提供）

右中大脳動脈領域の広範囲梗塞（低吸収域）

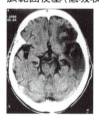

（天草セントラル病院より提供）

解答 9 ❶ ≧　❷ 感覚　❸ 同名　❹ ＜　❺ 精神　❻ 記憶　（❺❻順不同）　❼ 内頸　❽ 無　❾ 視床

4. 脳血管障害の主症状

SIDE MEMO

▶**球麻痺**
舌，唇，口蓋，咽頭，喉頭の各筋を神経支配しているニューロンの萎縮性変性による麻痺．

▶**ロックドイン症候群（閉じ込め症候群）**
四肢麻痺で発語不能．眼球の上下運動および開閉眼は可能．意識は清明で知覚は侵されない．

▶**ワレンベルグ症候群**
脳底動脈や後下小脳動脈の閉塞による延髄外側障害で出現する症候群のこと．延髄外側には下行性の三叉神経脊髄路と上行性の外側脊髄視床路，迷走神経および迷走神経核などが存在する．ここが障害されることで，「めまい，嘔気，嘔吐，眼振，構音障害，ホルネル症候群，小脳失調，動脈閉塞側の顔面と対側上下肢の感覚（温痛覚）低下」などの症状が出現する．

動脈	症状
脳底動脈とその分枝	・四肢麻痺 ・❿（　　）麻痺 ・⓫（　　）症候群 ・昏睡，縮瞳，複視 ・⓬（　　）失調 ・⓭（　　）症候群
椎骨動脈とその分枝	・⓭症候群 ・⓮（　　）の麻痺と萎縮 （宇高 29））

■ワレンベルグ症候群

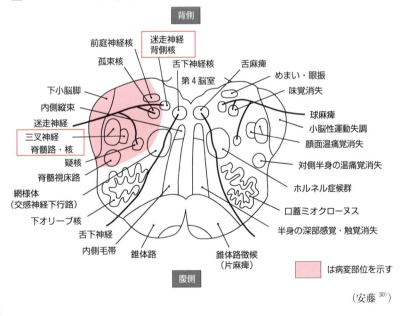

（安藤 30））

解答 ⑨ ❿ 球　⓫ ロックド・イン（閉じ込め）　⓬ 小脳　⓭ ワレンベルグ　⓮ 舌

SIDE MEMO

10 一過性脳虚血発作(TIA)

定義	脳の局所循環障害による❶(　　　)により脳血管障害の諸症状が出現するが，❷(　　)時間以内に❸(　　　)を残さず回復する発作をいう
症状	顔面・四肢の❹(　　　)，軽い❺(　　　)障害，❻(　　　)

解答 10　❶ 虚血　❷ 24　❸ 後遺症　❹ しびれ　❺ 言語　❻ めまい

演習問題

1. 65歳の男性．右利き．脳梗塞による片麻痺．Brunnstrom法ステージは上肢，手指，下肢ともにⅢ．回復期リハビリテーション病棟では車椅子で移動している．発症後3か月の頭部MRIを別に示す．出現しやすい症状はどれか．（PT50-AM5）

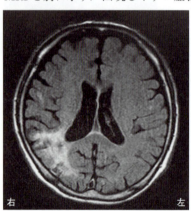

　　1. 観念失行
　　2. 左右障害
　　3. 純粋失読
　　4. 半側空間無視
　　5. 非流暢性失語

2. 55歳の男性．突然のめまいを自覚し，歩行困難を呈したため搬送された．頭部MRIのT1強調像を別に示す．みられる所見はどれか．（PT50-PM5）

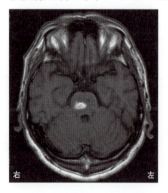

　　1. JCS Ⅲ-100
　　2. 左顔面の痛覚低下
　　3. 左上肢の小脳失調
　　4. 右上肢の運動麻痺
　　5. 左下肢の深部感覚低下

3. 70歳の女性．右利き．高血圧性脳出血．急性期の頭部CTを別に示す．この患者で最も出現しにくいのはどれか．（OT50-PM4）

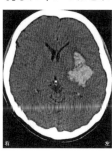

1. 片麻痺
2. 失語症
3. 感覚障害
4. 運動維持困難
5. 中枢性顔面神経麻痺

4. 66歳の女性．右利き．階段から転落．転落直後は意識消失していたが，数分後に意識回復．しばらくの間，意識は鮮明であったが，1時間後に手足の麻痺が出現し，再び意識が低下して昏睡になった．救急搬送時の頭部CTを別に示す．外科的手術が行われたが，片麻痺を伴う左大脳半球障害を残した．出現しやすい症状はどれか．（PT48-PM13）

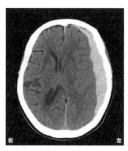

1. 右の方ばかりを見る．
2. 家族の顔が認識できない．
3. 服の裏表を間違えて着る．
4. 自分の右手足は動くという．
5. スプーンを逆さまに持って使う．

5. 脳卒中患者で大脳皮質の病変と比べて視床の病変でみられやすい症状はどれか．（PT48-PM31）

1. 視野狭窄
2. 病態失認
3. 運動失調
4. 弛緩性片麻痺
5. 空間認知の低下

6. Wallenberg症候群を起こす病態で正しいのはどれか．2つ選べ．（46-PM87）

1. 橋出血
2. ラクナ梗塞
3. 脳動静脈奇形
4. 脳底動脈解離
5. 内頸動脈閉塞症

7. 視床症候群の症候として正しいのはどれか．2つ選べ．（46-PM83）

1. めまい
2. 重度片麻痺
3. 体温の上昇
4. 激しい自発痛
5. 深部感覚障害

8. 上位運動ニューロンの障害でみられる症状はどれか．2つ選べ．（46-PM95）

1. 振戦
2. 痙縮
3. 腱反射消失
4. 筋線維束攣縮
5. 病的反射陽性

5 脳血管障害の治療

1 内科的治療，外科的治療

治療法	意義，目的，方法	
救命処置	エア・ウェイ	❶（　　　　）確保
	ブリージング	❷（　　　　）管理
	サーキュレーション	非麻痺側の静脈の確保
外科的治療（手術の適応）	適応	❸（　　　　）出血 ➡ クリッピング術，脳動脈瘤コイル塞栓術
	適応の検討	❹（　　　　）の出現（原因：被殻出血，皮質下出血，脳室内出血）
	適応外	❺（　　　　）出血，脳幹部出血，❻（　　　　）
保存的治療	全身管理	❼（　　　　）者のバイタル管理，長期安静臥床の防止 ❽（　　　　　　　）の除去 二次的❾（　　　　）（高血圧，糖尿病，心疾患，動脈硬化）の予防
	バイタルサイン	意識レベル，呼吸，血圧などの調節
薬物療法 ➡ 脳❿（　　　　）や脳圧亢進の治療，⓫（　　　　）出納のチェック		
	脳出血	⓬（　　　　）剤，止血剤，脳代謝賦活薬，輸液
	くも膜下出血	⓬剤
	脳梗塞	⓭（　　　　）拡張剤，抗凝固剤，血栓溶解剤，抗血小板剤
	一過性脳虚血発作	⓭拡張剤，抗血小板剤，抗脂血剤

SIDE MEMO

▶**脳動脈瘤コイル塞栓術**
くも膜下出血を起こす前の脳動脈瘤に対し，経動脈的アプローチにより脳動脈瘤塞栓術を行う．X線透視下でマイクロカテーテルを脳動脈瘤内に挿入し，プラチナコイルを何本か瘤内に送り込み塞栓する．開頭術によるクリッピングより侵襲が少なく短時間で終了し，重傷例や高齢者の治療も可能である．

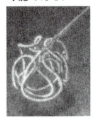

（Boston社提供）（戸根・他[31]）

▶**リスクファクター**
疾患の発生原因となる因子．

▶**降圧剤**
高血圧患者の血圧を下げる薬剤．

▶**脳代謝賦活薬**
脳酸素消費量の増加，ブドウ糖の脳内移行の促進，脳幹網様体機能の促進，脳内神経伝達に関係する代謝機能の促進などの薬理作用により脳内代謝を改善・賦活し脳機能の改善を図ることを目的とした薬剤．

解答 1 ❶ 気道　❷ 呼吸　❸ くも膜下　❹ 水頭症　❺ 視床　❻ 脳梗塞　❼ 高齢　❽ リスクファクター　❾ 合併症　❿ 浮腫　⓫ 水分　⓬ 降圧　⓭ 脳血管

SIDE MEMO

▶ 抗凝固剤
代表的薬剤はワーファリン．僧帽弁疾患や心房細動での予防的使用を行う．また，人工弁の血栓予防にも用いられる．

▶ 血栓溶解剤（組織プラスミノゲン活性化因子（t-PA））
脳梗塞のt-PA治療で使用される治療薬．発症後3時間以内に静脈から投薬し，閉塞血管を再開通させる．作用が強いため脳出血の副作用を伴うこともある．

2 リハビリテーション

■リハビリテーションとチームアプローチ

医師をリーダーとしたチームを組み，各分野の❶(　　　　)がそれぞれの立場から意見を出し，検討し，最も適切な治療方法を実施するという❷(　　　　　　　　)が重要である．

時期	チーム・スタッフ
急性期	医師，看護師，理学療法士，作業療法士
回復期	医師，看護師，理学療法士，作業療法士，言語聴覚士，臨床心理士，義肢装具士，医療ソーシャル・ワーカー
維持期	回復期スタッフ ＋ 介護支援専門員，介護福祉士，ヘルパー，家族

■急性期リハビリテーション

ベッドサイドの良肢位

麻痺側筋緊張	良肢位
弛緩性麻痺	体幹・四肢：❸(　　　)性肢位保持， ❹(　　　)の軽減
痙性麻痺	上肢：❺(　　　)群増強 　　➡ 上肢は❻(　　　)位， 下肢：❼(　　　)群増強 　　➡ 下肢は❽(　　　)位

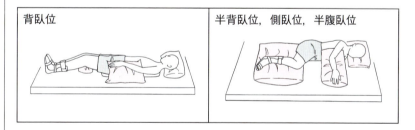

| 背臥位 | 半背臥位，側臥位，半腹臥位 |

解答 ② ❶ 専門家　❷ チームアプローチ　❸ 対称　❹ 圧迫　❺ 屈筋　❻ 伸展　❼ 伸筋　❽ 屈曲

■急性期の関節可動域訓練，座位訓練，嚥下訓練

分類		方法
関節可動域訓練	筋緊張 ❾（　　　）	
	❿（　　　）	⓬（　　　）的他動運動 ➡ 全可動域運動にこだわらない
	⓫（　　　）	
	脳圧亢進	急性期は禁忌 ➡ ⓭（　　　）部の運動は脳ヘルニアを誘発する可能性有
座位訓練	開始基準	意識清明または意識レベルが⓮（　　　）桁（JCS） 全身状態が安定 （意識，運動，ADLなどの）障害の進行が停止している
	中止基準	血圧低下 ┬ ⓯（　　　）mmHg以上 ➡ 5分後の自覚症状で判断 　　　　　└ ⓰（　　　）mmHg以上 ➡ 中止 脈拍増加：開始前の30％以上，あるいは120/分以上 ⓱（　　　）の症状出現
嚥下訓練	経口摂取	⓲（　　　）による嚥下性肺炎の予防

SIDE MEMO

▶ ADL
activities of daily living の略語．日常生活動作．家庭と職場における暮らしの動作のこと．

■回復期リハビリテーション

方法	内容
評価	機能障害 ⓳（　　　）障害 ┐ 社会的不利　　　┘ ➡ 評価 問題点の把握，ゴール設定，治療プログラムを立案
理学療法 作業療法 言語療法 環境整備	身体能力の向上 ⓴（　　　）の自立 社会参加の拡大

解答　2 ❾ 低下　❿ 浮腫　⓫ 拘縮　（❿⓫順不同）　⓬ 愛護　⓭ 頸　⓮ 1　⓯ 10　⓰ 30　⓱ 起立性低血圧　⓲ 誤嚥　⓳ 能力　⓴ ADL

SIDE MEMO

▶ 補装具
なんらかの身体的障害に対して，機能的または形態的に代償・補助するための道具や装置の総称．義肢・装具・自助具の3つに分類される．

③ 退院（在宅復帰）に向けての援助

援助方法	援助内容
家屋調査と❶（　　　　）改造	残存能力で家庭生活を可能にするための環境設定
福祉用具，福祉機器，❷（　　　　）	ADLの便宜を図るため，個人に合ったADLに関する道具の使用
試験❸（　　　　）	実際の生活場面で実行可能か否かを確認
❹（　　　　）方法指導	家族に対して介護負担の軽減目的で，個人に合った介護方法を家族へ指導
生活指導（本人と家族へ）	再発予防や獲得能力の維持向上を目的とし，個人に合った生活方法を指導
❺（　　　　）の利用	在宅療養支援サービスの利用

解答 ③ ❶ 住宅　❷ 補装具　❸ 外泊　❹ 介護　❺ 社会資源

演習問題

1. 56歳の女性．右利き．脳出血で右片麻痺となり，保存的療法にて発症後7日が経過した．意識は清明．右上肢および手指はBrunnstrom法ステージⅠ．右肩関節に軽度の亜脱臼を認めるが，疼痛や浮腫はない．現時点でこの患者の右上肢に行う治療として最も適切なのはどれか．（OT51-AM7）
   1. 筋再教育訓練
   2. 利き手交換訓練
   3. 間欠的機械圧迫
   4. 渦流浴
   5. パンケーキ型装具装着

2. 脳卒中片麻痺の上肢に対するCI療法〈constraint-induced movement therapy〉で正しいのはどれか．（PT51-PM24）
   1. 非麻痺側上肢を拘束する．
   2. 理学療法士の近位監視下で行う．
   3. 疼痛が少しでもあれば適応とならない．
   4. 他動的関節可動域運動を長時間行う方法である．
   5. 患側手指がBrunnstrom法ステージⅡで適応となる．

3. 脳卒中片麻痺に対する斜面台を用いた運動療法の目的で適切でないのはどれか．(PT51-AM25)
   1. 内反尖足の予防
   2. 立位感覚の向上
   3. 覚醒レベルの向上
   4. 体幹筋筋力の維持
   5. 膝関節伸展筋の痙縮抑制

4. 57歳の男性．視床出血後に表在感覚と深部感覚との障害を認める．運動麻痺は認めない．この患者に行う知覚再教育で誤っているのはどれか．(OT50-AM9)
   1. 開眼で代償させる．
   2. 運動や動作は可能な限りゆっくり行う．
   3. 15分程度の知覚再教育を一日に数回行う．
   4. 識別素材を固定し，患側手を動かして識別させる．
   5. 書字の際に，筆記具と手との接触箇所で筆記具の特徴を感じさせる．

5. 回復期リハビリテーション病棟退院後の片麻痺患者に対して訪問リハビリテーションが導入された．リハビリテーションの目標で優先度が低いのはどれか．(PT49-AM26)
   1. 麻痺肢の関節可動域制限の予防
   2. 麻痺肢の運動麻痺の改善
   3. 非麻痺肢の筋力の維持
   4. 閉じこもりの予防
   5. 移動能力の維持

6. 70歳の男性．2年前に脳卒中による左片麻痺を発症した．Brunnstrom法ステージは上肢と手指はⅡで，下肢はⅢである．左半側空間無視を認める．FIMでは，セルフケアの6項目と移乗の3項目は4点で，車椅子での移動項目は3点である．自宅でのリハビリテーションに際し優先されるべき目標はどれか．(OT49-PM5)
   1. 移乗動作の向上
   2. 屋内杖歩行の自立
   3. 左手指機能の向上
   4. 車椅子駆動操作の自立
   5. 左半側空間無視の改善

7. 86歳の女性．脳梗塞による左片麻痺，発症後1年半が経過した．ADLは介助すればおかゆなどの調理食を食べる以外は全介助，ドーナツ型の枕を使用してベッド上で臥床している．全身の筋萎縮，筋短縮と関節拘縮を著明に認める．退院時に介護保険を利用してベッドやマットを準備したが，体圧分散マットのような特殊マットは利用していない．作業療法士が自宅訪問したときのベッド上での肢位を下に示す．褥瘡予防と姿勢保持のために背臥位でポジショニングを行う．クッションを置く部位で正しいのはどれか．（OT48-PM5）

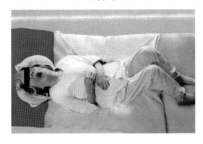

1. 後頭部
2. 肩甲骨背面
3. 腰背部
4. 右大転子部
5. 両大腿内側

8. 中等度の片麻痺を生じた脳梗塞患者に対する急性期の理学療法で正しいのはどれか．（PT47-AM42）
   1. 良肢位保持のため，麻痺側の股関節を外旋位とする．
   2. 麻痺側の肩関節に対する関節可動域運動は，早期から全可動範囲で行う．
   3. 他動的関節可動域運動では，素早く麻痺肢を動かして伸張反射を誘発する．
   4. 覚醒した患者では，麻痺の進行が止まっていれば座位訓練を開始する．
   5. 非麻痺側の筋力増強訓練は，麻痺の回復を阻害する．

9. 脳卒中治療ガイドライン2004で推奨グレードが低いのはどれか．（47-PM82）
   1. 歩行能力改善のためのトレッドミル訓練
   2. 歩行改善のための筋電図バイオフィードバック
   3. 麻痺側手関節の背屈筋の筋力増強のための電気刺激
   4. 歩行の妨げとなっている内反尖足へのフェノールブロック
   5. 運動障害改善のためのファシリテーション（神経筋促通手技）

10. 実用性歩行が可能な脳卒中患者に対する維持期リハビリテーションで最も期待できる効果はどれか．（PT46-AM28 改変）
    1. 麻痺の重症度の改善
    2. 下肢痙縮の改善
    3. 感覚障害の改善
    4. 持久力の向上
    5. 認知症の改善

11. 脳卒中片麻痺患者の ADL 訓練で正しいのはどれか．2つ選べ．(OT46-PM31)
    1. 更衣動作の前開きシャツは，非麻痺側上肢から着る．
    2. 移動動作では，車椅子を麻痺側上下肢で操作する．
    3. 更衣動作訓練の導入時には，丸首シャツを用いる．
    4. 洗体動作では，長めのループ付きタオルで背中を洗う．
    5. トイレ動作では，壁のL字型手すりを使って移乗する．

12. 脳卒中右片麻痺患者に対する訓練を図に示す．患者はボールに右足を乗せ，ボールを前後に転がしている．訓練目的として誤っているのはどれか．(PT45-AM10)

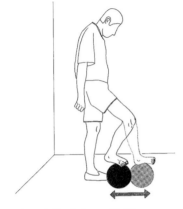

    1. 立位バランス改善
    2. 腹筋・背筋の協調運動
    3. 麻痺側下肢の支持性向上
    4. 麻痺側下肢の屈筋強化
    5. 非麻痺側下肢の伸筋強化

13. 65歳の女性．右中大脳動脈領域の脳梗塞．発症後3日経過．ベッドサイドでのリハビリテーションが開始された．GCS(Glasgow coma scale)は E3 + V2 + M5 = 10，血圧は不安定でギャッジアップ60°で収縮期血圧が25mmHg低下する．背臥位では頸部が右回旋している．この患者のリハビリテーションで適切なのはどれか．2つ選べ．(OT44-5)
    1. 経口摂食による嚥下訓練
    2. 右から左への寝返り動作訓練
    3. 上衣の更衣動作による ADL 訓練
    4. 声かけによるコミュニケーション訓練
    5. 左上肢への感覚刺激による注意喚起訓練

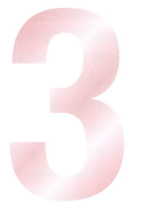

第3章　中枢神経変性疾患

1. 変性疾患の概念と分類 ………… 122
2. 大脳皮質・大脳基底核の変性疾患
   ………………………………………… 125
3. 中脳（脳幹部）の変性疾患 ……… 131
4. 脊髄小脳変性症 ………………… 136
5. 脊髄変性疾患 …………………… 142

1 変性疾患の概念と分類

SIDE MEMO

▶アミロイド線維
（アミロイドプラーク）
神経変性疾病に固有の現象である「アミロイドプラーク」と呼ばれる沈殿物が，神経細胞周辺に出現する．アミロイドプラークは，1種類の蛋白質が数珠状に連なって線維様構造（アミロイド線維）を形成し，これがさらに寄り集まって沈着する．「アミロイド線維」は，神経変性疾患の発症に非常に密接に関連し，神経疾患を引き起こす．アミロイド線維からなるコンフォメーションは，非常に頑丈な構造で，蛋白質を分解する酵素の作用を受けにくく，体内から除去し難い．またアミロイド線維は，自分と同じような線維構造の形成を促す作用を持つ．一度アミロイド線維が形成されると，その量は雪だるま式に増加する．

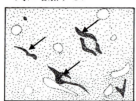

プリオン蛋白の神経細胞シナプスへの沈着

1 変性疾患の概念

　変性とは，生理的にはまったく存在しない❶（　　　）な物質，または生理的に存在する物質であっても，それが❶な量や❶な部位で❷（　　　）内，あるいは組織中に現れ生じる病的変化を指す．
　変性疾患とは，なんらかの❸（　　　）障害により，疾患ごとに決まった種類の❹（　　　）群が❺（　　　）性の変性・脱落を生じる結果，様々な神経精神症状を呈する一群の疾患で，亜急性または❻（　　　）の経過をたどる．
　他方，先天性の❼（　　　）欠損や外因，または❽（　　　）因子によるものと考えられてきた疾患もある．変性は，神経系の細胞や❾（　　　）を脱落，消失させながら❻に進行してゆく．

■コンフォメーション病
　コンフォメーション病とは高次構造の変化により生じた異常蛋白質の❿（　　　）線維が神経細胞内外に凝集・蓄積して，神経細胞を死に至らしめる疾患の総称である．

解答 ① ❶ 異常　❷ 細胞　❸ 代謝　❹ 神経細胞　❺ 進行　❻ 慢性　❼ 酵素　❽ 環境　❾ 神経路　❿ アミロイド

SIDE MEMO

▶ Alzheimer 神経原線維

Alzheimer 病では，神経細胞の中に異常な線維の塊が出現する．神経原線維変化は，正常高齢者の脳にも少数出現するほか，認知症をきたす他のいくつかの病気の脳にも認められる．

アルツハイマー神経原線維

▶ Pick 病

Alzheimer 病とは別の頻度の少ない認知症性疾患で，Pick 病の大脳神経細胞の中には，Pick 球と呼ばれる異常な塊が形成される．

▶ Lewy 小体と Lewy 小体病

パーキンソン病では，黒質のメラニン含有神経細胞が強く障害され，その神経細胞の中には Lewy 小体と呼ばれる異常構造が出現する．Lewy 小体病は，進行性認知症とパーキンソニズムを主症状とするもので，Lewy 小体性認知症ともいわれる．認知症としては Alzheimer 病に次いで 2 番目に多い．あらゆる中枢神経系を中心に Lewy 小体が出現する．

▶ クロイツフェルト・ヤコブ病

MRI 像
(平井・他[32])

② 変性疾患の種類

変性疾患の種類	蓄積部位と蓄積物	蓄積する異常蛋白
❶(　　　　)病	中脳の黒質に Lewy 小体	α-シヌクレイン蛋白
Lewy 小体病	大脳皮質に Lewy 小体	
❷(　　　　)病	大脳皮質に老人斑(図1)	β-アミロイド蛋白
Down 症候群	脳血管にアミロイド	
❸(　　　　)病 進行性核上性麻痺	神経原線維変化 ピック球(図2) グリア細胞内封入体	タウ蛋白
❹(　　　　)病 脊髄小脳失調症(SCA)	神経細胞核内封入体	ポリグルタミン
❺(　　　　)病	シナプス，神経細胞	プリオン蛋白
(孤発性)筋萎縮性側索硬化症(ALS)	Lewy 小体様封入体	ブニナ小体
(家族性)筋萎縮性側索硬化症(ALS)		スーパーオキシドジスムターゼ1(SOD1)

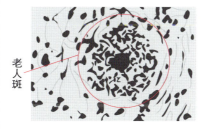

図1　老人斑

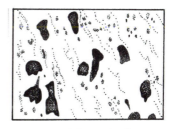

図2　Pick 球(Pick 小体)

解答　②　❶ パーキンソン　❷ アルツハイマー(Alzheimer)　❸ ピック　❹ ハンチントン
❺ クロイツフェルト・ヤコブ

演習問題

1. 疾患と病理学的変化の組合せで正しいのはどれか．（48-AM75）
    1. 多発性硬化症 ──────── 脱　髄
    2. Binswanger 病 ──────── 感　染
    3. Huntington 病 ──────── 炎　症
    4. Creutzfeldt-Jakob 病 ──────── 出　血
    5. Charcot-Marie-Tooth 病 ──────── 虚　血

2. 変性疾患でないのはどれか．（OT48-PM33）
    1. Charcot-Marie-Tooth 病
    2. Guillain-Barre 症候群
    3. Huntington 病
    4. Parkinson 病
    5. Shy-Drager 症候群

3. 疾患と病理変化との組合せで誤っているのはどれか．（39-94）
    1. 多発性硬化症 ──────── 中枢神経の脱髄
    2. Huntington 舞踏病 ──────── 線条体の変性
    3. Alzheimer 病 ──────── 大脳皮質の変性
    4. Parkinson 病 ──────── 大脳白質の変性
    5. 筋萎縮性側索硬化症 ──────── 脊髄前角細胞の脱落

2 大脳皮質・大脳基底核の変性疾患

SIDE MEMO

▶錐体外路

錐体外路は，延髄の錐体路以外の運動路を意味する．しかし，錐体外路の中枢である大脳基底核から，脊髄への直接の神経路はなく，視床を介して前頭葉皮質へ，あるいは上丘や脚橋被蓋核を経て下位運動中枢と連絡している．

1 錐体外路とその徴候

錐体外路とは，運動神経路のうち錐体路（延髄の錐体を通る経路）以外の経路のことで，運動が円滑に行えるように❶（　　　）のうちに筋肉の❷（　　　）を調節する経路．

錐体外路徴候とは，大脳❸（　　　）や小脳は筋緊張を調節して，運動が円滑に行えるように調整する組織である．

❸の障害や，❸と密接に関連した領域とを結ぶ神経路の障害によって生じる錐体外路徴候は，❹（　　　）の異常，❺（　　　）運動が出現する．

■大脳基底核の解剖

大脳基底核	大脳半球の深部に存在する❻（　　　）の塊 ❼（　　　）=原線条体，❽（　　　）=古線条体，被殻，尾状核，前障	
	❾（　　　）-新線条体	尾状核 ＋ 被殻
	❿（　　　）	淡蒼球 ＋ 被殻

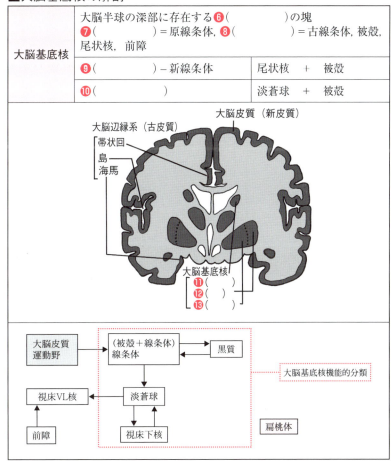

解答 ❶ 無意識　❷ 緊張　❸ 基底核　❹ 筋緊張　❺ 不随意　❻ 灰白質　❼ 扁桃体
❽ 淡蒼球　❾ 線条体　❿ レンズ核　⓫ 尾状核　⓬ 被殻　⓭ 淡蒼球

SIDE MEMO

■錐体外路の機能と障害

錐体外路は，運動において筋の⓮(　　　)や⓯(　　　)などの意識にのぼらないコントロールに関与している．

筋緊張の異常

筋緊張の亢進	固縮，⓰(　　　)様現象，⓱(　　　)様現象
筋緊張の低下	不随意運動の一部が緊張低下

運動の異常

運動減少	運動(動作)緩慢，⓲(　　　)困難	・随意運動遂行の緩徐（スピードの低下） ・動作⓯の困難 ・無意識的・自動的動作の消失
	⓳(　　　)，寡動	自発運動の減少(麻痺がない)
運動過多	⓴(　　　)	律動的，交替的な振動運動（筋の収縮と弛緩の繰り返し）
	㉑(　　　)病	・短時間で無目的性の不随意運動(遠位肢と顔面) ・まるで踊っているような動作
	㉒(　　　)	・のたうち回るような身体の運動 ・連続的に混じり合う四肢近位の変換姿勢
	㉓(　　　)	・近位四肢を持続的に振り動かす乱暴な動き ・身体の一側または両側に出現(下肢<上肢)
	㉔(　　　)	不随意，非反復性，定動様性運動
	㉕(　　　)	短時間の稲光のような収縮(単一筋や筋群)

2 パーキンソン症候群(パーキンソニズム)

■パーキンソン症候群の概念

❶(　　　)病に類似した症状が出現するが，その原因が明らかなもので，病変部位が中脳黒質ではなく大脳皮質や❷(　　　)にあり，変性疾患および変性疾患ではない疾患がある．

"無動・固縮・振戦・姿勢反射障害"のうち2つ以上を主症状とする疾患の総称．

解答 1 ⓮ 緊張　⓯ 姿勢　⓰ 歯車　⓱ 鉛管　⓲ 運動開始　⓳ 無動　⓴ 振戦　㉑ 舞踏
㉒ アテトーゼ　㉓ バリスム　㉔ ジスキネジア　㉕ ミオクローヌス
2 ❶ パーキンソン　❷ 大脳基底核

2. 大脳皮質・大脳基底核の変性疾患

SIDE MEMO

▶ 多系統萎縮症

①オリーブ橋小脳萎縮症，②線条体黒質変性症，③シャイ・ドレーガー症候群を合わせて多系統萎縮症という．この3つの疾患は，同一の疾患と考えられている．病理学的にオリーブ橋小脳系，線条体黒質系，自律神経系，錐体路などの変性・萎縮を認め，臨床的には小脳失調症，パーキンソニズム，自律神経障害を特徴とする．小脳性運動失調を主要な症状とするものをオリーブ橋小脳萎縮症，パーキンソニズムを中心とした錐体外路症状が主症状のものを線条体黒質変性症，自律神経症状が高度なものをシャイ・ドレーガー症候群と診断する．

▶ オリーブ橋小脳萎縮症 (OPCA)

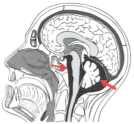

➡ 部分に脳幹部および小脳の著明な萎縮がみられる

■大脳皮質・大脳基底核の変性疾患性パーキンソニズム

大脳変性疾患	❸( )症候群	変性	・大脳基底核(被殻，淡蒼球) ・中脳黒質 ・橋青斑核 ・橋小脳路 ・小脳(小脳皮質，下オリーブ核) ・自律神経核 ・Th1〜L2・S2〜S4の脊髄前核
		好発(年齢・性別)	40歳以上，❹( )性
		自律神経症状	インポテンツ，起立性低血圧，直腸膀胱障害，失神，発汗障害
		小脳症状	小脳失調症状
		錐体外路症状	パーキンソニズム，特発性起立性低血圧
		瞳孔症状	❺( )症候群
	❻( )(SND)	変性	・大脳基底核(線条体) ・中脳黒質 ・延髄オリーブ核，橋，小脳 ・胸髄側角 ・節前ニューロン，節後ニューロン
		好発	中年以降
		症状	パーキンソニズム，抗パーキンソン薬無効
	❼( )萎縮症(OPCA)	変性	・大脳基底核(被殻，線条体) ・小脳皮質，小脳白質，下オリーブ核 ・中脳黒質 ・脊髄自律神経核
		好発(年齢・性別)	中年(40〜50歳)以降，男性
		症状	・初発症状：小脳性運動失調，進行性 ・進行：自律神経機能不全，パーキンソニズム，小脳症状は隠れる
	大脳皮質基底核変性症	変性	・大脳半球の萎縮，大脳皮質の神経細胞死 ・大脳基底核 ・脳幹諸核の神経細胞死
		症状	・錐体外路徴候(下肢<上肢)，肢節運動失行，パーキンソニズム，ジストニア ・その他の神経症状(仮性球麻痺，構音障害，嚥下障害，尿失禁)

(次頁へつづく)

解答 ② ❸ シャイ・ドレーガー ❹ 男 ❺ ホルネル ❻ 線条体黒質変性症 ❼ オリーブ橋小脳

SIDE MEMO

▶ L-ドパ
ドパミンの前駆物質であり，脳内の不足しているドパミンを補充するために用いられる．

▶ 薬物性パーキンソニズムを誘発する薬物
抗精神病薬（クロルプロマジン，スルピリド）や降圧剤（レセルピン）は，ドパミン受容体を遮断するため，大脳基底核のドパミン作動性ニューロンの活動が，抑制されて錐体外路症状が出現する．

▶ ドパミン，ドパミン受容体
ドパミンはノルアドレナリンの前駆物質で，哺乳類の脳内カテコールアミンの約50%を占める生理的活性アミンである．運動を制御する①黒質（線条体系），②精神機能に関わる中脳（皮質辺縁系），③内分泌を調節する漏斗（下垂体系の3つの主なドパミン神経系路）が脳内には存在する．

（つづき）

❽（　　　）麻痺	変性	・大脳基底核 ・中脳被蓋，第三脳室の拡大 ・神経細胞脱落 ・神経原線維 ・グリア細胞内封入体の出現
	症状	・核上性眼球運動障害，他人の手徴候，肢節運動失行，パーキンソニズム ・皮質性感覚障害

■大脳皮質変性疾患でない疾患でのパーキンソニズム

変性疾患でない疾患	脳血管障害性パーキンソニズム		大脳❾（　　　）を中心に脳梗塞が多発 ➡ 錐体外路症状
		病因	大脳❾の小梗塞巣
		症状	❿（　　　），無動，歩行障害 （小刻み歩行で小脳失調性歩行類似の開脚位歩行）
		特徴	・典型的な安静時⓫（　　　）なし，小梗塞発作を発症するたびに症状悪化 ・合併症：高血圧，錐体外路症状，認知症
		治療	⓬（　　　）治療無効
	薬物性パーキンソニズム		・抗精神病薬や降圧剤の投与 ➡ 錐体外路症状（投与中止で症状軽減）
		病因	⓭（　　　）受容体の遮断 ➡ 大脳基底核の⓭作動性ニューロンの活動抑制
		症状	錐体外路徴候が両側性に急速に発現
		治療	原因薬物の使用中止
	脳炎後パーキンソニズム		（流行性脳炎，日本脳炎）脳炎後遺症 ➡ 錐体外路症状
		病因	エコノモ型脳炎の後遺症
		症状	⓮（　　　）症状が主，眼球上転発作
		治療	パーキンソン病に準じる
	中毒性パーキンソニズム		⓯（　　　），二硫化炭素，マンガン，シアン，メチルアルコール，水銀などの中毒 ➡ 錐体外路症状
	脳腫瘍		大脳❾，前頭葉に発症する脳腫瘍 ➡ 錐体外路症状

解答 ② ❽ 進行性核上性　❾ 基底核　❿ 筋固縮　⓫ 振戦　⓬ L-ドパ　⓭ ドパミン　⓮ 自律神経　⓯ 一酸化炭素

3 ハンチントン病（ハンチントン舞踏病）

病因	❶（　　　　　　）遺伝 大脳皮質の萎縮 淡蒼球・視床の萎縮 側脳室の拡大 ❷（　　　　　）の変性脱落 グリアの増生 （国立療養所神経筋難病研究グループ提供神経筋難病情報サービス） http://www.saigata-nh.go.jp）	
症状	好発年齢	❸（　　　　）歳
	❹（　　　　）運動	・遠位部優位（顔面，舌，口唇，手足）に❹で不規則な❺（　　　　）運動 ・ドパミン作動性神経の活動上昇 ➡ ❻（　　　　　　　）
	精神変調	・❼（　　　　），無責任，無関心，無頓着，怠惰，自発性低下 ・不機嫌，反抗的，暴力的
治療	薬物療法	・❽（　　　　　　　）薬，ドパミン枯渇薬 ・ハロペリドール（ドパミン受容体拮抗作用），クロルプロマジン（中枢神経抑制作用）
	リハビリテーション	・生活自助具による能力向上を図る

解答 ③ ❶ 常染色体優性　❷ 線条体　❸ 30〜45　❹ 不随意　❺ 舞踏　❻ 運動過多（ハイパーキネジア）　❼ 認知症　❽ ドパミン受容体阻害

演習問題

1. 家族性が弧発性よりも多いのはどれか．（52-PM87）
   1. Parkinson 病
   2. 多系統萎縮症
   3. Huntington 病
   4. Lewy 小体型認知症
   5. 筋萎縮性側索硬化症

2. 痙縮が出現するのはどれか．（45-PM83）
   1. 多発筋炎
   2. 多発性硬化症
   3. 腕神経叢麻痺
   4. 急性灰白髄炎（ポリオ）
   5. Guillain-Barré 症候群

3. パーキンソン病に比較して血管性パーキンソニズムで認めにくいのはどれか．（PT41-58）
   1. 突進現象
   2. 認知症症状
   3. 感情失禁
   4. 高血圧
   5. 虚血性心疾患

4. 大脳基底核の障害でみられないのはどれか．（39-100）
   1. 痙　縮
   2. ballismus
   3. athetosis
   4. dystonia
   5. 固　縮

3 中脳（脳幹部）の変性疾患

1 パーキンソン病

特徴	発症年齢	❶(　　　　)歳代
	男女比	男性が女性よりやや❷(　　　)

病因
- 中脳の❸(　　　)に出現する❹(　　　)小体に, αシヌクレイン蛋白やパーキン蛋白が蓄積凝集する.
- 中脳❸の❺(　　　)神経細胞が脱落死
- ❺神経細胞でつくられる❻(　　　)が欠乏
- 線条体における❻の欠乏

蛋白質 → チロシン → ドパ → ❻ → ❼
- チロシン水酸化酵素
- ドパ脱炭酸酵素
- ドパミンβ水酸化酵素

- ドパ脱炭酸酵素の活性の低下
  ① 線条体で❻が減少
  ② 脳全体で❼(　　　)が減少
  ③ ❽(　　　)は正常域

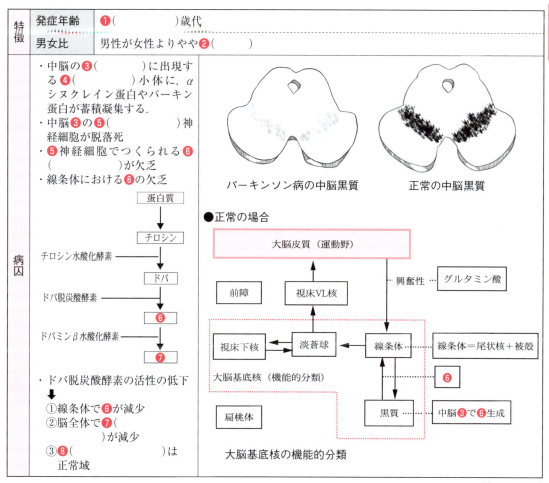

パーキンソン病の中脳黒質 ／ 正常の中脳黒質

●正常の場合

大脳基底核の機能的分類

（次頁へつづく）

SIDE MEMO

▶メラニン神経細胞
中脳の黒質部分は, メラニンを多く含んで黒色をしているため, 黒質またはメラニン神経細胞と呼ぶ.

解答 ① ❶ 50〜60　❷ 多い　❸ 黒質　❹ レビー　❺ メラニン　❻ ドパミン　❼ ノルアドレナリン　❽ アセチルコリン

SIDE MEMO

▶ 鉛管様現象
鉛の管を曲げる際の抵抗感に似ている．

▶ 歯車様現象
ガクガクと歯車を回転させたときのような抵抗感が認められる．

▶ 小刻み歩行
上肢の振りがなく，歩幅が狭くチョコチョコと歩く．

▶ 突進現象
立位姿勢時にわずかな力で押すだけで，押された方向へ突進し，止まらなくなる現象（姿勢保持障害）．

▶ 加速歩行
いったん歩き出すと上体が前傾姿勢になり，歩行スピードが徐々に加速され，そのまま止まらなくなる現象．

（つづき）

		初発症状	❾（　　　　　　）振戦
症状	振戦	振戦周波数	3～5Hz（比較的遅い）
		特徴	❿（　　　　）運動
	固縮	・他動的運動に対する抵抗感，仮面様顔貌 ・⓫（　　　　）様現象，歯車様現象	
	無動，寡動	運動性欠乏，動作開始遅延，運動遂行遅延	
	小字症	書字中に徐々に字が小さくなる	
	姿勢障害（特徴的姿勢）	頸部	軽度伸展
		上半身	前屈，前傾
		上下肢	軽度屈曲
	歩行障害	・⓬（　　　　）足現象， ⓭（　　　　）歩行 ・⓮（　　　　）現象，加速歩行	
	自律神経障害	脂漏性顔貌，起立性低血圧，神経因性膀胱，便秘	

	⓯（　　　　）の重症度分類		厚生労働省生活機能程度	
評価	ステージⅠ	一側性障害・機能障害なし	Ⅰ度	⓯ステージⅠ＋Ⅱ
	ステージⅡ	両側性または体幹障害を伴う，平衡障害なし		
	ステージⅢ	姿勢反射障害，方向変換不安定，突進現象，労働能力は軽度～中等度低下，日常生活は何とか自立	Ⅱ度	⓯ステージⅢ＋Ⅳ
	ステージⅣ	介助なしに何とか立位・歩行可能，日常生活は要介助，重症，労働能力は著しく低下		
	ステージⅤ	日常生活は寝たきりまたは車椅子生活，日常生活全面介助	Ⅲ度	⓯ステージⅤ

（次頁へつづく）

前傾前屈／屈曲／無動・固縮／軽度屈曲／ややワイドベース

解答　　❾ 安静時　❿ 丸薬丸め　⓫ 鉛管　⓬ すくみ　⓭ 小刻み　⓮ 突進　⓯ ヤール

SIDE MEMO

▶ **ドパミンとノルアドレナリンとアセチルコリン**

ドパミンはノルアドレナリンの前駆物質であり，パーキンソン病の場合，ドパミン生成が減少すると脳全体にノルアドレナリン（錐体外路系に対して抑制的に働く神経伝達物質）が減少する．パーキンソン病では，逆にアセチルコリン（錐体外路系に促進的に働く神経伝達物質）は正常範囲内にあるため，両者ホルモンの拮抗バランスが崩れて，アセチルコリン優位の状態になる．パーキンソン病の薬物は，不足するドパミンを補うために，レボドパ（L-ドパ：ドパミン前駆物質）投与，またはアセチルコリン抑制のため抗コリン薬投与を行う．

▶ **視床定位脳手術**

淡蒼球，視床の外腹側核，中間腹側核を電気凝固により破壊する方法．近年は脳深部刺激療法が主流で，これは脳深部（視床，淡蒼球，視床下核）に微小電極を埋め込み，ペースメーカー様の機械で電流を流し，症状をコントロールする方法である．特にジスキネジア（不随意運動），パーキンソン病の振戦に対して非常に有効である．

（つづき）

治療	薬物療法	目的	長期的に徐々に進行 ➡ 作用部位の異なる薬物の併用 ➡ 積極的な症状の改善
		薬物	❶⓰（　　　　　　）薬，❶⓱（　　　　　　　　）
	外科的治療		視床定位脳手術
	リハビリテーション	目的	症状進行の遅延，残存能力の維持，二次的障害の予防，有意義な生活の継続
		方法	関節可動域運動，残存筋筋力強化運動，全身リラクゼーション，歩行運動，❶⓲（　　　　）運動，頸部・体幹の回旋運動，体重移動運動，❶⓳（　　　　）改善運動，日常生活活動の指導

解答 ② ⓰ 抗コリン　⓱ L-ドパ（レボドパ）　⓲ 呼吸　⓳ バランス

演習問題

1. Parkinson病で主にみられる徴候はどれか．2つ選べ．（PT52-AM34）
   1. 眼　振
   2. 突進現象
   3. 動作時振戦
   4. 歯車様固縮
   5. ミオクローヌス

2. Parkinson病の症状，徴候について正しいのはどれか．（49-PM89）
   1. 企図振戦
   2. アテトーゼ
   3. Myerson徴候
   4. ミオクロニー発作
   5. 折りたたみナイフ現象

3. 抗Parkinson病薬の長期投与によって生じうる症状として誤っているのはどれか．（49-AM84）
   1. 高血圧
   2. on-off現象
   3. 精神症状の出現
   4. Wearing-off現象
   5. 不随意運動の増強

4. 発症早期の多系統萎縮症で頻度が低いのはどれか．（47-AM83）
   1. 認知症
   2. 尿失禁
   3. 動作緩慢
   4. 起立性低血圧
   5. 姿勢反射障害

5. 65歳の男性．多系統萎縮症．日常生活活動では一部に介助を要するが，明らかな廃用症候群はみられない．最近，起床して布団から立ち上がるときに，ふらつきを強く感じるようになった．ふらつきの原因として考えられるのはどれか．2つ選べ．（PT46-AM10）
   1. 運動麻痺
   2. 視覚障害
   3. アテトーゼ
   4. 協調運動障害
   5. 起立性低血圧

6. Parkinson病で認められるのはどれか．2つ選べ．（45-AM92）
   1. 反張膝
   2. 前傾姿勢
   3. 突進歩行
   4. 大殿筋歩行
   5. はさみ足歩行

7. Parkinson病患者の特徴はどれか．2つ選べ．（PT44-63）
   1. 立脚側への体幹の側屈
   2. 腕振りの消失
   3. 体幹の前屈
   4. 反張膝
   5. 下垂足

8. Parkinson病で誤っているのはどれか．（45-PTAM32）
   1. 経過とともにL-dopaの効果の持続が短縮する．
   2. リズム音刺激による歩行訓練の効果を認める．
   3. 運動症状は一定の周期で変動する．
   4. 自律神経症状を合併する．
   5. 不随意運動を認める．

4 脊髄小脳変性症

SIDE MEMO

▶ 脊髄小脳変性症（SCD）と多系統萎縮症（MSA）

自律神経系の障害が強く出現する多系統萎縮症（線条体黒質変性症，オリーブ橋小脳萎縮症，シャイ・ドレーガー症候群）と呼ばれる一群の変性疾患と共通点が多く，境界ははっきりしていない．特に表中にあげているオリーブ橋小脳萎縮症やシャイ・ドレーガー症候群などは，症状の状況次第で脊髄小脳変性症に分類される場合と多系統萎縮症に分類される場合がある．現在は，一般的に多系統萎縮症に分類されることが多い．

■脊髄小脳変性症（SCD）の定義と分類

定義	小脳，❶（　　　），脊髄にかけての多系統の神経細胞が破壊される神経難病で，運動失調を主症状とする
好発年齢	❷（　　　）以降，病型により小児期発症
原因	・原因❸（　　　） ・病型により遺伝性（優性遺伝，劣性遺伝，性染色体性） ・まれにアルコール依存症（アルコール中毒），薬物中毒
病理	小脳，❶，脊髄の神経細胞の破壊と変性
病型	小脳型（ホームズ型），脊髄小脳型（メンツェル型）， 脊髄型（フリードライヒ型）
分類	・マシャド・ジョセフ病（脊髄小脳変性症3型）：小脳徴候，筋萎縮，感覚障害，腱反射低下 ・晩発性小脳皮質萎縮症：小脳皮質に限局した変性 ・歯状核赤核淡蒼球ルイ体萎縮症（DRPLA） 　若年型の失調症，ミオクローヌスとてんかん ・フリードライヒ失調症：後索性失調症，深部感覚障害，腱反射消失など ・家族性痙性対麻痺：下肢の痙性歩行障害，膀胱障害と後索障害（深部感覚障害） ・オリーブ橋小脳萎縮症（OPCA） 　小脳失調，パーキンソニズム，自律神経障害 ・その他
進行	症状の進行は❹（　　　），生命の危険性は❺（　　　），適切なリハビリにより社会生活の継続可能
症状	緩徐な進行性の❻（　　　） ／ 歩行時のふらつき，❼（　　　）のもつれ 運動失調以外： ・❽（　　　）症状（起立性低血圧，発汗障害，排尿障害） ・❾（　　　）症状（下肢痙性麻痺，末梢神経障害，筋萎縮） ・❿（　　　）障害なし（病型により認知症併発あり）
治療法	なし

解答　❶ 脳幹　❷ 中年　❸ 不明　❹ 遅く　❺ 少ない　❻ 運動失調　❼ 舌　❽ 自律神経　❾ 錐体路　❿ 知能

4. 脊髄小脳変性症

1 晩発性小脳皮質萎縮症（LCCA）

年齢	初老～老年（50～70歳）	
性別	❶(　　　)性に多発	
病理	❷(　　　　　)性疾患 ❸(　　　　　　　)のプルキンエ細胞やオリーブ核の変性 小脳❹(　　　　　)の萎縮	小脳❹の萎縮
症状	❺(　　　　　)性の小脳性運動失調	
	小脳性歩行障害	初期症状：歩行のふらつき 進行すると❻(　　　　　)失調，起立保持障害，❼(　　　　　)障害
	上肢運動失調	比較的軽い❽(　　　　　)運動性障害

2 マシャド・ジョセフ病

年齢	1型：20～30歳で発症，錐体路症状にジストニーなどの錐体外路症状を呈する 2型：20～45歳で発症，小脳症状，錐体路症状を呈する 3型：40～60歳で発症，小脳症状と筋萎縮や末梢神経障害を呈する	
原因	❶(　　　)染色体❷(　　　　)遺伝，家族性	
病理	広範囲萎縮：大脳基底核，小脳核 　　　　　　脳幹（橋），脳神経運動核 　　　　　　脊髄小脳路，脊髄後索，脊髄前角 広範囲の神経細胞に細胞体核内封入体が出現	神経細胞核内封入体
症状	症状の進行は非常に❸(　　　　)，20年以上生存，SCDのなかでは日本でもっとも頻度が高い	
	小脳症状	・❹(　　　　　)，不随意運動 　（ジストニー姿勢，ジストニー・アテトーゼ様運動） ・❺(　　　　)の萎縮，深部感覚障害，四肢筋の萎縮
	❻(　　　　　)症状	・起立性低血圧，排尿障害
	小脳症状以外	・❼(　　　　)，びっくり眼，錐体路症状（初期に腱反射亢進） ・筋萎縮，筋力低下，認知症はない

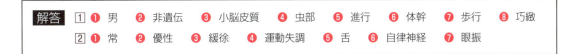

解答　1　❶男　❷非遺伝　❸小脳皮質　❹虫部　❺進行　❻体幹　❼歩行　❽巧緻
　　　2　❶常　❷優性　❸緩徐　❹運動失調　❺舌　❻自律神経　❼眼振

SIDE MEMO

③ 歯状核赤核淡蒼球ルイ体萎縮症(DRPLA)

年齢症状	若年型(20歳未満)	❶(　　　　　　　), ❷(　　　　　　)発作, 認知症(精神発達遅滞)
	早期成人型(20〜40歳未満)	若年型と遅発成人型の移行型
	遅発成人型(40歳以降)	小脳性❸(　　　　　　), ❹(　　　　)アテトーゼ, 認知症
原因	常染色体❺(　　)性遺伝, 家族性	
病理	変性:歯状核赤核, 淡蒼球ルイ体, 中脳被蓋網様体, 第四脳室拡大, ❻(　　　　　　)拡大 小脳萎縮, 脳幹(中脳橋被蓋)の萎縮	
特徴	症状の進行は非常に❼(　　　　　), 臨床経過も様々, 頻発病後20年以上の長期生存	

▶ 鉤爪変形

中足指節関節の過伸展と, 近位指節間関節の強い屈曲を呈する変形. 麻痺性疾患では, フリードライヒ病やシャルコー・マリー・トゥース病で, 後天性疾患では関節リウマチで起こりやすい.

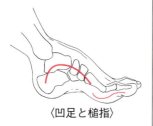

〈凹足と槌指〉

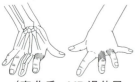

〈弯曲手, MP過伸展, IP屈曲〉

④ フリードライヒ失調症(フリードライヒ病)

年齢	❶(　　　)歳前後
病理	常染色体性❷(　　)性遺伝, 脊髄❸(　　　　)および❹(　　　　)路の脱髄
症状	緩徐な進行, ロンベルグ徴候❺[　(　　)　], 構音障害(爆発性言語), (痙縮性)眼振, 脊椎❻(　　　　), 深部腱反射❼[　(　　)　], ❽(　　　　)覚消失(−), ❾(　　　　)異常(心筋線維変性, 冠動脈狭窄)
下肢運動失調	初期症状:❿(　　　　　)障害(歩行のふらつき) 主症状:下肢失調症状, 鉤爪変形
上肢運動失調	比較的軽度, ⓫(　　　　)運動性障害

解答
③ ❶ミオクローヌス　❷てんかん　❸運動失調　❹舞踏　❺優　❻中脳水道
❼緩徐
④ ❶10　❷劣　❸後索　❹脊髄小脳　❺陽性(+)　❻側弯　❼消失(−)
❽振動　❾心　❿歩行　⓫巧緻

SIDE MEMO

▶網膜色素変性症

網膜視細胞(特に杆体)が進行性に変性する遺伝性疾患の総称．定型網膜色素変性症では，10〜20歳代に夜盲，輪状・求心性視野狭窄で発症し，視力低下も緩徐に進行する．黄斑浮腫，白内障，緑内障などの合併がみられる．

▶魚鱗症

皮膚の角質化が進んで，魚のウロコに似た鱗屑ができる疾患の総称．多くは先天的である．

5 家族性痙性対麻痺

病理	・❶(　　　　)性・家族性(常染色体優性，常染色体劣性，X染色体劣性)，非常にまれ ・❷(　　　　)路病変(特に胸髄)，脊髄小脳路，薄束(ゴル索)の変性
発病年齢	10〜35歳(20歳前後)
症状	・下肢の❸(　　　)性麻痺，痙性歩行障害，下肢❹(　　　　　)なし ・膀胱障害と後索の障害(脊髄性の運動失調) ・深部腱反射❺(　　　)，バビンスキー反射❻(　　　) ・網膜色素変性症，魚鱗症，精神発達遅滞
特徴	数十年にわたり非常に緩徐な進行

解答 5 ❶遺伝 ❷錐体 ❸痙直 ❹筋力低下 ❺亢進 ❻陽性

演習問題

1. 運動制御における小脳の役割で正しいのはどれか．(53-AM82)
    1. 一連の動作の企画
    2. 運動プランの切り換え
    3. 記憶に基づく運動の修飾
    4. 視覚情報を運動指令に変換
    5. 自発的な行為のプログラミング

2. 運動失調がみられないのはどれか．(OT50-PM26)
    1. Wallenberg症候群
    2. 脊髄小脳変性症
    3. Wernicke脳症
    4. 重症筋無力症
    5. 脊髄癆

3. 伝い歩きが可能なレベルの脊髄小脳変性症患者で姿勢バランスを崩す危険性が高いのはどれか.（PT48-AM36）
    1. 閉脚立位
    2. 片膝立ち位
    3. 四つ這い位
    4. タンデム肢位
    5. 踵接地でのしゃがみ位

4. 小脳性失調の評価と症候の組合せで正しいのはどれか. 2つ選べ.（OT48-PM23）
    1. 書　字 ──────── 小字症
    2. 構　音 ──────── 断綴性発語
    3. 指鼻試験 ──────── 測定異常
    4. 深部腱反射 ──────── 亢　進
    5. Romberg試験 ──────── 陽　性

5. 小脳失調で陰性所見になるのはどれか.（PT47-AM27）
    1. 踵膝試験
    2. 指鼻指試験
    3. 線引き試験
    4. 前腕回内外試験
    5. Romberg試験

6. 図のAからBに見本のように線を引かせた. 各試行のような所見を呈するのはどれか.（PT45-PM2）

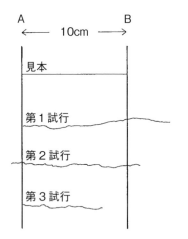

    1. 頸髄症
    2. Parkinson病
    3. 脊髄小脳変性症
    4. 筋萎縮性側索硬化症
    5. Guillain-Barré症候群

7. 自律神経障害を伴う脊髄小脳変性症において発症4年目で考えられる病態はどれか．（PT45-PM31）
    1. タンデム歩行は可能である．
    2. 独歩は可能である．
    3. 支持なしでの立ち上がりは可能である．
    4. 介助歩行は可能である．
    5. 寝たきりの状態である．

8. 小脳症状でないのはどれか．（40-80）
    1. 眼　振
    2. 構音障害
    3. 体幹動揺
    4. 協調障害
    5. 腱反射亢進

9. 小脳障害による症状はどれか．（38-93）
    1. 低声で単調な話し方になる．
    2. 手を握るとすぐには開けない．
    3. 回内回外運動が拙劣になる．
    4. 安静時の手指に振戦がみられる．
    5. 小股で歩く．

5 脊髄変性疾患

1 筋萎縮性側索硬化症(ALS)

概念	・❶(　　　　　　)運動ニューロンの変性 ➡ 運動系が中枢・末梢ともに障害 ・「側索＝❷(　　　　　)運動ニューロン」の障害 ➡ ❸(　　　　　)路障害 ・「脊髄前角細胞，延髄運動神経細胞＝❹(　　　　)運動ニューロン」の障害 ・仙髄前角ニューロンは温存 ➡ 膀胱直腸障害なし(進行性球麻痺を含む)	
原因	❺(　　　)，一部は家族性，遺伝性	
性別	❻(　　　)性にやや多い	
特徴	陰性徴候：感覚障害，眼球運動障害，膀胱直腸障害，褥創は末期まで出現しない	
病理症状	❷運動ニューロン障害	脊髄側索の変性 ➡ ❸路の障害
		症状：・筋緊張亢進(痙性麻痺)，深部腱反射❼(　　　) ・病的反射(バビンスキー徴候など)❽(　　　) ・特に❾(　　　)に強く出現
	❹運動ニューロン障害	脊髄前角細胞の変性
		症状：・筋❿(　　　)，線維束性攣縮 ・特に⓫(　　　)に出現(正中神経麻痺，尺骨神経麻痺など)
	進行性球麻痺	延髄の⓬(　　　)神経核障害 ➡ 球麻痺症状(外眼筋核は障害されにくい)
		症状⓭(　　　)の萎縮，構音障害，嚥下障害，呼吸困難
	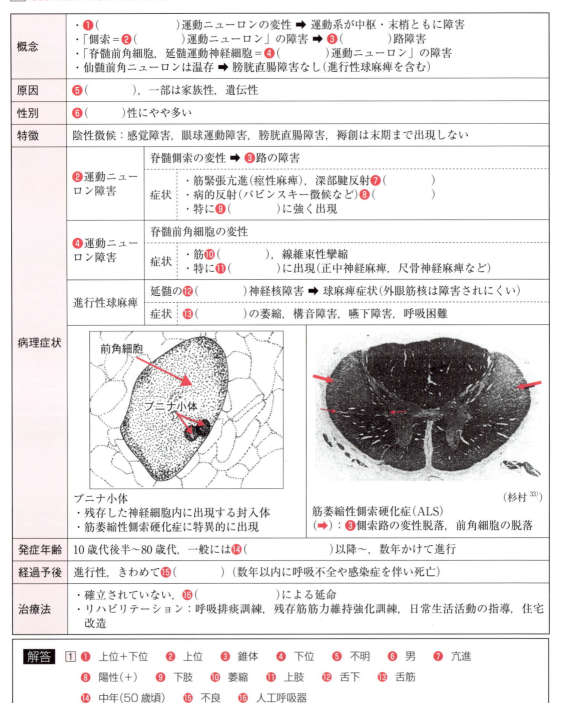 前角細胞 ブニナ小体 ブニナ小体 ・残存した神経細胞内に出現する封入体 ・筋萎縮性側索硬化症に特異的に出現 筋萎縮性側索硬化症(ALS) (➡)：❸側索路の変性脱落，前角細胞の脱落 (杉村[33])	
発症年齢	10歳代後半〜80歳代，一般には⓮(　　　　　　　)以降〜，数年かけて進行	
経過予後	進行性，きわめて⓯(　　　)(数年以内に呼吸不全や感染症を伴い死亡)	
治療法	・確立されていない，⓰(　　　　　　)による延命 ・リハビリテーション：呼吸排痰訓練，残存筋筋力維持強化訓練，日常生活活動の指導，住宅改造	

解答 1 ❶ 上位＋下位　❷ 上位　❸ 錐体　❹ 下位　❺ 不明　❻ 男　❼ 亢進　❽ 陽性(＋)　❾ 下肢　❿ 萎縮　⓫ 上肢　⓬ 舌下　⓭ 舌筋　⓮ 中年(50歳頃)　⓯ 不良　⓰ 人工呼吸器

2 脊髄性筋萎縮症（SMA）

概念	❶（　　　）運動ニューロンである脊髄前角細胞の変性 ➡ ❷（　　　　）性筋萎縮疾患		
原因	・❸（　　　　）劣性遺伝性の疾患 ・SMN遺伝子の異常（胎生期に生じるプログラムされた細胞死が出生後も継続）		
病理	脊髄前角細胞，脳神経核の変性と脱落		
発症年齢病型	1型	0～6カ月	重症型，❹（　　　　　　　）病：坐位不可能，早期に人工呼吸管理
	2型	6～18カ月	中間型，デュボビッツ病
	3型	18カ月～	軽症型，❺（　　　　　　　）病，男：女＝2：1
	4型	30歳～	
検査所見	・末梢神経伝導速度：❻（　　　），末梢神経障害との重要な鑑別点 ・筋生検：小集団萎縮		
症状	・近位筋優位の筋緊張低下 ➡ ❼（　　　　），筋力低下，筋萎縮，腱反射減弱または消失 ・舌筋・指尖の❽（　　　　　　） ・肋間筋障害 ➡ ❾（　　　）呼吸，奇異性呼吸，横隔膜呼吸，呼吸不全		
経過予後	急速に進行		
治療法	なし，多くは幼児期に死亡		

■脊髄性筋萎縮症（SMA）と筋萎縮性側索硬化症（ALS）

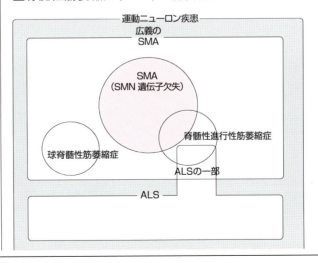

解答 ② ❶ 下位　❷ 神経原　❸ 常染色体　❹ ウェルドニッヒ・ホフマン
❺ クーゲルベルク・ウェランダー　❻ 正常　❼ フロッピー・インファント
❽ 線維束性攣縮　❾ 陥凹

SIDE MEMO

▶キアリ奇形の分類

キアリ奇形は，Ⅰ型〜Ⅳ型に分類される．臨床的に問題になるのは，Ⅰ型とⅡ型である．

Ⅰ型：小脳扁桃のみの頸椎管内下降したもの．脊髄空洞症を合併しやすい．

Ⅱ型：小脳下部虫部のみでなく，脳幹，第四脳室なども頸椎管内に下降したもので，これを特に「アーノルド・キアリ奇形」という．脊髄髄膜瘤に合併する．

Ⅲ型：頸部または後頭下部髄膜瘤内に，後脳の一部が陥入する状態．

Ⅳ型：小脳の形成不全．

③ 脊髄空洞症（せきずいくうどうしょう）

概念	・種々の原因により，脊髄に❶(　　　)を形成する慢性進行性の変性疾患 ・❷(　　　　　)が脊髄の空洞中に貯留して，脊髄を❸(　　)側から圧迫し，種々の神経症状や全身症状を呈する	
原因	・大孔部の先天性疾患である❹(　　　　　)に合併……右図ⓐ ・脊髄腫瘍や脊髄損傷後 ・❺(　　　　　)炎，大孔部や脊髄の炎症 ・その他原因不明(特発性)	
病理	先天性疾患 ・脊髄中心管の拡大した交通性，または非交通性の空洞を形成……右図ⓑ 後天性疾患 ・水頭症，大孔部や❺下腔の髄液循環障害 ↓ 　中心管の拡大を伴う空洞形成 ・脊髄損傷・脊髄腫瘍 ➡ 中心管以外に空洞形成	
性別	・男女比：ほぼ同数 ・キアリⅠ型奇形，二分脊椎に伴う脊髄空洞症に限れば❻(　　)性が多い	
発症年齢	・❼(　　　　)歳に多発(あらゆる年齢層) ・小児例：6〜15歳，成人例：30〜40歳代	

(次頁へつづく)

解答 ① ❶ 空洞　❷ 脳脊髄液　❸ 内　❹ キアリ奇形　❺ 脊髄くも膜　❻ 女　❼ 20〜30

SIDE MEMO

	(つづき)
症状	初発症状 ・(ジャケット型・宙吊り型)❽( )障害＝上肢のしびれ・痛み・重苦しさ ・筋力低下 ・顔面のしびれ・頭痛・めまい 神経徴候 ・脳神経症状〔❾( )〕 頭痛 ❿( )性めまい，眼振，瞳孔不同，構音障害，三叉神経障害，嚥下障害，複視，顔面知覚障害，⓫( )筋の萎縮，舌の⓬( ) ・頸髄空洞症による症状 顔面知覚障害(三叉神経脊髄路障害)，⓭( )不同(ホルネル徴候) ・知覚障害 ⓮( )性感覚障害(温痛覚は障害，触覚と深部感覚は温存)(初期は一側性)両側性宙吊り型❽障害，咳・努責・いきみによる自発痛 ・運動障害 上肢の遠位筋優位の脱力，筋萎縮，⓯( )性麻痺 腱反射〔上肢(−)，下肢(＋＋)〕 ・その他症状 ⓰( )神経症状(ホルネル徴候・発汗障害・起立性低血圧，発汗の初期亢進，長期経過例では発汗低下)
経過	慢性に徐々に進行，合併症：⓱( )症
治療	大後頭孔拡大術(図1)，後頭下減圧術，空洞⓲( )術(図2)，空洞部位の椎弓切除術 図1 図2

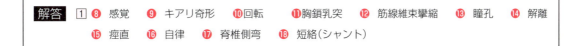

解答 ① ❽ 感覚　❾ キアリ奇形　❿ 回転　⓫ 胸鎖乳突　⓬ 筋線維束攣縮　⓭ 瞳孔　⓮ 解離　⓯ 痙直　⓰ 自律　⓱ 脊椎側弯　⓲ 短絡(シャント)

演習問題

1. 筋萎縮性側索硬化症で生じにくい症状はどれか．（PT52-PM34）
   1. 舌萎縮
   2. 構音障害
   3. 上下肢麻痺
   4. 眼球運動障害
   5. 摂食嚥下障害

2. 筋萎縮性側索硬化症にみられるのはどれか．（50-PM93）
   1. 筋固縮
   2. 痛覚脱失
   3. 測定異常
   4. 線維束攣縮
   5. 筋の仮性肥大

3. 球麻痺を伴う筋萎縮性側索硬化症患者とその家族への在宅指導で適切でないのはどれか．（PT47-PM45）
   1. 自己導尿
   2. 摂食指導
   3. 吸引器の取扱い
   4. 電動車椅子操作
   5. コミュニケーションエイドの使用法

4. 筋萎縮性側索硬化症でみられる機能障害はどれか．2つ選べ．（OT46-AM28）
   1. 知能障害
   2. 視野障害
   3. 嚥下障害
   4. 呼吸障害
   5. 感覚障害

5. 筋萎縮性側索硬化症で正しいのはどれか．2つ選べ．（OT45-PM35）
   1. うつ症状はまれである．
   2. 眼球運動が障害されやすい．
   3. 食事動作にBFOが用いられる．
   4. 漸増抵抗訓練によって筋力を維持する．
   5. 食塊の咽頭への送り込みが障害されやすい．

6. 筋萎縮性側索硬化症でみられないのはどれか．（44-76）
   1. 舌の線維束攣縮
   2. 流涎
   3. 肺活量低下
   4. 深部感覚障害
   5. 歩行障害

7. 筋萎縮性側索硬化症について正しいのはどれか．2つ選べ．（OT43-66）
   1. 褥瘡が生じやすい．
   2. 嚥下障害が起こる．
   3. 筋萎縮は近位に強い．
   4. 四肢遠位の感覚障害が強い．
   5. 眼球運動は末期まで維持される．

8. 筋萎縮性側索硬化症で適切なのはどれか．（42-84）
   1. 筋の圧痛
   2. 筋線維束攣縮の存在
   3. 近位筋優位の筋萎縮
   4. 筋電図の低振幅電位
   5. 筋生検上，顕著な壊死線維の存在

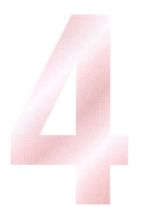

第4章　中枢神経脱髄疾患

1. 中枢神経・末梢神経の解剖生理学
　･･････････････････････････････ 148
2. 中枢神経の脱髄疾患 ･･････････････ 152
3. 末梢神経の脱髄疾患 ･･････････････ 156

1 中枢神経・末梢神経の解剖生理学

SIDE MEMO

▶**遠心性神経**
脳で生じた信号を末梢神経を通じて筋肉へと伝える神経である。

▶**求心性神経**
末梢の組織や器官で得られた信号を脳へと伝える神経である。

▶**骨格筋**
骨格筋は一般的に骨に結合しており，自分の意志によって自由に動かすことができる筋肉である。そこで別名，随意筋とも呼ばれる。

▶**平滑筋**
主に内臓の運動をつかさどる筋肉で，自分の意志では動かすことができない。

1 神経

■構造・機能

神経系の構造は，❶（　　　　）神経系と❷（　　　　）神経系に分けられる．

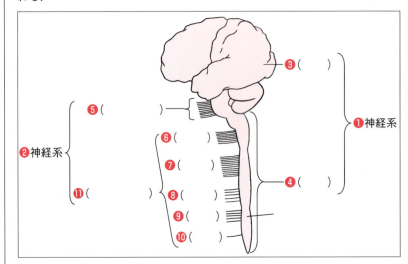

神経系の機能は，⓬（　　　　）性神経と⓭（　　　　）性神経に分けられる．

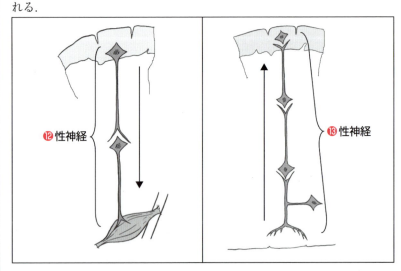

解答 1 ❶ 中枢　❷ 末梢　❸ 脳　❹ 脊髄　❺ 12脳神経　❻ 頸髄　❼ 胸髄　❽ 腰髄　❾ 仙髄　❿ 尾髄　⓫ 31脊髄神経　⓬ 遠心　⓭ 求心

1. 中枢神経・末梢神経の解剖生理学

SIDE MEMO

■神経細胞の分類

機能による分類	⑭（　　　）神経，感覚神経，⑮（　　　）神経
支配部位による分類	⑯（　　　）神経，⑰（　　　）神経
形状による分類	⑱（　　　）神経細胞，⑲（　　　）神経細胞

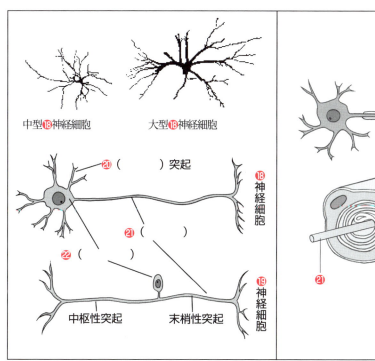
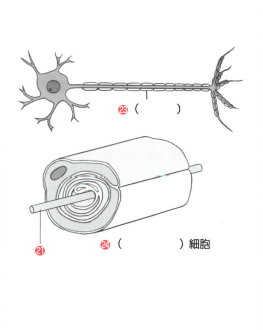

▶ シュワン細胞
末梢神経系の神経細胞の軸索に巻きついて髄鞘をつくる．一つのシュワン細胞が一つの神経細胞の軸索にのみ巻きつき，髄鞘を形成する．

解答 ① ⑭ 運動　⑮ 自律　⑯ 体性　⑰ 内臓　⑱ 多極　⑲ 偽単極　⑳ 樹状　㉑ 軸索　㉒ 細胞体　㉓ 髄鞘　㉔ シュワン

SIDE MEMO

▶ オリゴデンドログリア
中枢神経系の神経細胞の軸索に巻きついて髄鞘をつくる．一つのオリゴデンドログリアは，複数の神経細胞の軸索に巻きついている．

▶ ランビエの絞輪と跳躍伝導
1個1個の髄鞘の間には間隙が存在する．この間隙をランビエの絞輪といい，ランビエの絞輪を通じて生じる活動電位は，髄鞘を飛び越えるように進むことより跳躍伝導という．

■シュワン細胞と神経膠細胞（グリア）

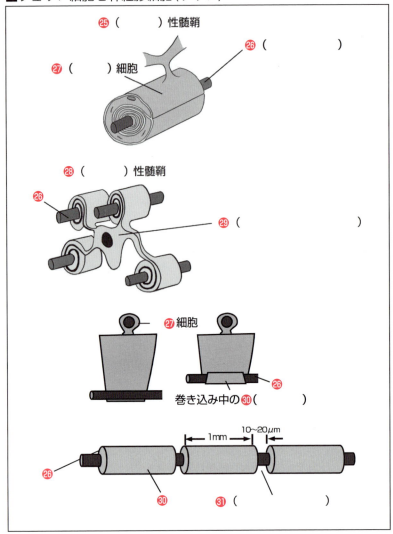

| 解答 | ① ㉖ 軸索　㉗ シュワン　㉕ 末梢　㉘ 中枢　㉙ オリゴデンドログリア　㉚ 髄鞘　㉛ ランビエの絞輪 |

1. 中枢神経・末梢神経の解剖生理学　151

SIDE MEMO

2 神経の分類

運動神経	運動神経とは，❶（　　　　）神経からの運動の命令を，❷（　　　　）筋に伝える神経である
感覚神経	感覚神経とは，感覚❸（　　　　）が記録した体内外の変化を，❶神経に伝える働きをする
自律神経	自律神経とは，❹（　　　　），循環，❺（　　　　），体温，消化，❻（　　　　），生殖などの機能を保つのに重要な働きをする

運動神経	感覚神経
❶ ❼（　　　）ニューロン ❽（　　　）ニューロン ❷筋	❶ ❾（　　　） ❸ 延髄 ❿（　　　）

解答 ❷ ❶ 中枢　❷ 骨格　❸ 受容器　❹ 呼吸　❺ 代謝　❻ 分泌（❹〜❻順不同）
❼ 上位　❽ 下位　❾ 視床　❿ 脊髄

演習問題

1. 神経線維の特徴で正しいのはどれか．（50-AM61）
   1. 脳の白質は無髄神経線維である．
   2. 無髄神経線維 Ranvier 絞輪を有する．
   3. 自律神経節後線維は有髄神経線維である．
   4. 有髄神経線維は太いほど圧迫で障害を受けやすい．
   5. 有髄神経線維の伝導速度は線維の直径と反比例する．

2. 1本の神経線維を電気刺激した場合の興奮伝導の説明で誤っているのはどれか．（47-AM85）
   1. 興奮は両方向に伝わる．
   2. 興奮は太い線維ほど速く伝わる．
   3. 有髄線維では跳躍伝導が起こる．
   4. 興奮は隣接する別の線維に伝わる．
   5. 興奮の大きさは変わらずに伝わる．

2 中枢神経の脱髄疾患

月　日

SIDE MEMO

▶脱髄斑

髄鞘が消失すると，それを補う形でグリア細胞が増加し，その結果，脱髄斑と呼ばれる固い病変が形成される．分布は原則として視神経，大脳半球，小脳，脊髄など中枢神経系の白質に限局している．脱髄斑の横断面(1)では，裸になった軸索が観察される．正常部位の(2)では，髄鞘で被覆された軸索が観察される．

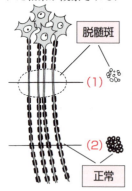

▶自己免疫疾患

免疫系はマクロファージ，リンパ球，補体，抗体などから構成され，細菌やウイルスなど非自己抗原の存在を検出し，それを排除する重要なシステムである．しかし，生体の中には自己成分を攻撃・破壊するようなリンパ球も存在する．通常これらの危険なリンパ球は休眠状態にあるが，なんらかの原因で活性化し病気を誘導することがある．このようにして引き起こされた病気が，自己免疫疾患である．

1 脱髄疾患

脱髄とは，神経細胞の❶(　　　　　　　)に巻きついている
❷(　　　　　　　)が壊れて，❶がむき出しになる状態をいい，
❸(　　　　　　　)を本態とする病気の総称を❸疾患という．

■正常神経線維・脱髄神経線維

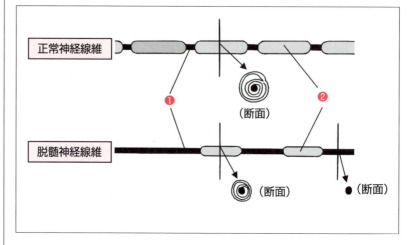

■脱髄の原因

・❹(　　　　　　　)：免疫系による破壊
・❺(　　　　　　　)
・代謝因子
・❻(　　　　　　　)の異常

2 多発性硬化症(MS：Multiple Sclerosis)

概念	・髄鞘が脱げ落ちる ➡ 神経興奮の❶(　　　　　)が障害 ➡ 神経症状が出現 ・多彩な神経症状の❷(　　　　)と❸(　　　　)を繰り返す
疫学	・病因：思春期以前の外的因子説，ウイルス感染説，免疫異常説 ・性別：❹(　　　　)にやや多い ・年齢：20～❺(　　　　)歳が発症のピーク
病因	・リンパ球が誤って脳や脊髄の❻(　　　　)に反応 ➡ 炎症 ➡ 脱髄病変の形成 ・❼(　　　　)が発症に関与

(次頁へつづく)

解答 ① ❶軸索(アクソン) ❷髄鞘(ミエリン) ❸脱髄 ❹自己免疫 ❺感染 ❻髄鞘蛋白

SIDE MEMO

▶ **ウートフ現象**
入浴や運動で体温が上昇すると，視力障害や麻痺症状が一過性に悪化する現象．

▶ **レルミット徴候**
頸部を前屈すると，項部から下肢まで電撃痛が放散する．

▶ **有痛性強直性痙攣**
自発的，または外的刺激により，身体の一部の痛みを伴って数十秒間続く強直性の筋収縮．

▶ **内側縦束症候群**
側方注視の際，病巣眼球の内転障害，反対側外転眼の水平眼振がみられる．輻輳は正常である．

▶ **オリゴクローナルバンド（OB）**
多発性硬化症などの脱髄性疾患の髄液中では，免疫グロブリンであるIgGの産生が亢進している．この髄液を電気泳動して，特異的に免疫グロブリンを染色すると，血清にはないバンドが何本か出現するが，これをオリゴクローナルバンドと呼ぶ．

（つづき）

病理	・脳室周辺，❽（　　　　），脳幹，小脳，❾（　　　　）の白質に，❿（　　　　）が点在する ・大脳表面には異常なし	
症状	・視力障害　：球後視神経炎，視神経脊髄炎 　　　　　　：⓫（　　　　）現象＝入浴や運動で体温が上昇すると，視力障害や麻痺症状が一過性に悪化する現象 ・感覚障害　：⓬（　　　　）徴候＝頭部前屈時に脊柱を上から下へ放散する電撃痛 ・錐体路症状：⓭（　　　　）性痙攣 ・脳幹障害　：⓮（　　　　）症候群 ・その他　　：運動失調，膀胱直腸障害，精神症状	
検査	**MRI** ・T_2強調画像で脱髄部位に⓯（　　　　）信号域を認める 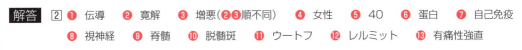脱髄部位	**⓰（　　　　）検査** ・γ-グロブリンの増加 ・オリゴクローナルバンド出現 〈オリゴクローナルバンド（OB）〉 ・髄液蛋白の電気泳動においてγ-グロブリン領域に幅狭く濃染した数本のバンド（バンド）
治療	・免疫異常に対する治療：ステロイド療法，免疫抑制剤 ・リハビリテーション：⓱（　　　　）・痙性・感覚障害に対する機能訓練，⓲（　　　　）障害の代償，補装具の利用	

③ その他

急性散在性脳脊髄炎	概念	ウイルス感染・ワクチン接種 ➡ 自己免疫応答の活性化 ➡ 発症
	症状	痙攣・麻痺，❶（　　　　）障害，❷（　　　　）症状，眼球運動障害，感覚障害
白質ジストロフィー	概念	❸（　　　　）異常 ➡ 髄鞘，オリゴデンドログリアの代謝系の障害
	症状	認知症，❹（　　　　）発育遅延，運動障害，視力障害

解答 ② ❶ 伝導　❷ 寛解　❸ 増悪（❷❸順不同）　❹ 女性　❺ 40　❻ 蛋白　❼ 自己免疫　❽ 視神経　❾ 脊髄　❿ 脱髄斑　⓫ ウートフ　⓬ レルミット　⓭ 有痛性強直　⓮ 内側縦束　⓯ 高　⓰ 髄液　⓱ 麻痺　⓲ 視力
③ ❶ 意識　❷ 髄膜刺激　❸ 遺伝子　❹ 知能

演習問題

1. 多発性硬化症について正しいのはどれか．（52-AM90）
    1. 女性よりも男性に多い．
    2. 再発と寛解を繰り返す．
    3. 発症は50歳以上が多い．
    4. 後遺障害を残すことは稀である．
    5. 白色人種に比べて黄色人種に多い．

2. 多発性硬化症について正しいのはどれか．2つ選べ．（OT51-PM24）
    1. 男性に多い．
    2. 発症は50代に多い．
    3. 脱髄病変がみられる．
    4. 視力低下が出現する頻度が高い．
    5. 運動負荷に制限を設ける必要はない．

3. 脊髄小脳変性症に比べて多発性硬化症に特徴的なのはどれか．（PT50-AM24）
    1. 痙　縮
    2. 運動失調
    3. 嚥下障害
    4. 構音障害
    5. 有痛性けいれん

4. 多発性硬化症で正しいのはどれか．（OT50-AM28）
    1. 男性に多い．
    2. 再発は少ない．
    3. 灰白質が病変となる．
    4. 60歳前後の発症が多い．
    5. Uhthoff徴候が認められる．

5. 多発性硬化症について正しいのはどれか．（OT49-AM32）
    1. 高齢者に多い．
    2. 脱髄が主病変である．
    3. 症状に日内変動がみられる．
    4. 初発症状として眼瞼下垂が多い．
    5. 脳神経系では聴覚が障害されやすい．

6. 脊髄小脳変性症にみられにくく，多発性硬化症に特徴的なのはどれか．（47-AM89）
    1. 痙　縮
    2. 運動失調
    3. 嚥下障害
    4. 構音障害
    5. 有痛性痙攣

7. 多発性硬化症について正しいのはどれか．2つ選べ．（47-PM89）
    1. 男性に多い．
    2. 発症は50歳代に多い．
    3. 脱髄病変がみられる．
    4. 視力低下が出現する頻度が高い．
    5. 運動負荷に制限を設ける必要はない．

8. 多発性硬化症について正しいのはどれか．（44-87）
    1. 高齢者に多い．
    2. 脱髄が主病変である．
    3. 症状に日内変動がみられる．
    4. 初発症状として眼瞼下垂が多い．
    5. 脳神経では聴覚が障害されやすい．

9. 多発性硬化症に特徴的な痛みはどれか．2つ選べ．（43-64）
    1. テタニー様痙攣に伴って生じる四肢の放散痛
    2. 頭部前屈に伴って生じる背部下方への電激痛
    3. 食後に生じる胸背部鈍痛
    4. 上肢と手指の発赤を伴った疼痛
    5. 歩行を困難にするしびれを伴う下肢の疼痛

3 末梢神経の脱髄疾患

1 末梢神経障害

■分類

障害の分布からの分類

多発性ニューロパチー	・❶（　　　　）の末梢神経が，全身のあらゆる部位で同時に障害される ・運動障害または感覚障害が，四肢の❷（　　　　）部に強くみられる ・特に強い感覚障害は，その分布パターンから❸（　　　　　　）型という
単ニューロパチー	・末梢神経の❹（　　　　）だけが障害される
多発単ニューロパチー	・単ニューロパチーが複数認められる

病理学的所見からの分類

神経遮断 （ニューロアプラキシア）	・神経線維の一過性の機能的断裂状態である ・❺（　　　　）の障害があり，神経活動電位が正常に伝わらない
軸索断裂 （アキソノトメーシス）	・軸索の断裂で髄鞘の障害は少なく，比較的温存される ・障害部位より遠位の軸索が❻（　　　　）変性を起こす ・活動電位は伝わらない
神経断裂 （ニューロトメーシス）	・軸索と髄鞘がともに断裂し，❼（　　　　）も連続性を失う

■末梢神経障害に特異な症候

単ニューロパチーによって生じる運動麻痺

垂れ手（下垂手）	鷲手	猿手
❽（　　　）神経麻痺症状，手関節の❾（　　　）障害	❿（　　　）神経麻痺の特徴的な症候	⓫（　　　）神経麻痺症状，手の母指球筋の萎縮

解答 ① ❶ 複数　❷ 遠位　❸ 手袋靴下　❹ 1本　❺ 髄鞘　❻ ワーラー　❼ 神経内膜　❽ 橈骨　❾ 背屈　❿ 尺骨　⓫ 正中

SIDE MEMO

▶ワーラー変性
末梢神経がある部位で圧迫を受け，その圧迫が軽度であれば，しびれ感や力の減弱が起こる程度ですぐに回復する．しかし，強度の圧迫や末梢神経が切断されたときには，それより遠位部の神経については軸索・髄鞘が変性を起こす．

SIDE MEMO

▶フローマン徴候
左右の母指と示指とで薄紙を挟み，さらに左右に引っ張るようにする．すると内転筋の麻痺がある側の母指は，屈曲する姿勢をとる．

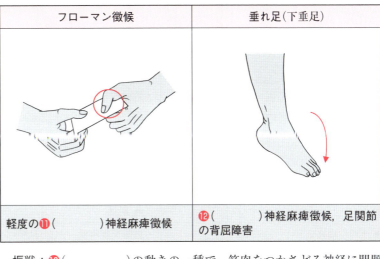

フローマン徴候	垂れ足（下垂足）
軽度の⑪（　　　　）神経麻痺徴候	⑫（　　　　）神経麻痺徴候，足関節の背屈障害

・振戦：⑬（　　　　）の動きの一種で，筋肉をつかさどる神経に問題があるとき出現する．体全体または，身体の一部に起こることもある．

・失調：深部感覚障害を伴うニューロパチーの場合，しばしば⑭（　　　　）を呈する．

・骨格変形：特に遺伝性ニューロパチーで高頻度に合併する．まれに脊柱後弯もみられる．

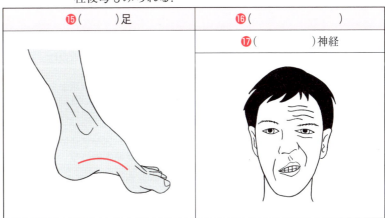

⑮（　　）足	⑯（　　　　）
	⑰（　　　　）神経

解答 １ ⑪ 正中　⑫ 腓骨　⑬ ふるえ　⑭ 運動失調　⑮ 凹　⑯ ベル麻痺　⑰ 右顔面

SIDE MEMO

▶ **血漿交換療法**
血液を体外に導いて血球と血漿とに分離し，血漿のみを廃棄して同量の新たな血漿を補充し，体内に返血することにより血液浄化を図る治療法である．

▶ **拘縮**
軟部組織が，炎症や損傷に起因して収縮，あるいは短縮を来たし，本来の長さを維持できなくなった状態をいう．

2 末梢神経の脱髄疾患各論

■免疫異常による脱髄性のニューロパチー

ギラン・バレー症候群

概念	・細菌やウイルスによる❶(　　　)にて，亜急性に発症する脱髄性の❷(　　　)ニューロパチー
臨床症状	・上気道感染，下痢症の後❸(　　　)週間後に発症 ・神経症状：急速な❹(　　　)麻痺，通常❺(　　　)障害は軽度 ・筋力低下：四肢❻(　　　)部～❼(　　　)筋麻痺
成因・病態	・細菌やウイルスによる感染後 ➡ 異常な❽(　　　)反応 ➡ 脱髄
治療	・血漿交換療法，γ-グロブリン点滴静注療法 ・予後良好：❾(　　　)％が4～6ヵ月で比較的回復
リハビリテーション	・運動麻痺が強い時期 ➡ 関節拘縮の予防 ・運動麻痺の進行停止 ➡ 低負荷反復での筋力増強練習 ・血漿交換療法やγ-グロブリン点滴静注療法の直後に行うことが重要

慢性炎症性脱髄性多発神経炎

概念	・脱髄性の❷ニューロパチー，神経伝導速度の❿(　　　)
病因	・カンピロバクター腸炎，サイトメガロウイルスによる❶後 ➡ 異常な❽反応 ➡ 脱髄
臨床症状	・発病：急性から慢性，緩徐に進行するなど多彩で，再発や再燃を繰り返す ・筋力低下：末梢から近位まで広範囲の筋萎縮，四肢の運動麻痺，眼球の運動麻痺(複視など)，呼吸麻痺 ・感覚鈍麻，⓫(　　　)感覚 ➡ 感覚の脱失 ・血液成分：末梢神経髄鞘構成成分に対する抗体が出現(+) ・80％が運動感覚障害型，10％が純粋な運動障害型，10％が感覚障害優位型
治療	・薬物療法(副腎皮質ステロイドホルモン療法)，血漿交換療法，γ-グロブリン点滴静注療法，免疫抑制剤

解答 ② ❶ 感染　❷ 多発性　❸ 1～3　❹ 運動　❺ 感覚　❻ 遠位　❼ 呼吸　❽ 免疫
❾ 85　❿ 低下　⓫ 異常

SIDE MEMO

■ 脱髄性の遺伝性運動性感覚性ニューロパチー（シャルコー・マリー・トゥース病）

概念	・優性または伴性劣性の遺伝性疾患，20歳以下の男子に多い ・⑫（　　　）の脊髄前角細胞より，末梢の神経の脱髄および軸索変性を伴う神経原性筋萎縮性疾患
特徴	・代表的症状： 四肢遠位部や⑬（　　　）の筋萎縮，凹足，内反足，猿手 ↓ ⑭（　　　）型筋萎縮，コウノトリの脚，深部反射（−），四肢の自律神経障害（発汗減少，皮膚温低下），感覚鈍麻 ・重症例： ⑮（　　　）神経障害（嚥下障害，声帯麻痺），胸鎖乳突筋の筋力低下， ⑯（　　　）神経障害（不整脈・低血圧），側彎症による拘束性換気障害

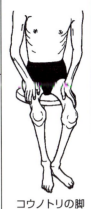

コウノトリの脚

■ 糖尿病性ニューロパチー

概念	・糖尿病に起因する末梢神経障害．初期には脱髄，中期以降に軸索まで変性
臨床症状	・感覚障害（下肢の靴下型が多く，ときに上肢の手袋型を伴う） ・⑰（　　　）感，疼痛，感覚鈍麻，⑱（　　　）

解答 ② ⑫ 下肢　⑬ 下腿　⑭ 逆シャンペンボトル　⑮ 脳　⑯ 自律　⑰ しびれ　⑱ 複視

演習問題

1. Guillain-Barré 症候群について正しいのはどれか．（53-AM90）
   1. 50％以上で再発する．
   2. 脱髄型と軸索型がある．
   3. アルコール多飲が原因である．
   4. ビタミン B1 欠乏によって起こる．
   5. 歩行可能まで回復する症例は25％以下である．

2. 次の症候のうち Guillain-Barré 症候群で最も頻度が高いのはどれか．（OT52-PM31）
    1. 聴神経麻痺　　 2. 視力障害　　 3. 眼瞼下垂
    4. 顔面神経麻痺　 5. Babinski 徴候陽性

3. Guillain-Barré 症候群について正しいのはどれか．（51-PM89）
    1. 高頻度に再発する．
    2. 痙性麻痺が中核症状である．
    3. 運動麻痺は一側性に進行する．
    4. 髄液に異常所見が認められる．
    5. ステロイドパルス療法が有効である．

4. Guillain-Barré 症候群でみられにくいのはどれか．（PT51-AM31）
    1. 誤　嚥　　　　 2. 運動時痛　　 3. 温痛覚脱失
    4. 起立性低血圧　 5. 拘束性換気障害

5. Guillain-Barré 症候群について正しいのはどれか．（50-AM93）
    1. 顔面神経麻痺から発症する．
    2. 髄液中の蛋白が上昇する．
    3. 自律神経障害はみられない．
    4. 呼吸筋麻痺はみられない．
    5. 再発と寛解とを繰り返す．

6. Guillain-Barré 症候群について誤っているのはどれか．（OT49-PM30）
    1. 自己免疫機序による．
    2. 髄液の異常所見がみられる．
    3. 筋力低下は体幹から始まる．
    4. 自覚的感覚異常がみられる．
    5. 神経原性の針筋電図所見を認める．

7. 軸索変性型の Guillain-Barré 症候群で適切なのはどれか．（PT48-AM38）
    1. 発症後1週間経過すれば高負荷の訓練は可能である．
    2. γ-グロブリン大量療法中に運動療法は行わない．
    3. 下垂足に対して軽量の短下肢装具を作製する．
    4. 手内筋麻痺は3か月以内で回復する．
    5. 発症後6か月間で症状は固定する．

8. Guillain-Barré 症候群について正しいのはどれか．2つ選べ．（46-PM90）
   1. 罹患した部位に痙縮がみられる．
   2. ウイルス感染が先行することが多い．
   3. 軸索変性型は脱髄型よりも予後が良い．
   4. 蛋白が高値で細胞増加がない髄液所見を伴う．
   5. 症状は数か月かけて徐々に進行することが多い．

9. Guillain-Barré 症候群で正しいのはどれか．2つ選べ．（PT45-AM33）
   1. 筋力低下は体幹に初発する．
   2. 急性期は廃用症候群を予防する．
   3. 血清 CK 値を運動量の目安とする．
   4. 回復期は過用性筋力低下に注意する．
   5. 軸索変性型は機能予後が良好である

10. Guillain-Barré 症候群について正しいのはどれか．（PT44-66）
    1. 呼吸障害は合併しない．
    2. 先行感染症状がみられる．
    3. 軸索型の予後は良好である．
    4. 髄液中の細胞増多が見られる．
    5. 左右非対称に四肢の筋力低下が進行する．

MEMO

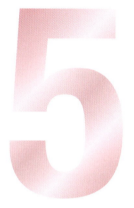

第 5 章　脳腫瘍

1. 脳腫瘍（総論） ……………………… 164
2. 脳腫瘍（各論） ……………………… 168

1 脳腫瘍（総論）

1 脳腫瘍（頭蓋内腫瘍）

■定義：脳実質（脳組織自体）や❶（　　　），❷（　　　）に異常細胞が増殖する疾患の総称．

■種類

❸（　　）性脳腫瘍
- 脳実質から発生．
- 良性と悪性があり，良性でも増殖により脳を圧迫し障害を起こすことがある．
- ❸性脳腫瘍は，脳内病巣から他臓器（肺や肝臓など）への転移は❹（　　　　　　）．

❺（　　）性脳腫瘍
- 他臓器の腫瘍が脳へ❺したもので，複数個所に及ぶものが多い．
- 易転移腫瘍　：❻（　　　　）➡ 脳実質へ転移
　　　　　　　乳癌 ➡ 硬膜などの膜組織へ転移

■発生率：約 10 ～ 15 人/人口 10 万人

■悪性度，治療法，予後
- 脳腫瘍は他臓器の腫瘍と比べて❼（　　　）性が多い．
- 治療法や予後は，脳腫瘍の種類と全身状態により決定される．

■原発性頭蓋内腫瘍の種類と悪性度

原発性頭蓋内腫瘍の種類			悪性度	
神経膠腫（グリオーマ）※最も多い	星細胞腫（アストロサイトーマ）	良性星細胞腫	比較的良性	成人：❽（　　　　） 小児：❾（　　　）
		悪性星細胞腫	悪性	
	膠芽腫		最悪性	・45～65 歳の❿（　　）性に好発 ・非常に治療が難しい腫瘍
	髄芽腫		悪性	
	その他		悪性	
髄膜腫			良性（一部悪性）	
下垂体腺腫			良性	下垂体（ホルモン中枢）に発生
神経鞘腫			良性	⓫（　　　　）に好発
先天性腫瘍（頭蓋咽頭腫など）			比較的良性	

解答　1　❶ 髄膜　❷ 脳神経　（❶❷順不同）　❸ 原発　❹ ほとんどしない　❺ 転移　❻ 肺癌　❼ 悪　❽ 大脳半球　❾ 小脳　❿ 男　⓫ 聴神経

SIDE MEMO

▶頭蓋内圧亢進症状

脳組織や髄液の増大，脳腫瘍，血腫などの占拠物が発生すると，頭蓋内の圧が高くなる．これを「頭蓋内圧亢進」といい，このときに出現する症状を「頭蓋内圧亢進症状」という．

急性症状：意識障害，瞳孔不同，躯の片側の麻痺，除脳硬直，痙攣，呼吸困難など．

慢性症状：頭痛，嘔吐，うっ血乳頭，複視など．

2 脳腫瘍の症状

症状名	内容
頭蓋内圧亢進症状	・慢性持続性❶(　　　　) ➡ 嘔気，痙攣，失神 ・❷(　　　)，❸(　　　　)乳頭
脳局在神経症状（巣症状）	❹(　　　　)左側 … 無気力，認知症，尿失禁，右半身麻痺，言語障害
	後頭葉 … ❺(　　　　)，視野狭窄
	❻(　　　　)，視床下部 … ・動眼神経障害 ➡ 複視 ・ホルモン分泌異常 ➡ 無月経，成長障害
	小脳，脳幹 … 失調症，聴力障害，顔面麻痺，めまい
❼(　　)発作	脳腫瘍の初発症状として現れる場合がある

3 脳腫瘍の診断

検査項目	内容
髄液検査	・髄膜腫，神経鞘腫 ➡ ❶(　　　　)の上昇 ・髄芽腫 ➡ 腫瘍細胞の検出
単純X線	・偏位像，変形像：頭蓋骨，❷(　　　　)鞍，松果体など ・腫瘍の❸(　　　)像：頭蓋咽頭腫・髄膜腫など
CT	・❹(　　)吸収域：髄膜腫，転移性癌，髄芽腫，胚腫 ・❺(　　)吸収域：星細胞腫，神経鞘腫
MRI	・T1強調画像 ➡ ❺吸収信号域 ・T2強調画像 ➡ ❹吸収信号域 〈MRI T1強調画像〉　〈MRI T2強調画像〉

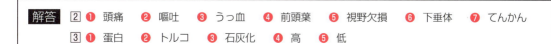

解答　2 ❶頭痛　❷嘔吐　❸うっ血　❹前頭葉　❺視野欠損　❻下垂体　❼てんかん
　　　3 ❶蛋白　❷トルコ　❸石灰化　❹高　❺低

SIDE MEMO

▶ **ガンマナイフ**：直径3 cm以下の比較的小さな脳腫瘍が対象．ガンマナイフでは，201個の小さな放射線源が半球状に並んで，非常に細かいガンマ線がビームとなって中心に焦点を結び，標的腫瘍に放射線が集中し病巣のみを破壊する．

▶ **樹状細胞療法（研究段階の治療法）**
グレード3，4の星細胞腫瘍の再発が対象．腫瘍を樹状細胞に認識させることで免疫反応を高め，抗腫瘍免疫により効果を期待する治療法．

▶ **ウイルス療法（研究段階の治療法）**
悪性脳腫瘍に対して，単純ヘルペスウイルス（腫瘍細胞に限定して増えることができる遺伝子組換えウイルス）を用いて，腫瘍細胞を破壊する治療法．

4 脳腫瘍の治療法

治療法	内容
外科療法	❶(　　　　　　)術
放射線療法	・対象　：悪性脳腫瘍 　（比較的小さな脳腫瘍を対象：❷(　　　　)治療） ・期間　：外科治療後約❸(　　)週間 ・副作用：放射線による❹(　　　　　) 　➡ ❺(　　　　)，耳痛，めまい，脱毛，頭皮の発赤，嘔気，嘔吐
化学療法	薬剤：❻(　　　　)剤，ホルモン剤，免疫賦活剤，鎮痛剤，制吐剤
免疫療法	樹状細胞療法
新治療法	ウイルス療法

解答 4 ❶ 腫瘍摘出　❷ ガンマナイフ　❸ 8　❹ 脳浮腫　❺ 頭痛　❻ 抗癌

演習問題

1. 病理学的な悪性度が最も高いのはどれか．(52-AM75)
    1. 海綿状血管腫
    2. 下垂体腺腫
    3. 神経膠芽腫
    4. 神経鞘腫
    5. 髄膜腫

2. 頭蓋内腫瘍で浸潤性に発育するのはどれか．(43-54)
    1. 神経膠芽腫
    2. 髄膜腫
    3. 聴神経鞘腫
    4. 下垂体腺腫
    5. 脂肪腫

MEMO

2 脳腫瘍（各論）

月　日

SIDE MEMO

▶**神経膠細胞**

神経膠腫の発生母地になる神経膠細胞は，脳実質内で神経細胞の支持，栄養，代謝などを行う細胞（つまり脳実質内の神経細胞以外の細胞）の総称で，約10種類の神経膠細胞がある．

(1) 星状細胞（アストロサイト）は，最も大きな神経膠細胞である．

原形質性星状膠細胞

線維性星状膠細胞

(2) 乏突起膠細胞（稀突起膠細胞，オリゴデンドロサイト）は，星状細胞よりもかなり小さい．

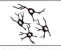

(3) 小（神経）膠細胞，小グリア細胞（マイクログリア）は，中胚葉に由来すると思われる小さな神経膠細胞．

(4) 上衣細胞（エペンディマル・セル）は，脳室の内面を立方体状に覆う細胞．

1 神経膠腫（グリオーマ）

■神経膠細胞（グリア）

神経膠細胞は，❶（　　　　）と❶の間や❶と血管との間にあり，❷（　　　　）や酸素を❶に供給したり，❶から不要な❸（　　　　）を取り除く役割を持つ．

■神経膠腫

神経膠腫は，脳に発生する❹（　　　　）腫瘍で神経膠細胞からできたものである．原発性脳腫瘍の約❺（　　　　）％を占め，最も多い．一般に神経膠腫は周囲の脳に❻（　　　　）発育し，正常脳との境界が❼（　　　　）なため，手術で全部を摘出することは困難である．そのため通常は再発を予防する目的で，手術後の❽（　　　　）療法や化学療法などが必要である．

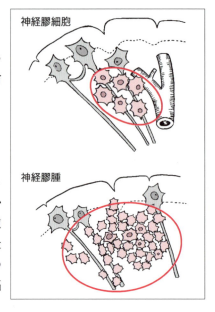

■神経膠腫の分類

① 星細胞腫（アストロサイトーマ）

由来	星状細胞由来．最も❾（　　　　）型の星細胞系腫瘍
好発部位	・成人：❿（　　　）半球，特に⓫（　　　）に好発 ・小児：⓬（　　　）半球
検査所見	・CT　：境界の不明瞭な低吸収域 ・MRI：T1強調画像 ➡ 低信号 　　　　T2強調画像 ➡ やや高信号
症状	⓭（　　　　）症状
治療・予後	脳実質内での⓮（　　　）性発育 ➡ 全摘出術困難

解答 1 ❶ 神経細胞　❷ 栄養　❸ 老廃物　❹ 悪性　❺ 30　❻ 浸潤　❼ 不鮮明
❽ 放射線　❾ 高分化　❿ 大脳　⓫ 前頭葉　⓬ 小脳　⓭ てんかん　⓮ 浸潤

②乏突起膠腫（オリゴデンドロサイトーマ，オリゴデンドログリオーマ）

由来	乏突起膠細胞に類似の腫瘍細胞
好発部位	成人：前頭葉の大脳⓯（　　　　）に発生
検査所見	肉眼　　：境界明瞭な淡桃色の軟らかい腫瘍 画像診断：星細胞腫と同様，高頻度の⓰（　　　　　　）像．硬膜への浸潤，腫瘍内出血
症状・経過	発育が遅い ➡ 経過が長い ➡ 再発の繰り返し，頭蓋外へ転移 主症状：数年来の⓱（　　　　　） 予後　：星細胞腫よりも良好，5 年生存率は 70 〜 80％
治療・予後	腫瘍摘出術，放射線療法，化学療法

③上衣腫（エペンディモーマ）

由来	上衣細胞（エペンディマル・セル）に由来
好発部位	5 歳未満の小児の⓲（　　　　）に好発，小児脳腫瘍の 10 〜 15％
検査所見	CT：低〜等吸収域　　造影：増強効果あり
症状	上衣腫の拡大 ➡ 脳脊髄液の流れを妨げる ➡ 頭痛，嘔吐，運動失調 など
治療・予後	・予後：5 年生存率は約 30 〜 50％．脳脊髄液により脊髄や他臓器へ転移 ・治療：腫瘍摘出術 ➡ ⓳（　　　　　）障害，術後の化学療法 　　　　放射線治療 ➡ ⓴（　　　　　）の発育障害と学習能力の低下

（上衣腫）

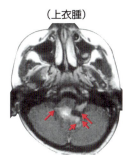

（土屋・他（編）34)）

④膠芽腫（グリオブラストーマ）

由来	星状細胞由来．最も㉑（　　　　）な悪性腫瘍．神経膠細胞腫の中で最も頻度が高い
好発部位	・30 〜 60 歳の㉒（　　）性に多発，非常に急速に増殖 ・成人：大脳半球に発生 ・小児：㉓（　　　　）部
検査所見	・CT：出血と壊死 ➡ 辺縁不整な腫瘍像（低吸収域と高吸収域が混在） ・造影 CT 所見：㉔（　　　　）状造影 ・MRI：低信号，高信号の混在
症状	㉕（　　　　　）症状＝症状は週単位で増悪
治療・予後	・急速に脳実質内に浸潤発育 ➡ 進展が速い ➡ 悪性度がきわめて高く，5 年生存率は 20％未満 ・全摘出は困難．部分摘出 ・腫瘍摘出術後の放射線療法，化学療法：術後の平均余命は 1 〜 2 年

（膠芽腫）

（土屋・他（編）35)）

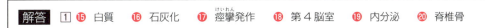

解答　① ⓯ 白質　⓰ 石灰化　⓱ 痙攣発作　⓲ 第 4 脳室　⓳ 内分泌　⓴ 脊椎骨
　　　　㉑ 未分化　㉒ 男　㉓ 脳幹　㉔ リング　㉕ 脳圧亢進

2 髄芽腫

由来	胎生期の小脳外顆粒層の❶(　　(　　　　　　　　))から発生
好発部位	小児：❷(　　　　　)に好発 ➡ 第4脳室に浸潤
症状	・小脳障害 ➡ 小脳性体幹運動失調，頭痛，嘔吐 ・第四脳室圧迫 ➡ ❸(　　　　　)
検査所見	・単純X線：腫瘍の一部の石灰化がみられる ・CT：小脳正中部に境界明瞭な腫瘤影，第4脳室圧迫による対称性側脳室拡大像 ・MRI：T1強調画像で低信号
治療・予後	・腫瘍摘出術 ・術後：全脳〜全脊髄への放射線照射，化学療法 ・脳脊髄液を介して❹(　　　　　)に転移 ➡ きわめて悪性 ➡ 5年生存率が50%

3 髄膜腫(メニンギオーマ)

由来	髄膜の❶(　　　　　)に由来する良性腫瘍
好発部位	脳実質外：大脳❷(　　　　)部，傍矢状洞部，大脳鎌部，小脳橋角部
症状	・脳腫瘍全体の❸(　　　)%程度．中年❹(　　)性に好発 ・腫瘍の増大 ➡ 脳神経，脳室を圧迫 ➡ 対側の片麻痺，両側下肢の麻痺，てんかん症状
検査所見	・単純X線：腫瘍の一部石灰化 ・CT：境界が明瞭な軽度❺(　　　)吸収域の円形腫瘤，内部に石灰化 ・血管造影：髄膜腫は外頸動脈の硬膜動脈から栄養 ➡ 外頸動脈血管造影が有効
治療・予後	全摘出術，5年前後で約30〜50%に再発

解答 ② ❶ 乏突起膠細胞(オリゴデンドロサイト)　❷ 小脳虫部　❸ 水頭症　❹ 脊髄
③ ❶ くも膜細胞　❷ 円蓋　❸ 20　❹ 女　❺ 高

SIDE MEMO

4 神経鞘腫

由来	神経鞘をつくる❶( )細胞から発生 ➡ 良性腫瘍
好発部位	・最多発部位 ：約90％は❷( )，三叉神経，顔面神経など ・30～60歳の女性に多発（男性の約1.6倍）
症状	・蝸牛神経症状：難聴， ❸( ) ・前庭神経症状：めまい， ❹( ) ・三叉神経症状：顔面の知覚障害 ・腫瘍の増大 ➡ 脳幹や小脳圧迫 ➡ めまい，ふらつき
画像診断	・単純X線：内耳道径の左右差 ・CT：低～等吸収域 ・MRI：T1強調画像で低信号，T2強調画像では高信号
治療・予後	・手術での全摘出術，放射線療法（ガンマナイフ） ・予後は良好

聴神経鞘腫 MRI の T2 強調画像

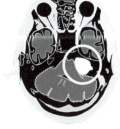

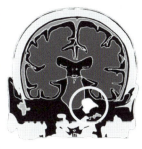

解答 ④ ❶ シュワン ❷ 第8脳神経（聴神経） ❸ 耳鳴り ❹ 眼振

SIDE MEMO

▶ ハーディー手術（経蝶形骨洞手術）
鼻孔奥または上唇裏を約2 cm切開して鼻腔に進行し，蝶形骨洞を経由してトルコ鞍を削って進入し，下垂体腺腫を摘出する方法．

5 下垂体腺腫

由来	❶（　　　　　）内の下垂体 ❷（　　　　　）に由来
特徴	・良性腫瘍 ・脳腫瘍の約15％ ・女性にやや多い
症状	・局所圧迫症状 　❸（　　　　　）を圧迫 　➡ 両耳側❹（　　　），視力障害，頭痛 　❺（　　　　　）異常 ➡ ❺産生低下または過剰
検査所見	・単純X線：❶の拡大を認める ・CT：低～等吸収域として認める ・MRI：T1強調画像で低信号，T2強調画像では高信号
治療	・全摘出術（ハーディー手術） ・ホルモン補充療法

〈MRI T2強調画像〉 正常

〈MRI T2強調画像〉 下垂体腺腫

6 頭蓋咽頭腫

由来	❶（　　　　　）期の頭蓋咽頭管の遺残から発生 ➡ ❷（　　　　　）腫瘍
好発部位	❸（　　　　　）上部，視床下部，下垂体付近に好発
症状	・下垂体腺腫に類似した症状 ・視床下部・下垂体の内分泌機能低下 ➡ ❹（　　　）症 ・視力障害 ➡ 両耳側半盲（下垂体腺腫と同様） ・❺（　　　）低下
画像診断	・単純X線：トルコ鞍の❻（　　　）像，下垂体付近の石灰化像 ・CT：低～等吸収域 ・MRI：T1，T2強調画像で高信号
治療	・全摘出術 ・ホルモン補充療法

〈MRI T2強調画像〉

〈MRI T2強調画像〉

解答　5 ❶ トルコ鞍　❷ 前葉細胞　❸ 視神経交叉　❹ 半盲　❺ ホルモン
6 ❶ 胎児　❷ 良性　❸ トルコ鞍　❹ 小人　❺ 視力　❻ 破壊

SIDE MEMO

7 転移(二次)性脳腫瘍

由来	❶(肺)癌・乳癌・胃癌など ➡ ❷(血行性)転移 ➡ 転移性腫瘍細胞の脳組織内増殖
好発部位	・80%は❸(テント上)に発育(頭頂葉，前頭葉などの中大脳動脈領域)，大脳皮質と白質の境界部 ・20%は❹(テント下)に発育(小脳) ・症例の30%が多発性 ・❺(男)性がやや多い
症状	・❻(頭蓋内圧亢進)症状：慢性頭痛，吐き気，うっ血乳頭 ・転移巣の❼(巣)症状，精神症状 〈MRI T2 強調画像〉 左の頭頂葉に造影剤で高信号になる腫瘤を認める．周囲は浮腫のため低信号
画像診断	・CT：低吸収域が認められ，腫瘍の周りに❽(浮腫)を伴う ・MRI：T1強調画像で低信号，T2強調画像では高信号
治療・予後	・特異的症状・治療・予後 　：腫瘍の位置と種類，腫瘍の原発部位，年齢，健康状態により変化 ・治療(生存期間により変化) 　・3カ月以内：保存的治療(ステロイド，浸透圧利尿剤) 　・6カ月以内：手術療法 　・6カ月以上：単発症例 ➡ 手術+全脳照射 　　　　　　　：多発症例 ➡ 放射線照射(定位および全脳)治療 ・予後❾(不良)：2年以内に死亡

解答 7 ❶ 肺　❷ 血行性　❸ テント上　❹ テント下　❺ 男　❻ 頭蓋内圧亢進　❼ 巣　❽ 浮腫　❾ 不良

演習問題

1. 小脳橋角部腫瘍で最も多いのはどれか．（49-AM77）
    1. 髄膜腫
    2. 下垂体腺腫
    3. 視神経膠腫
    4. 聴神経腫瘍
    5. 頭蓋咽頭腫

2. 脳腫瘍で誤っているのはどれか．（41-55）
    1. 髄膜腫は良性が多い．
    2. 膠芽細胞腫は悪性度が高い．
    3. 神経鞘腫は顔面神経に好発する．
    4. 増大すると頭蓋内圧亢進症状を呈する．
    5. 神経線維腫症は皮膚色素沈着を合併する．

MEMO

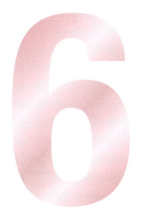

第6章　末梢神経障害

1. 末梢神経障害の概念と分類 ……… 176
2. 末梢神経損傷〔圧迫性(絞扼性)ニューロパチー〕 ………………… 181
3. 末梢性ニューロパチー ………… 190

1 末梢神経障害の概念と分類

SIDE MEMO

1 末梢神経障害の概念

■**定義**：末梢神経障害とは，末梢神経組織に損傷または❶(　　　)変化が生じ，その神経が支配する❷(　　　)が麻痺したり，その神経が関与する体表のしびれ，痛み，❸(　　　)障害などの症状が出現するものをいう．

■**原因**：外部からの侵襲，❹(　　　)的疾病，薬物の副作用，原因不明など．

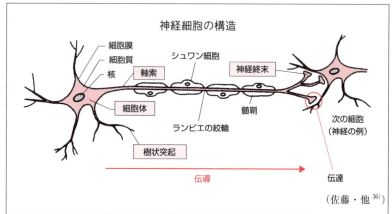

神経細胞の構造

（佐藤・他 [36]）

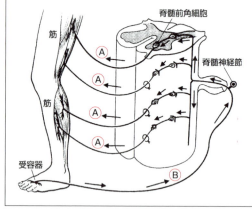

末梢神経における脊髄反射（屈曲反射）

Ⓐ末梢神経遠心性線維（前角運動ニューロン～神経筋接合部），または，Ⓑ末梢神経求心性線維（脊髄神経節ニューロン～受容器・脊髄後角）のどこかで，外的または病的に障害を受ける

（平井・他 [37]）

解答　1　❶ 病的　❷ 筋肉　❸ 感覚　❹ 内科

SIDE MEMO

2 末梢神経障害の分類

■傷害の原因による分類

- 末梢神経損傷（圧迫性ニューロパチー，絞扼性ニューロパチー）
  : ❶（　　）的侵襲（外傷，絞扼，圧迫など）により，末梢神経が障害されるもの．

- 末梢性ニューロパチー
  : ❷（　　）的（感染や炎症，代謝障害など）疾病により，末梢神経が障害されるもの．

■傷害の分布による分類

多発性ニューロパチー	単ニューロパチー	多発性単ニューロパチー
手袋靴下型感覚障害	一側肢部分感覚障害	多肢多部分感覚障害
・❸（　　）が近い末梢神経群が同時に傷害された場合に発症 ・運動障害または感覚障害が四肢❹（　　）位により強くみられる ・代表的症状は❺（　　）型感覚障害 ・代表的疾患は❻（　　）性ニューロパチー（シャルコー・マリー・トゥース病など），❼（　　）性ニューロパチー（糖尿病性ニューロパチー，中毒性ニューロパチー），❽（　　）症候群など	・❾（　　）神経の支配領域のみの感覚障害や支配筋の運動麻痺が起こるタイプ ・外傷性ニューロパチーや❿（　　）性ニューロパチーなど	・単ニューロパチーが全身のあらゆるところで⓫（　　）に複数認められる ・代表的疾患は⓬（　　）性ニューロパチー

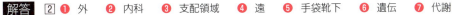

解答　2　❶ 外　❷ 内科　❸ 支配領域　❹ 遠　❺ 手袋靴下　❻ 遺伝　❼ 代謝
❽ ギラン・バレー　❾ 単　❿ 圧迫　⓫ 同時　⓬ 膠原病

SIDE MEMO

■傷害の原因による分類

感染後ニューロパチー (外傷性ニューロパチー)	細菌や⓭(　　　　)による感染をきっかけにした⓮(　　　　)反応によって，亜急性に発症する多発性ニューロパチー
代謝性ニューロパチー	糖やビタミンなどの⓯(　　　　)障害により発症するニューロパチー
遺伝性ニューロパチー	進行性の変性性の末梢神経障害で，遺伝が明らかなニューロパチー
中毒性ニューロパチー	農薬や劇薬，有機溶媒の⓰(　　　　)事故により発症するニューロパチー
外傷性ニューロパチー	身体外部からの侵襲で，神経が損傷を受けたことにより発症するニューロパチー
圧迫性ニューロパチー (絞扼性ニューロパチー)	末梢神経走行の途中に，骨・筋・靱帯などの構造上で圧迫を受けやすい部位があり，そこで圧迫を受けたことにより発症するニューロパチー
癌性ニューロパチー	体内に存在する癌(悪性腫瘍)の⓱(　　　　)効果(癌原発巣から離れた部位への間接的影響)により起こった末梢神経障害のことで，肺癌によるものが多く多発性ニューロパチーの型をとりやすい

■障害神経の種類による分類

①運動性ニューロパチー：(遠心性神経の障害のため)運動障害が主症状であるニューロパチー．
②感覚性ニューロパチー：(求心性神経の障害のため)感覚障害が主症状であるニューロパチー．

■末梢神経組織の病理所見による分類

末梢神経細胞の障害	・末梢神経の細胞体の病変(軸索は二次的に障害され軸索変性を来たす) ・特に⓲(　　　　)の神経細胞(知覚神経細胞)に出現しやすい ・代表的疾患は⓳(　　　　)性ニューロパチーや膠原病性ニューロパチーなど 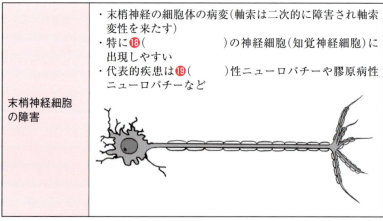

(次頁へつづく)

解答 ② ⓭ ウイルス　⓮ 免疫　⓯ 代謝　⓰ 暴露　⓱ 遠隔　⓲ 後根神経節　⓳ 癌

SIDE MEMO

(つづき)

神経断裂 ⑳(　　　)	・神経の完全な切断，または広範囲な裂離・圧挫損傷を伴う重度の損傷 ・軸索およびシュワン細胞や神経内膜管は完全に断裂 ・神経周膜および神経上膜もさまざまな程度で断裂 ・自然回復は㉑(　　　　　)	
軸索障害 ㉒(　　　)	・末梢神経の軸索障害：軸索の崩壊および遠位の㉓(　　　　)変性を伴う ・髄鞘は二次的に障害を受けるが，シュワン細胞および神経内膜管は保持される ・良好な機能回復を伴った自然再生が期待できる ・軸索は遠位から近位にかけて変性が進むため，症状は四肢遠位の感覚障害として出現(手袋靴下型感覚障害) ・代表的疾患に代謝性ニューロパチー(糖尿病性ニューロパチー，中毒性ニューロパチーなど)やシャルコー・マリー・トゥース病など	
髄鞘障害 ㉔(　　　) (一過性神経不働化)	・末梢神経の軽微な挫傷または圧迫により，末梢神経の髄鞘やシュワン細胞が障害を受けるが，軸索は保持された状態(節性脱髄がみられる) ・インパルスの伝達は一時的に遮断されるが，数日もしくは数週間で回復 ・運動神経が障害を受けやすく，㉕(　　　　)の低下がみられる	

 解答 ② ⑳ ニューロトメーシス　㉑ 期待できない　㉒ アクソノトメーシス(アキソノトメーシス)　㉓ ワーラー　㉔ ニューラプラキシア(ニューロアプラキシア)　㉕ 伝導速度

演習問題

1. 末梢神経損傷で予後が最も良いのはどれか．（46-AM68）
   1. Waller 変性
   2. 放射線ニューロパチー
   3. neurotmesis
   4. axonotmesis
   5. neurapraxia

2. 有髄末梢神経切断後の変性について正しいのはどれか．（44-49）
   1. 切断部から末梢側の軸索の興奮性は切断後 4 週後まで保たれる．
   2. 切断部から末梢側の軸索の変性は最末端から中枢側へ進行する．
   3. Schwann 細胞の変性は切断部位に限局して生じる．
   4. 切断部から中枢側への逆行性変性が出現する．
   5. 変性後に再生する軸索に Schwann 細胞は付着しない．

MEMO

2 末梢神経損傷〔圧迫性(絞扼性)ニューロパチー〕

SIDE MEMO

1 腕神経叢麻痺

原因	物理的外傷 ・交通事故(オートバイ転倒事故) ・❶(　　　　　　)麻痺 ・分娩麻痺(新生児)	
分類	上位型	第❷(　　　　)神経根の損傷 [症状] ・❸(　　　　)領域の感覚障害 ・前腕・橈骨神経領域の感覚障害 ・❸,上腕二頭筋,腕橈骨筋の麻痺
	下位型	第❹(　　　〜　　　)神経の損傷 [症状] ・手内筋・手屈筋の麻痺 ・❺(　　　　)症候群
治療	・❻(　　　　)神経移植術 ・肋間神経移行術 ・筋腱移行術	

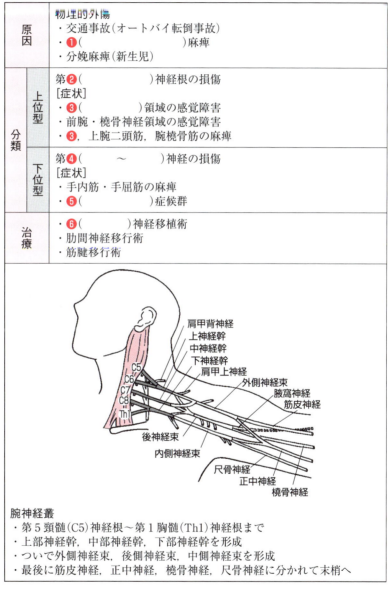

腕神経叢
・第5頸髄(C5)神経根〜第1胸髄(Th1)神経根まで
・上部神経幹,中部神経幹,下部神経幹を形成
・ついで外側神経束,後側神経束,中側神経束を形成
・最後に筋皮神経,正中神経,橈骨神経,尺骨神経に分かれて末梢へ

解答 1 ❶ リュックサック　❷ 5,6頸髄　❸ 三角筋　❹ 8頸髄〜1胸髄　❺ ホルネル
　　　　❻ 腓腹

SIDE MEMO

2 腕神経叢不全麻痺（胸郭出口症候群）

定義	・胸郭出口部で神経や血管が圧迫され，肩から上肢にかけて圧迫症状（手，肩，腕に痛みやチクチクするしびれなどの異常感覚）が出現する疾患
症状	・腋窩から上肢先端への❶（　　　　　）痛（上腕内側部のチクチク刺すような痛み） ・上肢から手部の浮腫 ・手部末梢の❷（　　　　　）現象 ・重症の場合は手指の組織が壊死
診断	❸（　　　　　）テスト　　　❹（　　　　　）テスト ❺（　　　　　）動脈脈拍の減弱・消失　　❺動脈脈拍の減弱・消失
治療	・日常生活動作の指導（ADL 上での不良肢位，禁止動作） ・リハビリテーション（温熱療法，ストレッチング，筋力強化訓練） ・装具療法（肩甲帯支持バンドの着用，腕神経叢の緊張除去） ・薬物療法（非ステロイド系抗炎症剤，筋弛緩剤，ビタミンB製剤，抗不安剤） ・神経ブロック療法（星状神経節ブロック，肩甲上神経ブロック，腕神経叢ブロック）

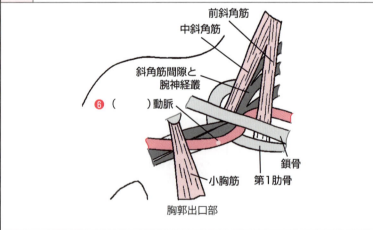

解答 ❷ ❶ 放散　❷ レイノー　❸ アドソン　❹ ライト　❺ 橈骨　❻ 鎖骨下

SIDE MEMO

▶ ギヨン管
手根管外側の豆状骨掌側部で,「豆状骨」と「有鉤骨の鉤」の間に張る豆状有鉤靱帯の下のトンネルをギヨン管という. このギヨン管内を尺骨神経が通過する.

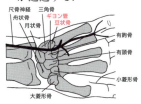

▶ 神経の感覚支配
橈骨神経, 正中神経, 尺骨神経の感覚支配領域.

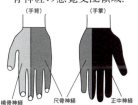

③ 長胸神経麻痺(前鋸筋麻痺, 翼状肩甲)

原因	長胸神経の損傷 ↓ ❶( )の麻痺 ↓ 肩甲骨の体幹への❷( )動作不能だが, 三角筋と棘上筋は正常運動可能
症状	❸( ):上肢挙上時に肩甲骨が体幹から浮き上がること
治療	肩甲骨の体幹への固定術

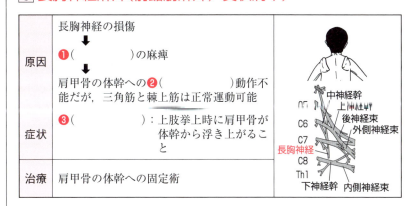

④ 尺骨神経麻痺(肘部管症候群, ギヨン管症候群)

原因	・❶( )症候群:肘関節尺側肘部管部での圧迫 ・尺骨神経溝部での圧迫 ・❷( )症候群(❷での圧迫)
症状	・筋力低下, 筋萎縮 (❸( )側手根屈筋, 深指屈筋, ❹( )筋, 母指対立筋, 短母指屈筋深頭, 背側・掌側骨間筋) ・第4・5指MP過伸展・IP屈曲, 手指内外転制限, 母指内転制限, 小指対立制限 ❺( )変形 ❻( )
治療	尺骨神経麻痺用スプリント(カペナー型)

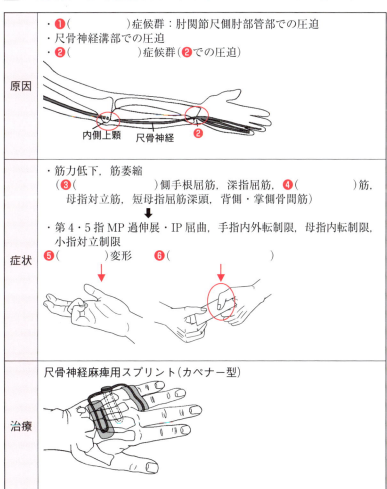

解答 ③ ❶ 前鋸筋 ❷ 引き寄せ ❸ 翼状肩甲
④ ❶ 肘部管 ❷ ギヨン管 ❸ 尺 ❹ 小指球 ❺ 鷲手 ❻ フローマン徴候

SIDE MEMO

▶ メチルコバラミン
　メチルコバラミンは，ビタミン B_{12} の生体内補酵素(コバラミンはビタミン B_{12} の別名)

⑤ 橈骨神経麻痺

原因	・橈骨神経の❶(　　　　　　)での圧迫 ・上腕筋肉の誤注射
症状	・前腕部のしびれ，疼痛 ・筋力低下，筋萎縮 　❷(　　　　　)，手関節背屈筋群，母指伸筋，❸(　　　　) 　↓ 　前腕回内位と❹(　　　　　)
治療	・薬物療法：メチルコバラミン，副腎皮質ステロイド薬 ※予後良好(1〜3カ月で完治) ・❺(　　　　)スプリント：トーマス・サスペンション・スプリント，オッペンハイマー・スプリントなど

橈骨神経

トーマスサスペンション　　オッペンハイマースプリント

 解答　⑤ ❶ 上腕骨橈骨神経溝　❷ 回外筋　❸ 指伸筋　❹ 下垂手　❺ 手関節背屈

2. 末梢神経損傷〔圧迫性(絞扼性)ニューロパチー〕

SIDE MEMO
▶手根管

左手根管は，手根骨と屈筋支帯とで囲まれている空間のことで，この中を手指屈筋腱と正中神経が通過する．

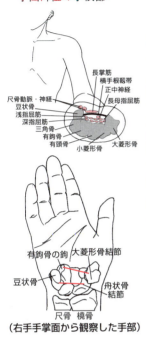

（右手手掌面から観察した手部）

6 正中神経麻痺（手根管症候群）

原因	正中神経が手関節の❶(　　　　)内で圧迫を受ける
症状	中年女性，手作業職種，❷(　　　)患者，❸(　　　)女性など ・正中神経領域の❹(　　　)指に限局した，しびれ・疼痛（手作業や夜間就寝中に増強） ・母指球筋群「❺(　　　) ❻(　　　)」の筋力低下，筋委縮 ➡ ❼(　　　)変形 ・正中神経の❽(　　　)徴候(＋)，❾(　　　)テスト(＋) ・神経伝導速度検査（手根管より近位部正常，❶より遠位部異常） 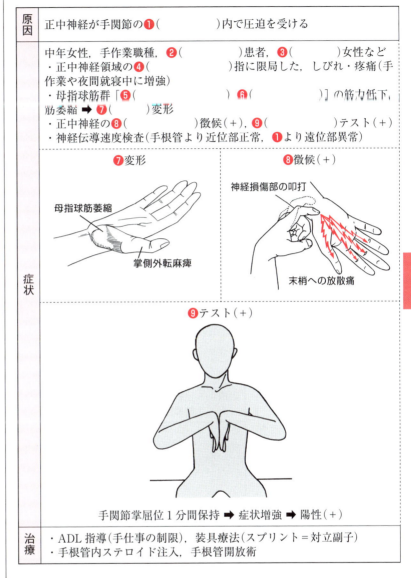
治療	・ADL指導（手仕事の制限），装具療法（スプリント＝対立副子） ・手根管内ステロイド注入，手根管開放術

❼変形／母指球筋萎縮／掌側外転麻痺
❽徴候(＋)／神経損傷部の叩打／末梢への放散痛
❾テスト(＋)／手関節掌屈位1分間保持 ➡ 症状増強 ➡ 陽性(＋)

解答 6 ❶ 手根管　❷ 糖尿病　❸ 妊娠　❹ 第1,2,3　❺ 短母指外転筋　❻ 母指屈筋
（❺❻は順不同）　❼ 猿手　❽ Tinel　❾ ファレン

SIDE MEMO

7 総腓骨神経麻痺

原因	❶(　　　　)部での圧迫：長時間の正座・あぐら，長期臥床，❶部骨折，術後の下腿ギプス固定
症状	・❷(　　　　　)支配筋：前脛骨筋，第3腓骨筋，長母指伸筋，長趾伸筋，短趾伸筋の麻痺 ・❸(　　　　　)支配筋：長腓骨筋，短腓骨筋の麻痺 ❹(　　　　)➡鶏歩
治療	装具療法(短下肢装具)

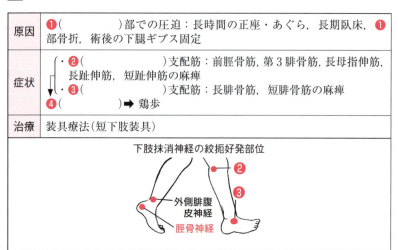

下肢抹消神経の絞扼好発部位

8 脛骨神経麻痺(足根管症候群)

原因	足根管[❶(　　　　)後下方の❷(　　　　　)により囲まれたトンネル]内での❸(　　　　)の圧迫
症状	・足趾，足底部のしびれ ・足根管部の❹(　　　　　)(+)
治療	・安静 ・足根管へのステロイド注入 ・神経除圧術
足根管	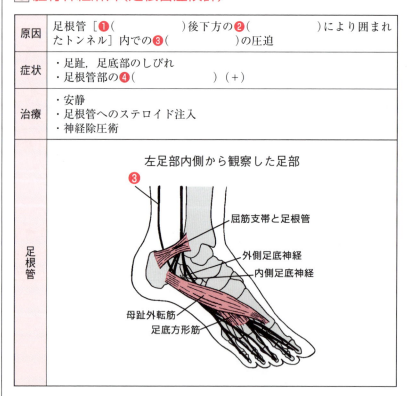

左足部内側から観察した足部

解答　7 ❶ 腓骨頭　❷ 深腓骨神経　❸ 浅腓骨神経　❹ 下垂足
　　　　　8 ❶ 脛骨内果　❷ 屈筋支帯　❸ 脛骨神経　❹ Tinel徴候

演習問題

1. 58歳の男性．両手の母指と示指で紙をつまみ，左右に引っ張った時の写真を下に示す．考えられる末梢神経障害はどれか．（OT52-PM6）

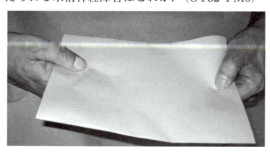

   1. 右 Guyon 管症候群
   2. 右手根管症候群
   3. 右後骨間神経麻痺
   4. 左前骨間神経麻痺
   5. 左肘部管症候群

2. 末梢神経障害における症状で正しい組合せはどれか．2つ選べ．（PT49-PM36）
   1. 顔面神経 ──────── 開眼障害
   2. 副神経 ──────── 肩甲骨挙上障害
   3. 橈骨神経 ──────── 前腕回内障害
   4. 閉鎖神経 ──────── 股関節外転障害
   5. 脛骨神経 ──────── 足関節底屈障害

3. 48歳の女性．上肢の麻痺を訴え受診した．患者が，手関節と手指を，軽度屈曲位にした状態から伸展しようとしたときの手の写真を別に示す．この病態の原因はどれか．

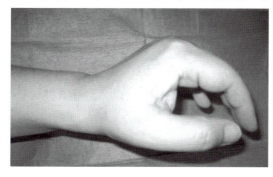

   1. 橈骨神経上位麻痺
   2. Guyon 管症候群
   3. 前骨間神経麻痺
   4. 後骨間神経麻痺
   5. 肘部管症候群

4. 絞扼性神経障害と症状・検査の組合せで正しいのはどれか．（49-AM91）
   1. 斜角筋症候群 ──────── Wright テスト
   2. 肘部管症候群 ──────── Spurling テスト
   3. 前骨間神経麻痺 ──────── Froment 徴候
   4. 後骨間神経麻痺 ──────── Finkelstein テスト
   5. 手根管症候群 ──────── Phalen テスト

5. 絞扼性神経障害と神経の組合せで正しいのはどれか．2つ選べ．（49-PM88）
    1. 梨状筋症候群 ―――――― 坐骨神経
    2. 肘部管症候群 ―――――― 正中神経
    3. Guyon 管症候群 ――――― 尺骨神経
    4. 円回内筋症候群 ―――――― 尺骨神経
    5. Hunter 管症候群 ――――― 大腿神経

6. 臨床所見と末梢神経障害の組合せで正しいのはどれか．2つ選べ．（OT48-PM29）
    1. 環指橈側の掌側の触覚低下 ――――― 正中神経麻痺
    2. 母指指腹の痛覚低下 ――――――― 後骨間神経麻痺
    3. Froment 徴候陽性 ――――――― 尺骨神経麻痺
    4. Phalen 徴候陽性 ――――――― 橈骨神経麻痺
    5. 手関節伸展不能 ――――――― 前骨間神経麻痺

7. 絞扼性神経障害と障害される神経の組合せで正しいのはどれか．（48-PM89）
    1. 肘部管症候群 ――――― 橈骨神経
    2. 円回内筋症候群 ――――― 尺骨神経
    3. 手根管症候群 ――――― 正中神経
    4. 梨状筋症候群 ――――― 外側大腿皮神経
    5. 足根管症候群 ――――― 総腓骨神経

8. 絞扼性神経障害と症状の組合せで正しいのはどれか．（PT47-AM46）
    1. 肘部管症候群 ――――― 母指外転障害
    2. 後骨間神経麻痺 ――――― 母指内転障害
    3. 手根管症候群 ――――― 母指対立障害
    4. 梨状筋症候群 ――――― 大腿前面のしびれ
    5. 足根管症候群 ――――― 足背のしびれ

9. 尺骨神経麻痺でみられるのはどれか．（47-AM86）
    1. Kernig 徴候
    2. Lasegue 徴候
    3. Froment 徴候
    4. Lhermitte 徴候
    5. McMurray 徴候

10. 手根管症候群について正しいのはどれか．（OT46-PM28）
    1. 掌側骨間筋が萎縮する．
    2. 女性よりも男性に多い．
    3. 小指に知覚障害が認められる．
    4. 手を振っても疼痛は軽減しない．
    5. 手関節掌屈位でしびれ感が誘発される．

11. 肘部管症候群の症状で正しいのはどれか．2つ選べ．（46-AM90）
    1. 猿手変形
    2. 鉤爪手変形
    3. ボタン穴変形
    4. Tinel 徴候
    5. 前腕近位尺側の感覚障害

12. 分娩麻痺で正しいのはどれか．（46-PM89）
    1. 低出生体重児に多い．
    2. 下位型は頸部が伸展されて起こる．
    3. 頭位分娩による上位型の予後は良い．
    4. 頭位分娩では上位型よりも下位型が多い．
    5. 両側例は骨盤位分娩よりも頭位分娩に多い．

13. 腕神経叢の損傷部位を図に示す．臨床所見はどれか．2つ選べ．（OT44-14）

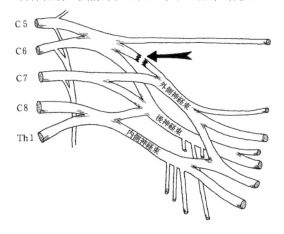

    1. 三角筋筋力低下
    2. 上腕二頭筋筋力低下
    3. 腕橈骨筋筋力低下
    4. 前腕橈側感覚鈍麻
    5. 中指感覚鈍麻

3 末梢性ニューロパチー

1 ギラン・バレー症候群

定義	❶(　　　　　)メカニズムによる末梢神経の❷(　　　　　)性脱髄
誘因	❸(　　　　)感染(ウイルス，細菌などの)
症状	急性発症(炎症性脱髄性多発性神経炎)➡ ❹(　　　　)週で極期，進行停止 　➡ 自然回復(80%以上は完全回復) ・発症直後の下肢の一過性ピリピリ感，軽度感覚障害 ・深部腱反射の❺(　　　　　　) ・自律神経症候(皮膚温低下，発汗減少) ・下肢・上肢・顔面筋の筋力低下 ・呼吸筋の筋力低下，呼吸困難
検査所見	・髄液検査：❻(　　　　　　　)：細胞数は正常，蛋白のみ上昇 ・検便：❼(　　　　　　)菌の検出 ・末梢神経伝導速度：伝導速度❽(　　　)，伝導ブロック，F波の遅延 ・免疫血清学検査：❾(　　　　　　)抗体の上昇
治療	・呼吸管理，不整脈対策，二次的合併症(感染症など)の管理 ・❿(　　　　　　　)静脈注射(IVIG療法)，血漿浄化療法，血液交換療法 ・リハビリテーション

2 フィッシャー症候群

定義	自己免疫疾患であるギラン・バレー症候群の❶(　　　)
症状	・3主徴：❷(　　　　)麻痺，❸(　　　　)消失，❹(　　　　　) ・その他：❺(　　　)，嚥下障害，四肢筋力低下，しびれ感
検査所見	・髄液検査：❻(　　　　　　　)：細胞数は正常，蛋白のみ上昇 ・免疫血清学検査：❼(　　　　　　)抗体の上昇
治療	ギラン・バレー症候群と同様

解答 1 ❶ 自己免疫　❷ 炎症　❸ 先行　❹ 2〜4　❺ 低下または消失　❻ 蛋白細胞解離　❼ カンピロバクター　❽ 低下　❾ 抗ガングリオシド　❿ 免疫グロブリン
2 ❶ 亜型　❷ 外眼筋　❸ 腱反射　❹ 運動失調　❺ 複視　❻ 蛋白細胞解離　❼ 抗ガングリオシド

3. 末梢性ニューロパチー

SIDE MEMO

3 慢性炎症性脱髄性多発根ニューロパチー（慢性炎症性脱髄性多発神経炎：CIDP）

定義	・❶（　　　　　　）疾患：ギラン・バレー症候群類似疾患 ・ギラン・バレー症候群進行と異なる経過，臨床所見を持つ炎症性脱髄性末梢神経疾患
誘因	・[❷（　　　　　）感染など] 上気道感染，妊娠，手術，ワクチン接種などが誘因になり発病・再発する
症状	・急性〜亜急性〜慢性まで多彩な発症形態で，緩徐に進行する場合や再発や再燃を繰り返す場合がある ❸（　　　　　　）の運動麻痺と感覚障害 ❹（　　　　　　）麻痺と複視
検査所見	・髄液検査：❺（　　　　　　　　）：細胞数は正常，蛋白のみ上昇 ・免疫血清学検査：❻（　　　　　　　　）抗体の上昇
治療	・（炎症症状に対する）副腎皮質ステロイド療法 ・二次的合併症（感染症など）の管理 ・❼（　　　　　　　　）静脈内投与（IVIG療法），血漿浄化療法，血液交換療法 ・リハビリテーション

4 シャルコー・マリー・トゥース病

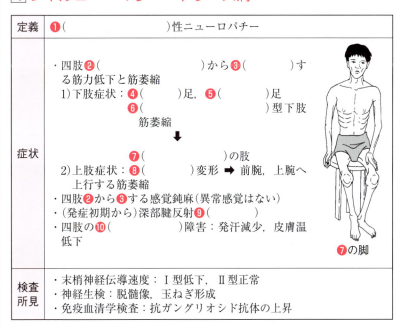

❼の脚

定義	❶（　　　　　　　　）性ニューロパチー
症状	・四肢❷（　　　　　　）から❸（　　　）する筋力低下と筋萎縮 1）下肢症状：❹（　　）足，❺（　　）足 　❻（　　　　　　）型下肢筋萎縮 　↓ 　❼（　　　　　）の肢 2）上肢症状：❽（　　　）変形 ➡ 前腕，上腕へ上行する筋萎縮 ・四肢❷から❸する感覚鈍麻（異常感覚はない） ・（発症初期から）深部腱反射❾（　　　） ・四肢の❿（　　　　）障害：発汗減少，皮膚温低下
検査所見	・末梢神経伝導速度：Ⅰ型低下，Ⅱ型正常 ・神経生検：脱髄像，玉ねぎ形成 ・免疫血清学検査：抗ガングリオシド抗体の上昇

解答 3 ❶ 自己免疫　❷ 先行　❸ 四肢・体幹　❹ 眼球運動　❺ 蛋白細胞解離
　　　　❻ 抗ガングリオシド　❼ 免疫グロブリン
　　　4 ❶ 遺伝性運動感覚　❷ 末梢または，遠位部　❸ 上行　❹ 凹　❺ 内反（❹❺は順不同）
　　　　❻ 逆シャンペンボトル　❼ コウノトリ　❽ 猿手　❾ 消失　❿ 自律神経

5 糖尿病性ニューロパチー

定義	・糖尿病に伴って出現するニューロパチー ・糖尿病3大合併症の一つで，糖尿病患者の約30〜40%に合併
症状	最重要型：❶(　　　)性❷(　　　)位感覚型ニューロパチー 　　　　　　(感覚障害が主体の感覚性多発ニューロパチー) ・❸(　　　　　)する感覚鈍麻(深部感覚優位，振動覚は早期から障害) 　➡ しびれ感 ・下肢障害＞上肢障害，感覚障害＞運動障害 ・❹(　　　　)腱反射の早期低下 ・❺(　　　)筋麻痺，眼瞼挙筋の障害 ・❻(　　　)神経の早期障害(発汗異常，瞳孔障害，インポテンツ)
検査所見	・末梢神経伝導速度：❼(　　　)から低下 ・神経生検：脱髄像，中期から❽(　　　)変性
治療	血糖コントロールを良好に保つこと，薬物療法が主 　・ステロイド系消炎鎮痛薬，抗不安薬，抗うつ薬，抗てんかん薬の投与 　・非ステロイド薬投与(末梢神経障害による疼痛) 　・アルドース還元酵素阻害薬(糖尿病性ニューロパチー発症を阻害) 　・リハビリテーション(マッサージ，治療的電気刺激療法)

6 アルコール性ニューロパチー

定義	・❶(　　　)アルコール常飲者にみられるニューロパチー ・アルコールの直接的中毒作用，偏った栄養障害，アルコールによる代謝異常
症状	・下肢の❷(　　　)性感覚障害 ➡ 異常感覚：❸(　　　)感，❹(　　　)感 ・下肢の❺(　　　)障害：皮膚温低下，発汗減少 ・腱反射：アキレス腱反射❻(　　　)，膝蓋腱反射 ➡ 　❼(　　　)または亢進
検査所見	・末梢神経伝導速度：低下，振幅低下
治療	・❽(　　　)，❾(　　　　　)投与，バランスのとれた食事

解答 5 ❶ 対称　❷ 遠　❸ 先行　❹ 深部　❺ 外眼　❻ 自律　❼ 早期　❽ 軸索
6 ❶ 長期　❷ 対称　❸ 灼熱　❹ 蟻走（❸❹順不同）　❺ 自律神経　❻（−）
❼ 低下　❽ 禁酒　❾ ビタミンB群

SIDE MEMO

▶中枢性顔面神経麻痺と末梢性顔面神経麻痺

中枢性の麻痺では，反対側の下顔面筋の麻痺のみが生じ，上顔面筋はほとんど侵されない．一方，末梢性の障害では，障害側の全顔面筋の麻痺を生じる．前額部のしわ寄せができないのは，末梢性の特徴であり，中枢性との重要な鑑別点である．

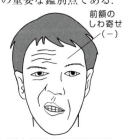

左側末梢性顔面神経麻痺

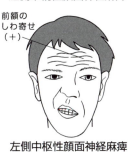

左側中枢性顔面神経麻痺

7 癌性ニューロパチー

定義	・悪性腫瘍に伴うニューロパチー
原因	・気管支や肺❶(　　　　　) 　：悪性腫瘍の直接的な浸潤や圧迫ではなく，悪性腫瘍の 　　❷(　　　　　)効果によるもの
症状	・ニューロパチー症状が，悪性腫瘍発見より❸(　　　　　) 　：神経症状の出現後平均1年後に悪性腫瘍がみつかる 典型的な症状 ・❹(　　　　　)：初期は非対称性の四肢末端部 ➡ 顔面や体幹 　➡ 四肢全体 ・上肢や下肢の末端部に痛みを伴うしびれ感(ビリビリ，ジンジン)， 　❺(　　　)知覚，異常知覚 ・(深部感覚の障害に基づく)感覚性運動失調
治療	・(悪性腫瘍に対する)放射線治療，外科手術，化学療法 ・副腎皮質ホルモン，血漿交換療法，免疫抑制薬など

8 ベル麻痺

定義	❶(　　　　　　　　)麻痺	
原因	・❷(　　　　　　　)の攣縮 　：❸(　　　　)暴露やストレスによる ・ウイルス(単純ヘルペスウイルスタイプⅠ)感染	
症状	通常は一側性，まれに両側性 ・❹(　　　　)神経麻痺 　：顔面筋(前頭筋，眼輪筋，頬筋，口輪筋，広頚筋など)麻痺 　　　　　　↓ 　表情筋の麻痺(しわ寄せ不能) 　眼輪筋の麻痺(❺(　　)眼が不完全) ・❻(　　　　)神経障害：味覚障害，唾液分泌障害 ・アブミ骨筋神経障害，大錐体神経障害 　：❼(　　　　　) ・❽(　　)筋の麻痺 　：麻痺側の口角の❾(　　　)，口笛が吹けない ・舌前3分の2の味覚低下	⓫(　　)側ベル麻痺
治療	・薬物療法：ステロイド薬の投与，抗ヘルペスウイルス剤の投与 ・リハビリテーション 　：顔面筋の筋力増強運動，筋マッサージ，治療的電気刺激療法 ・比較的予後良好：約❿(　　)カ月以内に麻痺は改善	

解答　7 ❶ 小細胞癌　❷ 遠隔　❸ 先行　❹ 全感覚障害　❺ 錯
　　　8 ❶ 急性末梢性顔面神経　❷ 顔面神経栄養血管　❸ 寒冷　❹ 顔面　❺ 閉　❻ 鼓索
　　　　❼ 聴覚過敏　❽ 口輪　❾ 下垂　❿ 1　⓫ 左

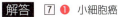

SIDE MEMO

▶ キノホルム(整腸剤)
長期服用により中毒症状(下肢の感覚・運動障害,視力障害)を起こす.

▶ ビンクリスチン(ビンアルカロイド,植物アルカロイド)
抗癌剤(悪性リンパ腫,急性リンパ性白血病,肺小細胞癌,多発性骨髄腫などに使用).重大副作用として神経麻痺,筋麻痺,痙攣.

▶ シスプラチン
抗癌剤として最も広く使われている薬剤(シスプラチンの「プラチン」は「プラチナ＝白金」).

▶ 有機水銀
有機水銀の毒性として,急性中毒の場合は「下痢・肺炎・重い腎臓障害など」を起こし回復は遅い.慢性中毒の場合は「貧血や白血球の減少・肝障害や腎障害」を生じる.

▶ 鉛
急性毒性としては比較的弱い毒物で致死量は可溶性塩 10〜15g である.しかし蓄積毒であり,ごく微量でも連続して摂取すると慢性中毒を起こす.

▶ ヒ素
中毒症状としては嘔吐・下痢・筋肉痛・発熱・脱力感・血行不良などで目立った特徴がないため他の病気と間違われやすい.

▶ タリウム
硫酸タリウムは殺鼠剤として使われ,入手しやすい毒物である.有機水銀に似た神経障害を示す.また催奇形性が強い.

⑨ 中毒性ニューロパチー

定義	・薬物,重金属,有機溶剤,農薬などの中毒によるニューロパチー
原因	〈薬物〉 ❶(　　　　)剤：キノホルム ❷(　　　　)剤：ビンクリスチン,シスプラチンなど 抗結核薬：エタンブトール,イソニアジドなど ❸(　　　　　　)：ストレプトマイシン,クロラムフェニコールなど 〈❹(　　　　　　)〉 ：比重が5以上の金属の総称：鉛,水銀,ヒ素,カドミウム,鉄,亜鉛,銅などが含まれる金属 〈❺(　　　　　　)〉 ：トルエン,ノルマルヘキサン,酢酸エチル,石油ナフサ,ベンゼンなど 〈農薬〉：タリウム(殺鼠剤),リン剤(農薬)など
症状	・外因物質(薬物,重金属,有機溶剤)に対する反応として生じた❻(　　　　)変性を主とする末梢神経障害 ・原因中毒物質への曝露と同時,あるいはやや遅れて発症し,曝露終了とともに改善
治療	原因中毒物質の除去

※有機溶剤
揮発性が強くガス化し,呼吸器や皮膚から吸収され,中枢神経系などへ作用することにより,急性中毒その他健康障害を及ぼすことがある.

解答 ⑨ ❶ 整腸　❷ 抗癌　❸ 抗生物質　❹ 重金属　❺ 有機溶剤　❻ 軸索

演習問題

1. 46歳の男性．前日夜に冷たい風に当たり，翌朝目が覚めると右顔面の腫れぼったさを感じた．昼食時に食事が口からこぼれることに気が付き，近くの神経内科を受診した．開眼安静時の顔面の状態を図に示す．
   この患者で正常に保たれる運動はどれか．（PT52-AM16）

   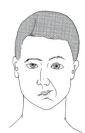

   1. 額にしわを寄せる．
   2. 眉をひそめる．
   3. まぶたを閉じる．
   4. 奥歯を噛む．
   5. 口唇を閉じ突き出す．

2. 次の症候のうち Guillain-Barré 症候群で最も頻度が高いのはどれか．（OT52-PM31）
   1. 聴神経麻痺
   2. 視力障害
   3. 眼瞼下垂
   4. 顔面神経麻痺
   5. Babinski 徴候陽性

3. Guillain-Barré 症候群でみられにくいのはどれか．（PT51-AM31）
   1. 誤　嚥
   2. 運動時痛
   3. 温痛覚脱失
   4. 起立性低血圧
   5. 拘束性換気障害

4. Guillain-Barré 症候群について正しいのはどれか．（51-PM89）
   1. 高頻度に再発する．
   2. 痙性麻痺が中核症状である．
   3. 運動麻痺は一側性に進行する．
   4. 髄液に異常所見が認められる．
   5. ステロイドパルス療法が有効である．

5. Guillain-Barré症候群について正しいのはどれか．（50-AM93）
    1. 顔面神経麻痺から発症する．
    2. 髄液中の蛋白が上昇する．
    3. 自律神経障害はみられない．
    4. 呼吸筋麻痺はみられない．
    5. 再発と寛解とを繰り返す．

6. 軸索変性型のGuillain-Barré症候群で適切なのはどれか．（PT48-AM38）
    1. 発症後1週間経過すれば高負荷の訓練は可能である．
    2. γ-グロブリン大量療法中に運動療法は行わない．
    3. 下垂足に対して軽量の短下肢装具を作製する．
    4. 手内筋麻痺は3か月以内で回復する．
    5. 発症後6か月間で症状は固定する．

7. Guillain-Barré症候群について正しいのはどれか．2つ選べ．（46-PM90）
    1. 罹患した部位に痙縮がみられる．
    2. ウイルス感染が先行することが多い．
    3. 軸索変性型は脱髄型よりも予後が良い．
    4. 蛋白が高値で細胞増加がない髄液所見を伴う．
    5. 症状は数か月かけて徐々に進行することが多い．

8. 40歳の男性．Charcot-Marie-Tooth病と診断され，最近跛行を呈するようになった．リハビリテーション科を受診し理学療法が開始された．この患者にみられるのはどれか．（PT44-24）
    1. 脊柱側弯変形
    2. 股関節屈曲制限
    3. 膝関節屈曲拘縮
    4. 腓腹筋仮性肥大
    5. 下垂足

第7章 筋原性筋萎縮疾患

1. ミオパチー ……………………… 198
2. デュシェンヌ型筋ジストロフィー
   …………………………………… 201
3. その他の筋ジストロフィー ……… 206
4. その他の筋原性筋萎縮疾患 ……… 211

1 ミオパチー

SIDE MEMO

▶ **運動障害の原因**
運動障害の原因には，運動失調や不随意運動のような調節障害によるものを除けば，①上位運動ニューロン障害，②下位運動ニューロン障害，③神経筋接合部の障害，④骨格筋の障害によるものと，大きく4つの原因に分けられる．

▶ **正常の筋線維とミオパチーの筋線維**
ミオパチーでは筋線維の大小不同があり，筋線維と筋線維の間が広く空いている．これは結合組織や脂肪組織が増加しているためである．

1 ミオパチーの定義

神経障害によることなく❶(　　　　　)自体の障害により，筋障害の症状を呈する疾患を❷(　　　　　)という．また，❸(　　　　　)接合部の障害も広い意味で❷の中に含まれる．

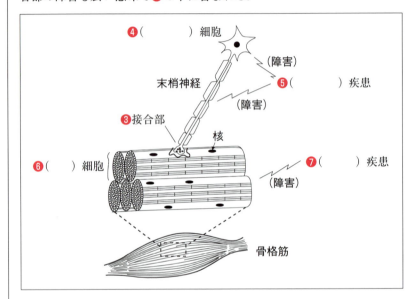

2 ミオパチーの症状

筋力低下	筋の❶(　　　　　)感，疲労感がある ❷(　　　　　)筋優位の筋力低下がみられる
筋萎縮	❸(　　　　　)肥大：筋が萎縮した後，筋線維間隙は❹(　　　　　)組織に置き換えられ，その結果として筋肉が膨らんで肥大したようにみえる
筋緊張の低下	萎縮が明らかでない初期にも，筋緊張の低下がしばしばみられる
眼筋麻痺	複視，❺(　　　　　)下垂，眼球運動障害がみられる
咽頭筋麻痺	❻(　　　　　)障害，発語障害がみられる

解答 1 ❶ 骨格筋　❷ ミオパチー　❸ 神経筋　❹ 脊髄前角　❺ 神経原性　❻ 筋　❼ 筋原性
2 ❶ 脱力　❷ 近位　❸ 仮性　❹ 脂肪　❺ 眼瞼　❻ 嚥下

SIDE MEMO

▶ CK（CPK）

クレアチンキナーゼ（CK）は，クレアチンフォスフォキナーゼ（CPK）ともいわれ，クレアチンリン酸とADPからクレアチンとATPを生成する酵素である．骨格筋，心筋，平滑筋，脳などに多く含まれ，それらの部位が損傷されると血中に逸脱する．

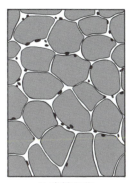

正常筋細胞

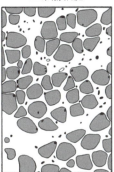

ミオパチー筋細胞

③ ミオパチーの診断に必要な検査とその所見

■血清酵素
- ❶（　　　　　　　　　　　　）は，高値（正常は200単位［IU／L］以下）．
- 特にデュシェンヌ型，ベッカー型，肢帯型，先天性筋ジストロフィーは著しい高値を示す．
- 一般に❷（　　　　　　）に高値で，病状の進行とともに低下する．
- GOT（AST），GPT（ALT），LDHなども上昇するため，しばしば❸（　　　　）障害と間違われる．

■❹（　　　　　）
- ❺（　　　　）で持続の短い波形を示し，弱収縮時においても❺であり，❻（　　　　）波となる．

■骨格筋 CT
- 筋萎縮，筋組織内への❼（　　　　）浸潤，障害筋の選択性などの所見により，病気の進行に伴う骨格筋の変性過程を把握できる．

■頭部 CT
- ❽（　　　　）型では，白質のびまん性低吸収域や脳回異常を証明できることが多い．

■脳波
- ❽型では❾（　　　　　　　　）性異常脳波を認めることがあるが，一般には診断的価値はない．

解答 ③ ❶ クレアチンキナーゼ（CK，CPK）　❷ 発症初期　❸ 肝機能　❹ 筋電図　❺ 低振幅　❻ 干渉　❼ 脂肪　❽ 福山　❾ てんかん

演習問題

1. 進行性筋ジストロフィーの筋病理所見について正しいのはどれか．2つ選べ．（38-50 改変）
   1. 筋線維が筋線維束単位で萎縮する．
   2. 筋線維の直径の大小不同が目立つ．
   3. 筋線維が結合組織や脂肪組織に置換される．
   4. リンパ球などの炎症性細胞浸潤がみられる．
   5. 筋形質膜にジストロフィン蛋白がみられる．

2. 筋原性筋萎縮でみられないのはどれか．（37-100）
   1. 翼状肩甲
   2. 腱反射の低下
   3. 筋線維束性攣縮
   4. 血清 CK 値の上昇
   5. 筋線維の大小不同

MEMO

2 デュシェンヌ型筋ジストロフィー

1 進行性筋ジストロフィーの定義

進行性筋ジストロフィーは，骨格筋が❶(　　　　)・壊死し，そのために❷(　　　　　)や筋萎縮を来たす一群の進行性❸(　　　)性疾患群である．❸形式により分類されるが，実際の診断は患者の発病❹(　　　)，侵襲部位，症状の進行❺(　　　　)などにより行われる．

2 デュシェンヌ型筋ジストロフィーの病因

- ❶(　　　　　)遺伝である．
- 筋細胞膜直下に存在する❷(　　　　　　　)が欠損する．

デュシェンヌ(Duchenne)型筋ジストロフィー

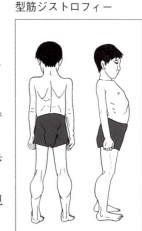

3 デュシェンヌ型筋ジストロフィーの症状

- ❶(　　)児に多く，❷(　　　　)歳で発症する．
- 初発症状：走れない，転びやすい(処女歩行の遅れ)．
- 筋力低下は四肢❸(　　　　)筋に強く出現する．
- 下腿三頭筋に❹(　　　　　)がみられる．
- ❺(　　　　　)により立ち上がる．
- 進行すると背柱の❻(　　　　)が多くみられる．
- 骨盤と脊柱の左右への揺れが著しい❼(　　　)性歩行を示す．
- ❽(　　　　)筋は末期まで冒されない．
- 症状は常に進行性で，大部分(95％以上)の症例は15歳前後で歩行不能となり，20歳代前半で心肺機能不全により死亡する．

解答
1　❶ 変性　❷ 筋力低下　❸ 遺伝　❹ 年齢　❺ 速度
2　❶ 伴性劣性　❷ ジストロフィン蛋白
3　❶ 男　❷ 2〜4　❸ 近位　❹ 仮性肥大　❺ 登攀性起立　❻ 側彎症　❼ 動揺
　　❽ 顔面

SIDE MEMO

4 デュシェンヌ型筋ジストロフィーの障害度分類

ステージ1	・歩行は❶(　　　　) ・階段昇降は❷(　　　　　　)を用いず可能
ステージ2	・階段昇降は❶ ・❷は必要
ステージ3	・階段昇降は❸(　　　　) ・平地歩行は❶ ・通常の高さの椅子から立ち上がりは❶
ステージ4	・平地歩行は❶ ・椅子からの立ち上がりは❸
ステージ5	・歩行は❸ ・四つ這い移動は❶
ステージ6	・四つ這い移動は❸ ・ずり這いは❶
ステージ7	・這うことは❸ ・自力で座位の保持は❶
ステージ8	・座位保持は❸ ・多くは寝たままで体動は❸

5 登攀性起立とは

・❶(　　　　　　)ともいう.
・腰部や大腿部の筋萎縮のため，❷(　　　　)による支えが必要.
・❷支持による❸(　　　　)位で殿部を高く挙げ，次に下肢や膝に手をつき，体幹を支えながら自分の体をよじ登るようにして起立する.

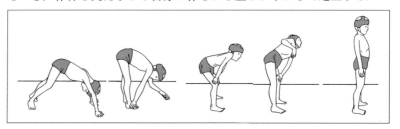

6 デュシェンヌ型筋ジストロフィーの治療法

・筋線維破壊を抑制するための❶(　　　　　　)ホルモン療法
・❷(　　　　)に対する薬物療法
・運動療法
　1)筋力維持訓練
　2)関節の変形拘縮の予防・矯正のための関節運動
　3)能力低下の補助としての下肢❸(　　　　)
　4)❹(　　　　)訓練

解答 4 ❶ 可能　❷ 手すり　❸ 不能　5 ❶ ガワーズ徴候　❷ 上肢　❸ 高這い
6 ❶ 副腎皮質　❷ 心不全　❸ 装具　❹ 呼吸

演習問題

1. Duchenne 型筋ジストロフィーの呼吸障害について正しいのはどれか．（53-AM91）
   1. 咳をする力は保たれる．
   2. 口すぼめ呼吸が有効である．
   3. 側弯症は呼吸機能に影響しない．
   4. 動脈血二酸化炭素分圧が上昇する．
   5. 呼吸不全は 5 歳以下から生じることが多い．

2. Duchenne 型筋ジストロフィーについて誤っているのはどれか．（PT52-PM42）
   1. 小学校 3～4 年では書字動作は保たれる．
   2. 小学校高学年ではトイレ動作に介助が必要である．
   3. 小学校高学年での歩行消失後は四つ這い生活を積極的に指導する．
   4. 小学校高学年から中学校では美術の時間に補助具の工夫が必要である．
   5. 中学校から高校ではパソコンの入力装置に工夫が必要である．

3. Duchenne 型筋ジストロフィーにみられる症状はどれか．（PT52-AM35）
   1. 踵足変化
   2. 視力低下
   3. 深部感覚障害
   4. Babinski 反射陽性
   5. 下腿三頭筋仮性肥大

4. Duchenne 型筋ジストロフィー児にみられる異常歩行はどれか．（PT50-AM28）
   1. 踵打ち歩行
   2. 小刻み歩行
   3. 逃避性歩行
   4. 動揺性歩行
   5. 酩酊歩行

5. 11 歳の男児．Duchenne 型筋ジストロフィー．症状が進行し，独歩が困難となり車椅子を導入した．つかまり立ちは可能だが，椅子からの立ち上がりや伝い歩きはできない．床上では座位は安定しており四つ這い移動も可能である．厚労省筋萎縮症研究班の機能障害度分類でのステージはどれか．（OT50-PM5）
   1. ステージ 2
   2. ステージ 3
   3. ステージ 4
   4. ステージ 5
   5. ステージ 6

6. Duchenne 型筋ジストロフィーで正しいのはどれか．(PT49-PM33)
   1. 常染色体劣性遺伝である．
   2. 下肢の腱反射は亢進する．
   3. 下肢の関節拘縮を生じやすい．
   4. 閉塞性換気障害を生じやすい．
   5. 前脛骨筋に仮性肥大を生じやすい．

7. Duchenne 型筋ジストロフィーで正しいのはどれか．2つ選べ．(PT48-AM37)
   1. 関節拘縮は生じにくい．
   2. 知覚障害はまれである．
   3. 筋萎縮は遠位筋から始まる．
   4. Gowers 徴候が特徴である．
   5. 5歳ころまでに歩行不能になることが多い．

8. Duchenne 型筋ジストロフィーのステージ（厚生省筋萎縮症研究班の機能障害度分類による）で，ステージの定義に記載のない動作はどれか．(PT48-PM37)
   1. 階段昇降
   2. 椅子からの立ち上がり
   3. 膝歩き
   4. 四つ這い移動
   5. 座位保持

9. Duchenne 型筋ジストロフィーについて正しいのはどれか．(47-AM91)
   1. 横隔神経麻痺を生じる．
   2. 閉塞性換気障害を生じる．
   3. 側弯症は呼吸機能に影響しない．
   4. 呼吸障害では $PaCO_2$ が上昇する．
   5. 呼吸不全は5歳以下から生じることが多い．

10. Duchenne 型筋ジストロフィーで初期から筋短縮が起こりやすい筋はどれか．2つ選べ．(PT45-PM38)
    1. 腰方形筋
    2. 股関節内転筋群
    3. 大腿筋膜張筋
    4. ハムストリングス
    5. 前脛骨筋

11. Duchenne型筋ジストロフィー患者が図のような方法で食事をとっている．この方法で食事が可能なステージ（厚生省筋萎縮症研究班の機能障害度分類による）の限界はどれか．（OT45-AM11）

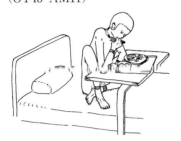

1. 4a
2. 4b
3. 5
4. 6
5. 7

12. Duchenne型筋ジストロフィーのステージ（厚生省筋萎縮症研究班の機能障害度分類による）と自立できる日常生活動作との組合せで正しいのはどれか．（OT45-AM35）
    1. 4b ——— 椅子に座った姿勢での洗面動作
    2. 5 ——— 洋式トイレでの排泄動作
    3. 6 ——— 浴槽への出入り動作
    4. 7 ——— かぶりシャツの更衣動作
    5. 8 ——— 臥位姿勢による尿器を使用した排尿動作

13. Duchenne型筋ジストロフィーのステージ2（厚生省筋萎縮症研究班の機能障害度分類による）で正しいのはどれか．（OT45-PM26）
    1. 階段は手すりを使用せずに昇降可能である．
    2. 立ち上がり動作では登はん性起立を認める．
    3. 歩行時の踵接地から爪先離地は正常に保たれる．
    4. 歩行時は股関節外旋位を取ることによって遊脚相を補助する．
    5. 立位では矢状面上の重心線が健常児に比べて前方に移動する．

14. Duchenne型筋ジストロフィーのステージ4（厚生省筋萎縮症研究班機能障害度分類による）で立位時にみられる特徴はどれか．（PT44-73）
    1. 頸部前屈
    2. 腰椎前弯
    3. 股関節過伸展
    4. 踵　足
    5. 足部外反

3 その他の筋ジストロフィー

1 ベッカー型筋ジストロフィー

病因	・❶（　　　　　）遺伝 ・❷（　　　　　　　　　　　　）は，若干ではあるが産生される ・筋の変性はあるがデュシェンヌ型より変性が少ない
症状	・❸（　　　　　）的な臨床像 ・デュシェンヌ型より緩慢な経過を示す ・症状は比較的軽度であり，15歳を過ぎても❹（　　　　）可能 ・デュシェンヌ型：ベッカー型＝3〜2：1 ・大腿筋や上腕筋などの❺（　　　　　）筋や肩周囲筋が萎縮 ・腰部筋の筋力低下により歩行や起立の動作異常が多い ・❻（　　　　　）に筋痛，仮性肥大がみられる ・四肢筋の罹患に先行して❼（　　　　　）や心不全を起こすことが多い
治療	・デュシェンヌ型と同じ ・定期的な心機能検査（心電図，心エコー）が必要

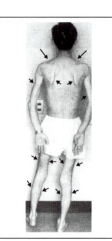

2 顔面肩甲上腕型筋ジストロフィー

病因	常染色体❶（　　　　　）遺伝
症状	・10歳前後の思春期に発症 ・進行が緩徐か停止するので，生命予後は良好 ・眼輪筋・口輪筋などの表情をつくる筋肉が萎縮するため，❷（　　　　　　　　）を呈する ・肩甲上腕の筋肉が萎縮するため筋力低下や❸（　　　　　）が出現する ・腰帯筋の障害がないため，歩行障害はない
治療	・上肢中心の筋力維持訓練 ・上腕挙上障害に対して肩甲骨固定術を実施

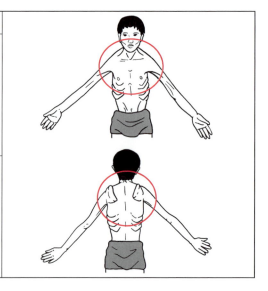

【解答】
1 ❶ 伴性劣性　❷ ジストロフィン蛋白　❸ 非定型　❹ 歩行　❺ 四肢近位
　　❻ 下腿三頭筋　❼ 心肥大
2 ❶ 優性　❷ ミオパチー様顔貌（がんぼう）　❸ 翼状肩甲（よくじょうけんこう）

3. その他の筋ジストロフィー

SIDE MEMO

▶ 斧状顔貌

顔面筋, 胸鎖乳突筋, 咬筋の萎縮により, 顔の下半分が細く下顎が小さくみえるもの.

3 肢帯型筋ジストロフィー(LGMD2型)

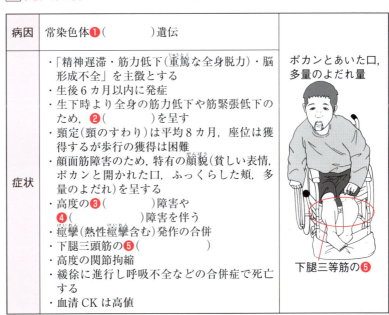

病因	常染色体❶(　　　　)遺伝
症状	・男女とも発症 ・20歳を過ぎる頃に発症 ・❷(　　　　)近位部および 　❸(　　　　　　　　)から進行する ・❹(　　　　　　　)が出現 ・下腿三頭筋の仮性肥大 ・顔面筋の障害はない
治療	・四肢筋の筋力維持訓練

4 先天性筋ジストロフィー(福山型)

病因	常染色体❶(　　　　)遺伝
症状	・「精神遅滞・筋力低下(重篤な全身脱力)・脳形成不全」を主徴とする ・生後6カ月以内に発症 ・生下時より全身の筋力低下や筋緊張低下のため, ❷(　　　　)を呈す ・頸定(頭のすわり)は平均8カ月, 座位は獲得するが歩行の獲得は困難 ・顔面筋障害のため, 特有の顔貌(貧しい表情, ポカンと開かれた口, ふっくらした頬, 多量のよだれ)を呈する ・高度の❸(　　　　)障害や 　❹(　　　　　　)障害を伴う ・痙攣(熱性痙攣含む)発作の合併 ・下腿三頭筋の❺(　　　　) ・高度の関節拘縮 ・緩徐に進行し呼吸不全などの合併症で死亡する ・血清CKは高値

解答 ③ ❶ 劣性　❷ 四肢　❸ 腰部骨盤帯　❹ 翼状肩甲

④ ❶ 劣性　❷ フロッピーインファント(ぐにゃぐにゃ幼児)　❸ 知能　❹ 中枢神経
　❺ 仮性肥大

5 遠位型筋ジストロフィー（三好型）

病因	常染色体❶（　　）遺伝
症状	・❷（　　　　　）型：肢帯型ジストロフィーの進行の早いタイプ ・10〜20歳代で発症 ・下肢遠位部の特に❸（　　　）が早期から強く低下し，続いて大腿❹（　　　）群も障害され，起立歩行が困難になる（発症後約10年で車椅子生活になる） ・上肢も遠位部から障害される
治療	・補装具処方 ・❺（　　　）改造を指導

下肢筋萎縮

6 筋強直性ジストロフィー

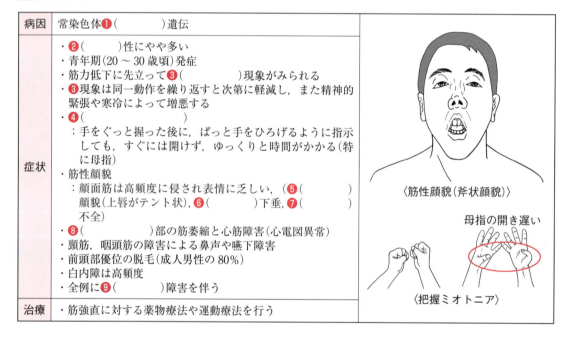

病因	常染色体❶（　　）遺伝
症状	・❷（　　）性にやや多い ・青年期（20〜30歳頃）発症 ・筋力低下に先立って❸（　　　　）現象がみられる ・❸現象は同一動作を繰り返すと次第に軽減し，また精神的緊張や寒冷によって増悪する ・❹（　　　　　　） 　：手をぐっと握った後に，ぱっと手をひろげるように指示しても，すぐには開けず，ゆっくりと時間がかかる（特に母指） ・筋性顔貌 　：顔面筋は高頻度に侵され表情に乏しい，❺（　　　）顔貌（上唇がテント状），❻（　　　）下垂，❼（　　　）不全 ・❽（　　　　）部の筋萎縮と心筋障害（心電図異常） ・頸筋，咽頭筋の障害による鼻声や嚥下障害 ・前頭部優位の脱毛（成人男性の80％） ・白内障は高頻度 ・全例に❾（　　　）障害を伴う
治療	・筋強直に対する薬物療法や運動療法を行う

〈筋性顔貌（斧状顔貌）〉

母指の開き遅い

〈把握ミオトニア〉

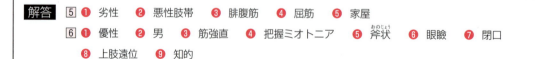

解答　5 ❶劣性　❷悪性肢帯　❸腓腹筋　❹屈筋　❺家屋
　　　6 ❶優性　❷男　❸筋強直　❹把握ミオトニア　❺斧状　❻眼瞼　❼閉口
　　　　❽上肢遠位　❾知的

3. その他の筋ジストロフィー

7 筋ジストロフィーの筋萎縮部位

進行性筋ジストロフィー	筋萎縮部位	仮性肥大の有無と部位	
デュシェンヌ型 筋ジストロフィー	四肢❶(　　　)筋 ❷(　　　)筋	❾(　　)	⓫ (　　　　　　)
ベッカー型 筋ジストロフィー	四肢❶筋 ❶(　　　)筋 ❹(　　　)筋		
顔面肩甲上腕型 筋ジストロフィー	❺(　　　)筋 ❸筋	❿(　　)	
肢帯型 筋ジストロフィー	四肢❶筋 ❷筋	❾	⓫
先天性 筋ジストロフィー (福山型)	❻(　　　)筋		
遠位型 筋ジストロフィー (三好型)	四肢❼(　　　)筋	❿	
筋強直性 ジストロフィー	上肢❼筋 ❺筋 ❽(　　　)筋 ❹筋		

解答 ７ ❶ 近位　❷ 腰帯　❸ 肩甲帯　❹ 心(❸❹順不同)　❺ 顔面　❻ 全身　❼ 遠位　❽ 頸部　❾ 有　❿ 無　⓫ 下腿三頭筋

演習問題

1. 平均的な発症年齢が最も低いのはどれか．（52-AM89）
   1. 筋強直性ジストロフィー
   2. 福山型筋ジストロフィー
   3. Becker 型筋ジストロフィー
   4. Duchenne 型筋ジストロフィー
   5. 顔面肩甲上腕型ジストロフィー

2. 筋強直性ジストロフィーにみられるのはどれか．2つ選べ．（50-AM92）
   1. 痙　縮
   2. 下垂足
   3. 斧状顔貌
   4. ジストニア
   5. 有痛性けいれん

3. 筋疾患と症状との組合せで正しいのはどれか．2つ選べ．（OT46-AM30）
   1. 皮膚筋炎 ──────────── 叩打ミオトニア
   2. 筋強直性ジストロフィー ──────── 有痛性強直性けいれん
   3. 肢帯型筋ジストロフィー ──────── 動揺性歩行
   4. Becker 型筋ジストロフィー ────── floppy infant
   5. Duchenne 型筋ジストロフィー ──── 翼状肩甲

4. 筋疾患で正しいのはどれか．（45-PM84）
   1. Duchenne 型筋ジストロフィーは中枢神経系形態異常を伴う．
   2. Becker 型筋ジストロフィーは5歳までに発症する．
   3. 顔面肩甲型筋ジストロフィーは腰臀部の筋から発症する．
   4. 筋強直性ジストロフィーはミオトニアがみられる．
   5. 肢帯型筋ジストロフィーはミオパシー顔貌がみられる．

MEMO

4 その他の筋原性筋萎縮疾患

SIDE MEMO

▶神経から筋肉への伝導

正常では，運動ニューロンの末端からアセチルコリン（ACh）が放出され，それが骨格筋の細胞表面上にあるアセチルコリン受容体に結合し筋肉が収縮を起こす．

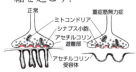

▶漸減現象（waning）

誘発筋電図で低頻度の反復刺激をすることにより，M波の振幅・面積が減衰する現象．

1 重症筋無力症

病因	・刺激伝達物質である❶（　　　　　　）受容体に対する抗体が生産され，その抗体が❶受容体に結合するため，神経から放出された❶が結合できなくなる
症状	・男：女は1：2で❷（　　）性に多く，❸（　　）性では50歳以上に多くみられる ・眼筋型の40％は幼年～若年層，全身型は20～60歳代を中心に各年齢に分布 ・初発症状は全身の筋力低下，❹（　　　）性，❺（　　　）下垂（初発は片側，後に両側），外眼筋麻痺による❻（　　　） ・重症化すると❼（　　　）困難や発語困難となり，さらに悪化した場合は❽（　　　）困難となる ・❾（　　　）の繰り返しや持続に際して疲労，筋力低下が生じる，❿（　　　）はなく，⓫（　　　）にて回復する ・四肢では⓬（　　　）位筋が侵されやすい ・症状は⓭（　　　　）があり，夕方に向かって⓮（　　　）する ・胸腺腫などを合併することが多い ・誘発筋電図において，漸減現象（waning）が出現する
治療	・免疫療法（副腎皮質ホルモンなど） ・外科療法（胸腺摘出術） ・血液浄化療法（抗体を取り除く）

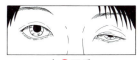

左❺下垂

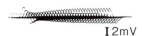

重症筋無力症の誘発筋電図

2mV

10Hzの反復神経刺激によるM派の減衰

解答 1 ❶ アセチルコリン ❷ 女 ❸ 男 ❹ 易疲労 ❺ 眼瞼 ❻ 複視 ❼ 嚥下 ❽ 呼吸 ❾ 運動 ❿ 筋萎縮 ⓫ 休息 ⓬ 近 ⓭ 日内変動 ⓮ 増悪

SIDE MEMO

2 多発性筋炎

病因	・原因不明 ・急性または慢性の❶(　　　)筋の炎症をみる非遺伝性の❷(　　　)疾患
症状	・筋線維の変性と❸(　　　)，リンパ球を主体とした単核炎症細胞の浸潤が主病変 ・体幹や四肢❹(　　　)筋の強い筋力低下と筋萎縮 ・約50％に❺(　　　)症状，約30％に❻(　　　)を合併 ・皮膚症状を伴うものを❼(　　　)といい，悪性腫瘍や膠原病を合併する ・皮膚症状：ヘリオトロープ疹，ゴットロン徴候 　　　　　　罹患筋の❽(　　　)を伴う ・咽頭筋が侵されると❾(　　　)障害が出現する
治療	・ステロイドや免疫抑制剤の投与を行う ・筋力強化などの負荷のかかる訓練は，❽が軽快してから行う

〈上眼瞼のヘリオトロープ疹〉　〈ゴットロン徴候〉

3 周期性四肢麻痺

病因	・代表的な疾患 ➡ イオンチャネル病 ・血清❶(　　　)濃度の異常(低❶血症，高❶血症) ・高❶血症 ➡ 精神的身体的ストレス(空腹時，激しい運動時，寒冷)にさらされたときなど ・低❶血症 ➡ 炭水化物を多く含んだ食事をとった後や食後の運動直後 ・遺伝性のものは常染色体優性遺伝
症状	・発作性かつ間歇性の四肢の脱力を主症状とする症候群 ・麻痺は❷(　　　)優位で対称性，飲酒や摂食が誘因となって❸(　　　)に好発する ・❹(　　　)筋麻痺を来すことなく，❺(　　　)障害も認めない ・運動後の❻(　　　)時や❼(　　　)の翌朝，脱力感や筋力低下が生じる ・症状は数時間～数日で軽快 ・特に日本では，❽(　　　)に合併するものが症例の約半数を占める
治療	・血液中の❾(　　　)を変化させるアセタゾラミドの使用による予防 ・低❶血症型 ➡ 1)発作が起きている間，糖を含まない輸液に塩化❶を加えたものを点滴 　　　　　　　2)炭水化物を多く含む食事や激しい運動を控える ・高❶血症型 ➡ ❶が少なく炭水化物を多く含む食事摂取

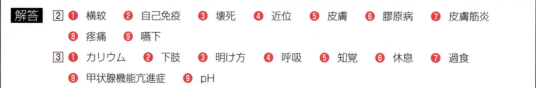

4. その他の筋原性筋萎縮疾患

4 甲状腺中毒性ミオパチー

病因	・甲状腺中毒症
症状	・主症状：❶(　　　　)筋優位の筋力低下，筋❷(　　　　)，脱力感 ・❸(　　　　)筋も冒される ・時に筋痛や有痛性筋❹(　　　　)を認める ・血清クレアチンキナーゼ(CK)値の上昇はない ・筋生検や筋電図上で非特異的な❺(　　　　)変化を認める ・眼球突出，外眼筋の腫大，上直筋・下直筋が障害される ➡ 眼球運動制限が生じる
治療	・❻(　　　　)が効果的

5 ステロイドミオパチー

病因	・ステロイド治療時の副腎皮質ホルモン過剰により，一般の❶(　　　　)合成が抑制され筋障害が生じる
症状	・投与開始から発症までの期間：3カ月以降❷(　　)カ月以内 ・腰部筋と下肢❸(　　　)筋に優位の筋力低下 ➡ 起立，❹(　　　　)が困難になる ・❺(　　　　)値は正常または軽度上昇 ・筋生検では❻(　　　　)線維の萎縮を中心とした筋原性変化を認める
治療	・ステロイド薬の減量，中断 ・運動療法

解答 4 ❶ 近位　❷ 萎縮　❸ 呼吸　❹ 痙攣　❺ 筋原性　❻ ステロイド
　　　5 ❶ 蛋白質　❷ 5　❸ 近位　❹ 階段昇降　❺ 血清クレアチンキナーゼ(CK)
　　　　❻ タイプ2(白筋)

SIDE MEMO

6 ミトコンドリア病

病因	・ミトコンドリアの機能障害を病態の中核とする疾患群(主に脳と筋肉に症状が出現) ・ミトコンドリアの異常 ➡ 乳酸が異常に産生される

症状	・筋力低下，筋萎縮，心臓症状
	・その他多彩な神経症状(知能低下，痙攣，ミオクローヌス，小脳失調，難聴，外眼筋麻痺)
	・検査所見：代謝性アシドーシス，筋原性逸脱酵素の上昇，ゴモリ染色(+)
	・分類
	  1)慢性進行性外眼筋麻痺症候群(CPEO)
	    ・10～20歳代に発症
	    ・眼瞼下垂，外眼筋麻痺，❶(　　　)伝導障害，❷(　　　)変性症
	  2)福原病(MERRF)
	    ・10～20歳代に発症
	    ・四肢の❸(　　　　　　)，小脳失調，深部感覚低下，足変形
	  3)脳卒中様症状を伴うミトコンドリア病(MELAS)
	    ・乳幼児期～10歳代に発症
	    ・発作性頭痛，❹(　　　)，脳卒中様発作(全身の痙攣発作や片麻痺，同名半盲)，肥大型心筋症

7 周期性四肢麻痺の主な鑑別点

鑑別項目	低カリウム血性周期性四肢麻痺	高カリウム血性周期性四肢麻痺
遺伝形式	常染色体❶(　)性	常染色体❶性
発症	❷(　　)歳代	❼(　　)～20歳代
発作時間	❸(　　)時間～数日	❸時間以内
頻度	1/数年～1/月	毎週
誘因	糖質・Naの過剰摂取，運動，感染	運動後，寒冷，飢餓，K負荷
麻痺	顔面・呼吸筋を除いて全身の麻痺	一般に軽い．ミオトニーを伴うことあり
感覚異常	❹(　　)	❽(　　)
時間	❺(　　)，夜間	❾(　　)
性差	❻(　　)性に症状強い	❻性に症状強い
予防・治療	抗アルドステロン薬，低Na食，KCL	頻回の高糖質食，アセタゾラミド

解答
6 ❶ 心臓　❷ 網膜色素　❸ ミオクローヌス　❹ 嘔吐
7 ❶ 優　❷ 10～20　❸ 1　❹ なし　❺ 早朝　❻ 男　❼ 小児　❽ あり　❾ 日中

演習問題

1. 重症筋無力症について正しいのはどれか．（52-PM88）
   1. 起床時に症状が強い．
   2. 悪性腫瘍の合併症が多い．
   3. 自己免疫性疾患である．
   4. 女性より男性に多い．
   5. 40歳以前の発症は稀である．

2. 49歳の女性．多発性筋炎で入院中である．ステロイドによる寛解を認め，ベッドサイドでのリハビリテーションが開始された．この患者の運動負荷を調節する際に指標となる血液検査はどれか．（OT52-AM11）
   1. 総ビリルビン
   2. クレアチニン
   3. 血中尿素窒素
   4. クレアチンキナーゼ
   5. アルカリフォスファターゼ

3. 重症筋無力症で正しいのはどれか．（PT51-PM29）
   1. 脱髄性疾患である．
   2. 午前中に症状が悪化する．
   3. 複視を生じることは稀である．
   4. 感染はクリーゼの誘発因子である．
   5. 四肢遠位筋の筋力低下を生じやすい．

4. 重症筋無力症で正しいのはどれか．（49-AM89）
   1. 女性より男性に多く発症する．
   2. 四肢では遠位筋の筋力低下が起きやすい．
   3. 夕方にかけて症状は軽快する．
   4. 末梢神経の連続刺激で振幅の増大がみられる．
   5. コリンエステラーゼ阻害薬が用いられる．

5. 重症筋無力症を合併することが多いのはどれか．（48-AM76）
   1. 肺　癌
   2. 乳　癌
   3. 中皮腫
   4. 胸腺腫
   5. 食道癌

6. 重症筋無力症について正しいのはどれか．2つ選べ．(48-AM90)
    1. 筋電図検査において末梢神経の連続刺激で振幅の増大がみられる．
    2. 抗アセチルコリン受容体抗体陽性率は10%である．
    3. 症状の日内変動がある．
    4. 嚥下障害の合併はない．
    5. 眼瞼下垂がみられる．

7. 多発性筋炎で正しいのはどれか．2つ選べ．(PT46-AM30)
    1. 筋痛に対しては温熱療法を行う．
    2. 急性期には車椅子自走で移動する．
    3. 急性期治療時から下肢筋力増強訓練が推奨される．
    4. 股関節部に疼痛が出現した時は大腿骨頭壊死の合併に注意する．
    5. 慢性期の運動負荷量の決定には血清CKの推移が参考となる．

8. 多発性筋炎の運動療法で負荷量設定の目安になるのはどれか．(PT42-69)
    1. 血中CK値
    2. 血中白血球数
    3. 血中クレアチニン値
    4. 血中蛋白排泄量
    5. クレアチニンクリアランス

MEMO

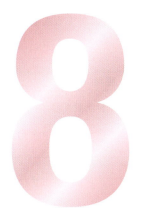

第8章　神経感染性疾患

1. 神経感染性疾患（総論）………… 218
2. 神経感染性疾患（各論）………… 221

1 神経感染性疾患（総論）

SIDE MEMO

▶ **ウイルスと細菌の違い**
細菌は自分で細胞を持っていて，ヒトの体の中に入ると細胞に取り付き，細胞の栄養を吸い取り，代わりに毒を出して細胞を殺す．ウイルスは細菌より小さい最小の寄生体で自分では細胞を持っておらず，ほかの細胞に入り込まなければ生きていけない．

▶ **EBウイルス（エプスタイン・バールウイルス）**
ヘルペスウイルスの一種で伝染性単核球症（感染性伝染性急性熱性リンパ節疾患）の原因ウイルス．唾液を介して伝播する．

▶ **JCウイルス**
パポバウイルス属の中のヒトポリオーマウイルス科に属し，進行性多巣性白質脳症（PML）の原因ウイルスである．

▶ **RNAウイルス**
コアがRNA（リボ核酸）から構成されているウイルス．

▶ **レトロウイルス**
感染細胞内でRNAを「逆転写」して，DNAゲノムを合成し，その後に増殖するウイルスである．

▶ **DNAウイルス**
コアがDNA（デオキシリボ核酸）から構成されているウイルス．

1 神経感染性疾患の定義と原因

■定義
神経感染症とは，主に❶（　　　　）および脊髄といった中枢神経組織や，またその保護の役割を担う❷（　　　　）に対する病原体の侵襲により引き起こされる疾患である．

■原因と種類

病原因子	種類		
❸（　　　）	RNA型❸	アルボ❸科（40〜70nm）	日本脳炎❸
		エンテロ❸科（20〜30nm）	ポリオ❸，コクサッキー❸，エコー❸
		オルトミクソ❸科（オルソミクソ❸）（80〜120nm）	インフルエンザ❸
		パラミクソ❸（150〜250nm）	ムンプス❸，麻疹❸
		ラブド❸科（70〜180nm）	狂犬病❸
		レトロ❸科（100〜120nm）	ヒトTリンパ球好性❸（HTLV），エイズ❸（HIV）
	DNA型❸	ヘルペス❸（150〜200nm）	単純ヘルペス❸，サイトメガロ❸，水痘・帯状疱疹❸，EB❸
		パポバ❸（45〜55nm）	JC❸
❹（　　　）	グラム❺（　　）性菌		黄色ブドウ球菌，肺炎球菌，B群レンサ球菌，リステリア菌
	グラム❻（　　）性菌		グラム陰性桿菌（緑膿菌など），大腸菌，髄膜炎菌，インフルエンザ菌
	抗酸菌		結核菌
	❼（　　　　）		梅毒トレポネーマ
❽（　　　）	クリプトコッカス，カンジダ		
❾（　　　）その他	トキソプラズマ原虫，マラリア原虫，日本住血吸虫，肺吸虫，有鉤条虫の嚢虫，旋毛虫		

※「nm（ナノメートル）」の単位
国際単位系の長さの単位．$1\,nm = 10^{-9}\,m$（メートル）= 10億分の1メートル = $0.001\,\mu m$（マイクロメートル）= $0.000001\,mm$ = $\dfrac{1}{1,000,000}\,mm$（ミリメートル）

解答 ① ❶ 大脳　❷ 髄膜　❸ ウイルス　❹ 細菌　❺ 陽　❻ 陰　❼ スピロヘータ　❽ 真菌（カビ）　❾ 寄生虫

1. 神経感染性疾患（総論）

▶ **インフルエンザウイルスとインフルエンザ菌**

インフルエンザウイルスとインフルエンザ菌とは，まったく別のものである．インフルエンザウイルスは，RNAウイルスでA，B，C型に分類される．インフルエンザ菌が原因で発症する感染症では，乳幼児では急性化膿性髄膜炎，急性咽頭蓋炎，成人では肺炎，咽頭炎，慢性気管支炎などである．

▶ **スピロヘータ**

運動性細菌の一種．赤血球くらいの大きさで，①トレポネーマ属：梅毒（性交），②ボレリア属：回帰熱・ライム熱（ダニ，シラミ），③レプトスピラ属：ワイル病・レプトスピラ症（ネズミの尿）などがある．

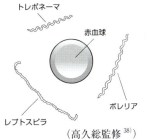

（高久総監修[38]）

▶ **細菌性髄膜炎（化膿性髄膜炎）**

細菌性髄膜炎は，細菌感染による髄膜炎の総称．

▶ **無菌性髄膜炎**

ウイルス感染が主体である髄膜炎は，無菌性髄膜炎である．

▶ **ライ症候群**

ウイルス性急性熱性疾患に引き続いて起こる燃焼小児の後天的脳症．

2 神経感染性疾患の分類と病因

疾患の分類		病因
①〜	ウイルス性❶（無菌性❶）	エンテロウイルス，コクサッキーウイルス，麻疹ウイルス，アデノウイルス，ムンプスウイルス，単純ヘルペスウイルス，日本脳炎ウイルス，水痘・帯状疱疹ウイルス
	急性化膿性❶	インフルエンザ菌，髄膜炎菌，肺炎球菌，グラム陰性桿菌，リステリア菌，ブドウ球菌
	結核性❶	❷（　　　）
	真菌性❶	❸（　　　），カンジダ
	癌性❶	腺癌（胃癌，肺癌，乳癌など）
	好酸球性❶	広東住血線虫
④〜	急性❹	日本脳炎ウイルス，単純ヘルペスウイルス，ムンプスウイルス
	感染後❹（二次性❹）	麻疹ウイルス，風疹ウイルス，水痘・帯状疱疹ウイルス，ムンプスウイルス，インフルエンザ菌
	AIDS脳症	❺（　　　）
	サイトメガロウイルス❹	サイトメガロウイルス
	ライ症候群	水痘ウイルス，インフルエンザウイルス
	寄生虫性❹	トキソプラズマ原虫，マラリア原虫，日本住血吸虫
	脳幹❹	エンテロウイルス
	亜急性硬化性全❹(※)	麻疹ウイルス
	進行性多巣性白質脳症(※)	パポバウイルス（JCウイルス）
脳❻（　　　），硬膜下❻，硬膜外❻		化膿性細菌（ブドウ球菌，連鎖球菌，大腸菌など）
❼（　　　）		感染型プリオン蛋白
❽（　　　）		梅毒トレポネーマ
脊髄炎	❾（　　　）	ポリオウイルス
	❿（　　　）	ヒトTリンパ球向性ウイルス1型（HTLV-1）
らい		らい菌

(※) 亜急性硬化性全脳炎，進行性多巣性白質脳症＝スローウイルス感染症＝数カ月〜数年に渡って，無症状の潜伏期間を経て徐々に（ゆっくり）発病する．遷延性・進行性で予後不良．

解答 ② ❶ 髄膜炎　❷ 結核菌　❸ クリプトコッカス　❹ 脳炎　❺ ヒト免疫不全ウイルス（HIV）
❻ 膿瘍　❼ クロイツフェルト・ヤコブ病　❽ 神経梅毒　❾ 急性灰白髄炎（または，ポリオ）
❿ HTLV-1関連脊髄症（HAM）

演習問題

1. 中枢神経系の感染症と病原体との組合せで誤っているのはどれか．（46-AM88，39-79）
    1. エイズ脳症 ────────── ウイルス
    2. Creutzfeldt-Jakob 病 ────── プリオン
    3. 進行麻痺 ──────────── スピロヘータ
    4. 日本脳炎 ──────────── ウイルス
    5. 急性灰白髄炎 ────────── 細菌

MEMO

2. 神経感染性疾患（各論）

1 髄膜炎

　髄膜炎とは，脳を覆う脳脊髄膜3種の❶（　　　），❷（　　　），❸（　　　）のうち，最外層に位置する❶を除く❷，❸の部分の急性および❹（　　）性の炎症で，髄液中に❺（　　　）や多形核白血球などの細胞の増多がみられるものをいう．

■病因・症状・治療

病因特徴	❻（　　）性髄膜炎	・小児に多発，急性の経過をとる，予後良好 ・エンテロウイルス（流行期には麻疹ウイルス，水痘ウイルス，ムンプスウイルスも多い）	
	❼（　　）性髄膜炎	❽（　　）性髄膜炎 （急性❼性髄膜炎）	・小児　：❾（　　　）菌，大腸菌 ・成人　：肺炎双球菌，黄色ブドウ球菌 ・高齢者：グラム陰性桿菌
		❿（　　）性髄膜炎	❿菌
	⓫（　　）性髄膜炎	クリプトコッカス髄膜炎，カンジダ脳炎	
症状	主徴 ・感染症状（発熱，頭痛，倦怠感など） ・⓬（　　　　）症状：⓭（　　　）硬直，⓮（　　　）徴候など ・髄液細胞増加 ・髄液糖値：著しい糖低値は❽性髄膜炎，軽度糖低値は❿性髄膜炎または⓫性髄膜炎 ※通常は意識障害や脳局在徴候を示さない ※炎症が脳底に及べば，⓯（　　　）神経麻痺がみられることもある		
治療	・感染症状（発熱，頭痛など）：対症療法（鎮痛・解熱） ・❼, ⓫性髄膜炎：抗生物質の全身あるいは髄腔内投与 ・❻性髄膜炎：抗ウイルス薬，インターフェロンの投与		

SIDE MEMO

▶エンテロウイルス
腸管で増殖するウイルスの総称で，主として腸管あるいはその近辺の限られた組織にとどまる場合は無症状で経過し，人は免疫を獲得して感染は終わる（これを不顕性感染という）．

▶対症療法
熱が出たら解熱剤，痛みには鎮痛剤，咳に咳止め，というように病気の不快な症状を和らげる治療法を対症療法という．

解答 1 ❶ 硬膜　❷ くも膜　❸ 軟膜　（❷❸は順不同）　❹ 慢　❺ リンパ球　❻ ウイルス　❼ 細菌　❽ 化膿　❾ インフルエンザ　❿ 結核　⓫ 真菌　⓬ 髄膜刺激　⓭ 項部　⓮ ケルニッヒ　⓯ 脳

SIDE MEMO

▶ サイトメガロウイルス
ヘルペスウイルス科βヘルペスウイルス亜科に属し，ヘルペスウイルス科のなかでは最大．

▶ 致死率
災害や傷害などの事象に影響を受けた一連の人において観察された死亡率．

2 脳炎・脳症

脳炎とは，脳❶(　実質　)内に起こる炎症である．髄膜炎を併発して❷(　脳髄膜炎　)の型が多い．脳の炎症所見を認めないものを❸(　脳症　)という．

■ウイルス性脳炎

❹(　急性　)脳炎	病因	日本脳炎ウイルス 麻疹ウイルス 単純ヘルペスウイルス サイトメガロウイルス 風疹ウイルス 水痘ウイルス
	症状	主徴 ・❺(　感染　)症状(発熱，頭痛，倦怠感など) ・❻(　髄膜刺激　)症状 ・髄液細胞❼(　増加　) ・意識障害，痙攣，大脳局在症状など (致死率，約30％)
	治療	・❽(　対症　)療法，補液，呼吸管理 ・脳浮腫に対してグリセオールや副腎皮質ホルモン投与 ・血清療法，抗ウイルス薬
❾(　ライ　)症候群	病因	水痘ウイルスやインフルエンザウイルス感染後の❿(　サリチル酸系解熱剤　)投与が関係
	症状	・乳幼児期に急激に発症 ・発熱，痙攣，意識障害，肝腫大，時に昏睡，除脳硬直 ➡ 死亡率25％ ・生存しても後遺症(知能障害，てんかん，痙性麻痺)
	治療	痙攣や頭蓋内圧亢進への治療と廃用症候群の防止

〈単純ヘルペス脳炎〉
CT所見

印：低吸収域

(次頁へつづく)

解答 ❷ ❶ 実質　❷ 脳髄膜炎　❸ 脳症　❹ 急性　❺ 感染　❻ 髄膜刺激　❼ 増加
❽ 対症　❾ ライ　❿ サリチル酸系解熱剤

SIDE MEMO

▶**ジドブジン**
ヒト免疫不全ウイルス（HIV）の増殖を抑える抗ウイルス剤（ウイルスの逆転写酵素の働きを阻害する）

（つづき）

⑪（　）性ウイルス感染症	亜急性硬化性全脳炎	病因	・2歳未満の⑫（　　　）ウイルス ・⑬（　〜　）年の潜伏期間で小児期に発症
		症状	緩徐（5〜10年の潜伏期間）な進行性の脳症状（発熱なし） ・初期：知能低下，痙攣，ミオクローヌス ・中期：進行性認知症，無言無動，不随意運動 ・末期：除皮質状態 　（予後不良，約2年で死亡）
		治療	抗ウイルス薬，インターフェロン
	進行性多巣性白質脳症	病因	⑭（　　　　）ウイルス（JCウイルス）
		症状	・発症率：3人／100万人 ・病理組織：多巣性の脱髄（大脳白質髄鞘の破壊） ・⑮（　　　）障害，失語，失行，運動麻痺（片麻痺，四肢麻痺），知能障害，感情障害，認知症 　予後不良
	HIV脳症（⑯（　　）脳症）	病因	⑯（HIV-1）
		症状	・第Ⅰ群：伝染性単核球症様症状（頭痛，発熱，関節痛，リンパ節腫大） ・第Ⅱ群：無症候期（数年間），炎症性脱髄性多発根神経障害 ・第Ⅲ群：リンパ節腫大の再発 ・第Ⅳ群：エイズ期（日和見感染症，悪性腫瘍）➡⑰（　　　　　）症候群
		治療	ジドブジン

■その他の脳炎

⑱（　　　　）脳炎	病因	⑱原虫
	症状	・AIDS患者において発症 ・頭痛や麻痺や意識障害など中枢神経の症状，⑱抗体（+）
	治療	⑲（　　　）服用：サルファダイアジン，ピリメサミン，アセチルスピラマイシン

解答 ② ⑪ 遅発　⑫ 麻疹　⑬ 6〜8　⑭ パポバ　⑮ 視力　⑯ AIDS　⑰ エイズ認知症　⑱ トキソプラズマ　⑲ 生涯

SIDE MEMO

▶ **クールー**
東部ニューギニア高地に住む原住民にみられる進行性致死性疾患（進行性の小脳症状）．食人習慣による伝播があったため，その中止とともに現在では消失している．

▶ **髄膜刺激症状**
各種髄膜炎による炎症やくも膜下出血などによって，髄膜が刺激されたときにみられる症候の総称である．頭痛，項部硬直やケルニッヒ徴候などを認める．

▶ **局所神経症状**
片麻痺，言語障害，同名半盲など

3 脳膿瘍

脳膿瘍は，脳実質内の❶（　　　）性・❷（　　　）性病変で，中枢神経系以外の感染巣から二次的に発生する．

病因	・起炎菌：❸（　　　）球菌，肺炎球菌，レンサ球菌など ・感染経路： 　1）隣接する中耳炎や❹（　　　）などの❷性病巣からの波及 　2）外傷や手術による異物迷入 　3）先天性心疾患や肺，胸膜などからの血行性感染
症状	・❺（　　　）症状 ➡ 発熱，倦怠感，意識障害，髄膜刺激症状 ・❻（　　　）亢進症状 ➡ 頭痛，うっ血乳頭，徐脈，嘔吐 ・局所神経症状 ➡ 膿瘍形成部位に応じた神経症状 ・X線CT ➡ 膿瘍の❼（　　　）像，その周囲の浮腫
治療	・外科治療：穿刺排膿法，皮膜全摘法 ・薬物療法：抗生物質，脳圧降下薬

〈MRI T₂強調画像〉

皮膜リング（低信号域）とその周囲の浮腫（高信号域）

4 プリオン病

プリオン病とは，感染型の異常型❶（　　　）蛋白が脳内に蓄積し，神経変性を起こす疾患群のことである．
❶蛋白は正常人のすべての細胞，特に❷（　　　）系細胞に生理的に存在する．本人のものである❶蛋白が感染型・異常型❶蛋白に❸（　　　）し，年数をかけて徐々に中枢神経内に伝播し広がっていく．代表的プリオン病に❹（　　　）病，クールーがある．

解答　3　❶ 限局　❷ 化膿　❸ 黄色ブドウ　❹ 副鼻腔炎　❺ 感染　❻ 脳圧
　　　❼ 皮膜リング
　　4　❶ プリオン　❷ 神経　❸ 変化　❹ クロイツフェルト・ヤコブ

2. 神経感染性疾患（各論）

■クロイツフェルト・ヤコブ病

病因	❺（　　　　　）移植，脳外科手術（硬膜移植）などによって異常❶蛋白が伝播して感染する
症状	40～60歳で発症，1人/100万人，❻（　　　　　）脳症 ・第1期（発病初期） 　：❼（　　　　　）異常，❽（　　　　　）力低下，易疲労性，性格変化，無関心，異常行動 ・第2期（認知症・ミオクローヌス期） 　：❾（　　　　　）症状，❿（　　　　　）症状（四肢のミオクローヌス，振戦，不随意運動），後頭葉障害（皮質盲），小脳性失調（協調運動障害） ・第3期（末期） 　：大脳皮質の全般的機能障害，⓫（　　　　　）状態（植物状態，尿失禁，無動・無言，除皮質姿勢） ※予後不良（発症後は全経過1～2年以内に死亡）
治療	対症療法（有効な治療法はない）

5 脊髄炎

ポリオ（急性灰白髄炎，急性脊髄前角炎）は，❶（　　　　　）性感染症で，脊髄や脳幹の❷（　　　　　）ニューロンを選択的に傷害し，その支配筋に❸（　　　　　）性麻痺を起こす．

病因	❹（　　　　　）ウイルスの経口感染
症状	・感染しても大部分は❺（　　　　　）性で無症状，または軽い上気道炎や胃腸炎等の❻（　　　　　）様症状 ・脊髄や脳幹の2神経細胞の侵襲による脊髄麻痺が出現する場合がある ・3～35日の潜伏期間 ・初発症状：発熱，筋肉痛，❼（　　　　　）刺激症状 ・続発症状：一側下肢の限局性❸性麻痺（まれに脳神経麻痺，呼吸筋麻痺，脳炎症状）
治療	・予防：❽（　　　　　）を生後3～12カ月までに3回接種と，追加接種1回 ・治療：対症療法

■ヒトTリンパ球向性ウイルス脊髄症（HAM）

ヒトTリンパ球向性ウイルス脊髄症は，成人T細胞白血病（ATC）の原因ウイルスである❾（　　　　　）に起因する脊髄症．

病因	❾の母子（垂直）感染，または⓫（　　　　　）による感染
症状	・男性：女性＝約1：2 ・発症年齢：小児～高齢者 ・母子感染の場合は，潜伏期間が長い（数年～数10年） ・⓬（　　　　　）な進行性の痙性⓭（　　　　　）麻痺，歩行障害，膀胱直腸障害，下肢の知覚過敏がある
治療	副腎皮質ステロイドホルモン，⓮（　　　　　）

SIDE MEMO

▶ HAM
HTLV-1関連脊髄症のことで，HTLV-1による脊髄症（ミエロパチー）である．

解答　4 ❺ 角膜　❻ 海綿状　❼ 視覚　❽ 記憶・記銘　❾ 認知症　❿ 錐体外路　⓫ 失外套
5 ❶ 急　❷ 運動　❸ 弛緩　❹ ポリオ　❺ 不顕　❻ 感冒　❼ 髄膜　❽ 不活化ワクチン　❾ HTLV-1　❿ 母乳　⓫ 輸血　⓬ 緩徐　⓭ 対　⓮ インターフェロン

SIDE MEMO

■ハンセン病性末梢神経障害

❶5( )菌による❶6( )性感染症であり，皮膚障害と❶7( )神経障害を起こす．

病因	❶5菌（抗酸菌），上気道感染または経皮感染	

症状	・初発症状：知覚鈍麻，知覚麻痺
	・特徴的症状：❶7神経（主に神経周膜）の肥厚（菌による❶7神経の❶6性肉芽性間質炎のため）
	・代表的症状
	 1）神経痛，圧痛
	 2）知覚障害
	  ➡知覚域と無知覚域が島状に存在
	   感覚解離（特に❶8( )障害）
	 3）運動障害
	  ➡・顔面神経麻痺による兎眼，口唇麻痺・口角下垂
	   ・尺骨神経麻痺による鷲手変形
	   ・正中神経麻痺による母指対立不能
	   ・橈骨神経麻痺による下垂手
	   ・総腓骨神経麻痺による下垂足
	   ・後脛骨神経麻痺によるわし爪趾変形
	 4）❶9( )神経障害（発汗障害）
	 5）無症候性神経炎（まれ）
		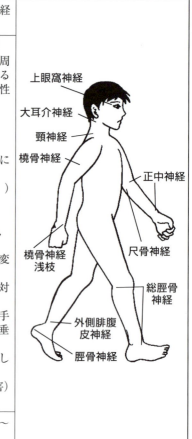

治療	薬物療法（複数の抗生物質）6カ月〜数年間服用	

6 神経梅毒

神経梅毒とは，❶( )の感染によって発症する神経系疾患の総称である．

罹患部位や程度によって種々の臨床像を示す．一般に無症候型，髄膜血管型，❷( )型の3型に分類される．

解答 ⑤ ❶5 らい ❶6 慢 ❶7 末梢 ❶8 温痛覚 ❶9 自律
6 ❶ 梅毒トレポネーマ ❷ 実質

SIDE MEMO

▶ **アーガイルロバートソン徴候**
瞳孔異常徴候で、縮瞳、対光反射(−)だが、輻輳反射は(+)の徴候

▶ **アバディ徴候**
深部知覚鈍麻(代表的徴候としてアキレス腱圧痛(−))

▶ **ロンベルグ徴候**
運動失調性(起立時)動揺徴候、閉眼にて足先をそろえて立たせた場合に、動揺(−)は正常、前後左右への動揺(+)は脊髄失調を疑う.

▶ **ウエストファル徴候**
膝蓋腱反射(−)とアキレス腱反射(−)

■分類

分類	症状・特徴
無症候型	・神経学的に無症候であるが、❸( )反応は(+)で❹( )に異常がある ・放置により❷性梅毒に移行する
髄膜血管型	・感染後❺(～)年の潜伏期後に発症 ・❻( )型 ➡ 亜急性の経過、髄膜炎症状、脳神経麻痺、意識障害、脳病巣症状 ・❼( )型 ➡ 脳血栓を伴った梅毒性動脈炎、片麻痺、知覚障害、失語 ・❽( )型 ➡ 梅毒性炎症による限局性肉芽組織、頭蓋内腫瘍の症状
❷型	脊髄癆 — 感染後5〜20年の経過後発症、脊髄❾( )・後根・後根神経節に慢性進行性変性 症状: ❿( )様疼痛、⓫( )性歩行、瞳孔異常(アーガイルロバートソン徴候(+))、深部腱反射(−)、アバディ徴候(+)、ロンベルグ徴候(+)、ウエストファル徴候(+)
	進行麻痺 — ⓬( )炎、潜伏期間10〜20年 症状: ・精神知覚障害(不眠、記憶障害、人格変化、痙攣、精神障害) ・瞳孔異常(アーガイルロバートソン徴候(+))、進行性認知症(失語、失行、失認)

■梅毒の進展

病期	感染から発病までの期間	症状
第1期梅毒(初期変化群)	感染〜⓭( )カ月(感染後3〜4週間の潜伏期を含む)	・初期⓮( )(感染局所粘膜・皮膚に小指頭大・扁平・硬い赤い丘疹) ・硬性下疳(丘疹表面は潰瘍、周囲が軟骨様に硬い) ・硬性無痛性横痃(鼠径リンパ節の炎症性腫脹)(3カ月後消失する)
第2期梅毒	⓭カ月〜3年	・⓯( )(赤色小斑点状の発疹) ・梅毒疹(四肢屈側、手掌、背部などに斑状、丘状、膿疱状の発疹) ・⓰( )(肛門や陰部に扁平の広い丘疹)
第3期梅毒	3年以降	・⓱( )(全身各種臓器にみられる進行性破壊性限局性の肉芽腫) ・動脈瘤(血管の結合組織の慢性増殖性結合織炎) ・進行麻痺 ・⓲( )

(次頁へつづく)

解答 ❻ ❸ 梅毒 ❹ 髄液 ❺ 3〜10 ❻ 髄膜炎 ❼ 血管 ❽ ゴム種 ❾ 後索 ❿ 電撃 ⓫ 失調 ⓬ 晩期髄膜脳 ⓭ 3 ⓮ 硬結 ⓯ バラ疹 ⓰ 扁平コンジローマ ⓱ ゴム腫 ⓲ 脊髄癆

SIDE MEMO

▶頭蓋内圧亢進症状
頭痛，嘔吐，痙攣

❶( )性梅毒	乳児期	・梅毒性天疱瘡(梅毒疹の一種，濃疱性梅毒が癒合した広い天疱瘡) ・梅毒性肝硬変・白色肺炎(梅毒性結合織炎) ・骨軟骨炎(骨端軟骨炎による骨長軸成長障害)
	学童期(遅発性)	・❷( )三徴候 (❷歯，実質性角膜炎，内耳性難聴)

■治療法：㉑( )療法 ➡ プロカインペニシリン

7 脳静脈洞血栓症

脳静脈洞血栓症とは，頭部の❶( )などによる血液❷( )(脳静脈❷症)が原因となり，頭蓋内脳静脈洞内に❸( )が形成されて，頭蓋❹( )が亢進し，脳が障害された状態である．

病因	頭部の❷性❶ ➡ 副鼻腔炎，扁桃炎，歯根部炎，中耳炎など 血液凝固能亢進 ➡ ❺( )薬服用時，妊娠後期～産褥期，ベーチェット病
症状	発熱，吐気，嘔吐，頭痛，運動麻痺，感覚障害，痙攣，意識障害
治療	薬剤投与(血液抗凝固剤，抗生物質，抗浮腫剤)，血栓溶解療法，頭蓋❹亢進への治療

8 神経感染性疾患

	臨床症状	代表的感染病原体	病理組織			特徴
			血管周囲への浸潤	封入体	脱髄	
急性	脳炎	日本脳炎ウイルス 単純ヘルペス 麻疹ウイルス	+++	-	❶( )	流行性 季節性 動物からの感染
	❷( )	ポリオウイルス	+++	-	-	
	髄膜炎	❸( )ウイルス	+++	-	-	
亜急性〜慢性	亜急性硬化性全脳炎	❹( )ウイルス	++	++	++	
	進行性多巣性白質脳症	パポバウイルス	-	++	+++	❺( )感染
	クロイツフェルト・ヤコブ病	❻( )	-	-	❼( )	
	❽( )脳症	HIV(ヒト免疫不全ウイルス)	++	-	❼	❺感染
	ヒトTリンパ球向性ウイルス脊髄症(HAM)	HTLV-1	++	-	❼	
感染後性脳炎 感染後性脊髄炎 感染後性神経炎		発疹性(麻疹，風疹，水痘)ウイルス ワクチン接種	+++	-	+++	感染後アレルギー，感染後❾( )性炎症

解答 ⑥ ⑲ 先天 ⑳ ハッチンソン ㉑ 駆梅
7 ❶ 炎症 ❷ 感染 ❸ 血栓 ❹ 内圧 ❺ 経口避妊
8 ❶ - ❷ 脊髄炎 ❸ エンテロ ❹ 麻疹 ❺ 日和見 ❻ 感染型プリオンタンパク
❼ +++ ❽ AIDS ❾ 自己免疫

演習問題

1. 65歳の男性．4歳時に急性灰白髄炎に罹患し右下肢麻痺となった．歩行時には右膝を右手で押さえながら歩いていた．55歳ころから腰痛を自覚するようになり，最近は歩行時の疲労が増し下肢の冷感が強くなってきたため受診した．身長160cm，体重75kg（30歳時と比較して20kg増加）．筋力はMMTで，右大腿四頭筋と右前脛骨筋は段階1である．ポリオ後症候群と診断され，リハビリテーションを行うことになった．リハビリテーションを行う上で適切なのはどれか．（PT50-PM9 一部改変，PT47-AM15 一部改変）
   1. 自転車エルゴメーターによる有酸素運動
   2. 右下肢装具を装着しての歩行練習
   3. 右大腿四頭筋の筋力増強運動
   4. 四つ這いでの移動練習
   5. 車椅子による移動

2. ポリオ後症候群において正しいのはどれか．2つ選べ．（PT46-AM31）
   1. ポリオ罹患から数十年後に障害の進行がみられる．
   2. 原因はポリオウイルスによる再燃である．
   3. 深部感覚障害を合併する．
   4. 肥満は原因の一つとなる．
   5. 嚥下障害はきたさない．

3. 60歳の男性．身長170cm，体重90kg．3歳時にポリオに罹患し右下肢単麻痺となった．右長下肢装具を装着し独歩可能であったが，3か月前から歩行が困難となり，左下肢の筋力低下も自覚したためリハビリテーション科を受診した．下肢の状態は図のようであった．リハビリテーションで誤っているのはどれか．（PT41-28）

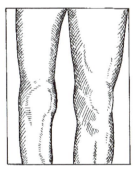 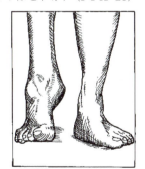

   1. 体重の減量を勧める．
   2. 杖の使用を検討する．
   3. 骨盤帯付き長下肢装具に変更する．
   4. 左下肢筋の過用を防ぐ生活指導を勧める．
   5. 足底板を用いて脚長差の再調整を行う．

4. 45歳の男性．髄膜脳炎．手足の麻痺はなく，1年後には身の回りの動作が自立した．新しいことが覚えられない記銘力障害が残った．病前の職業は会社員（営業）．WAIS-RはVIQ110，PIQ90．リハビリテーションアプローチで適切なのはどれか．2つ選べ．（PT41-39改変）
   1. 絵カードの呼称
   2. メモの利用
   3. 一日のスケジュール表作成
   4. 新聞の音読
   5. 電話対応の練習

5. 45歳の男性．髄膜脳炎．手足の麻痺はなく，1年後には身の回りの動作が自立した．新しいことが覚えられない記銘力障害が残った．病前の職業は会社員（営業）．MMSE（Mini-Mental State Examination）で低得点が予想される項目はどれか．（OT41-26）
   1. 物品名3個の再生
   2. 物品の名称呼称
   3. 文章命令による動作
   4. 文章作成
   5. 図形の模写

6. 単純ヘルペスウイルス脳炎後の患者．意識は清明で日常会話は可能である．残存症状として可能性の高いのはどれか．（OT44-50）
   1. 流暢性の低下
   2. 記銘力の低下
   3. 拮抗失行
   4. 相貌失認
   5. 半側空間無視

MEMO

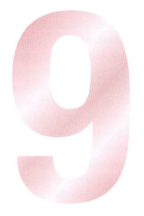

第9章 小児神経疾患

1. 脳性麻痺 ･････････････････ 232
2. その他の小児神経疾患 ･･････････ 239

1 脳性麻痺

1 脳性麻痺の定義と原因

■定義
❶(　　　)期から出生直後❷(　　)週までの間に起きた脳の❸(　　　)性病変による運動の異常で，❹(　　)性疾患や一過性運動障害，将来正常化するであろうと思われる❺(　　　　)，また脳奇形(脳梁欠損，孔脳症，小脳形成不全など)，遺伝性ニューロパチー，筋疾患は除外する(厚生省脳性麻痺研究班 1968 より)．

■原因
　脳に損傷を及ぼすさまざまな因子，❻(　　　　)，外傷，物理的化学的胎内環境因子など．ほとんどの脳性麻痺は，出産期に起こる❼(　　　)性のもので，❽(　　　)から切り離された後に，自ら呼吸を始める間の酸素の欠乏によるものであり，このような脳性麻痺では，脳室周囲の❾(　　　)部分が破壊される．ここは運動神経の通過部位であることから運動麻痺を来たす．

2 脳性麻痺の病型分類

病型分類	障害部位別分類
1. ❶(　　　)型 2. ❷(　　　　)型 3. 固縮型 4. 失調型 5. 振戦型 6. 混合型 7. ❸(　　　)型 8. 分類不能型	1. 単麻痺 2. 対麻痺 3. 片麻痺 4. 三肢麻痺 5. 四肢麻痺 6. 両麻痺(下肢の障害が強い四肢麻痺) 7. 重複片麻痺

解答　1 ❶ 胎児　❷ 4　❸ 非進行　❹ 進行　❺ 運動発達遅延　❻ 低酸素　❼ 脳血管　❽ 胎盤　❾ 白質
　　　2 ❶ 痙直　❷ アテトーゼ　❸ 無緊張

1. 脳性麻痺　233

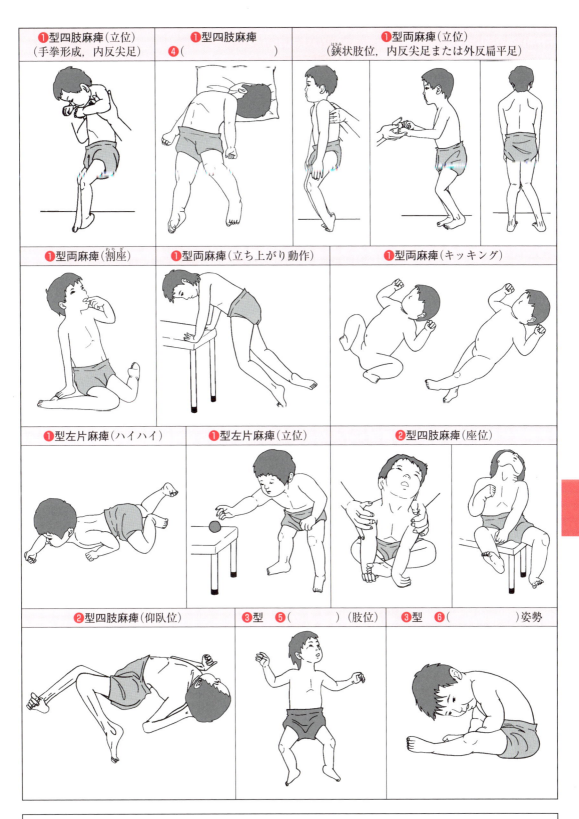

解答　② ❶ 痙直　❷ アテトーゼ　❸ 無緊張　❹ オピストトーヌス　❺ 蛙状　❻ 二つ折れ

SIDE MEMO

3 脳性麻痺の代表的な病型の特徴

■❶（　　　　）型
- ❷（　　　　　　）は「純❶型〜痙固縮型」まで幅広く，この❷の強さであらゆる❸（　　　　）反応，平衡反応，❹（　　　　　　）発達が阻害される．その結果，異常運動，異常パターンの固定化が起こり，関節❺（　　　）や変形が出現する．

■❻（　　　　　　）型
- ❷は「低緊張〜過緊張」の範囲で❼（　　　　　）する．正常な同時収縮機能が低下または欠如するため，姿勢保持が困難となる．❽（　　　　　　）メカニズムの機能障害を伴い，❷の動揺は不随意運動として現れる．舞踏病様❻，純粋❻，痙直型❻，緊張性❻などがある．❾（　　　　　）により大脳基底核，視床下核，海馬回が黄染され，❻の原因となる．

■失調型
- ❷は「低緊張〜正常」の範囲で❼する．発達初期には目立たないが，運動発達が進むにつれて明らかとなる．❽メカニズムの機能障害を伴い，持続的な❿（　　　　　）コントロールが困難である．主に⓫（　　　　）の器質的病変に基づく．

4 運動発達の早期診断と評価法

■❶（　　　　　　　　　　　　　　　　　）検査
- 個人差の幅を考慮した総合的な発達検査法で，微細運動，粗大運動，個人-社会，言語について，各々の発達の❷（　　　　）月齢を評価する．対象年齢は❸（　　　　　）歳．

■❹（　　　　　　　　　　　）
- 運動発達と反射を関係づけ，発達月齢を評価する．
- 対象月齢は❺（　　　　　）カ月．

■❻（　　　　　　　　　　　　）
- 月齢による運動能力に着目した評価で上肢と下肢がある．対象年齢は❼（　　　　　）カ月．

解答 3 ❶ 痙直　❷ 筋トーヌス　❸ 姿勢　❹ 正常運動　❺ 拘縮　❻ アテトーゼ　❼ 動揺　❽ 相反神経　❾ 核黄疸　❿ 姿勢　⓫ 小脳

4 ❶ 日本版デンバー式発達スクリーニング　❷ 通過　❸ 0〜6　❹ ミラニー運動発達チャート　❺ 0〜24　❻ 運動年齢テスト（または，MAT）　❼ 4〜72

1. 脳性麻痺

■ GMFCS（gross motor function classification system：粗大運動能力分類システム）

I	制限なしに歩く
II	制限を伴って歩く
III	手に持つ移動器具を使用して歩く
IV	制限を伴って自動移動（電動の移動手段を利用しても良い）
V	手動車椅子で移送される

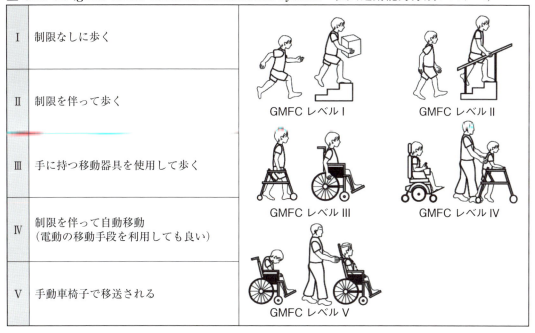

■ GMFM（gross motor function measure：粗大運動能力尺度）
・導入後はCP児の粗大運動機能を量的・質的に評価できる．
・運動機能レベルや時間的変化を客観的に検出可能．
〈評価尺度〉5歳児が可能な88項目の運動課題達成度を観察・判定する．
　　　　　5領域88項目は以下の通りである．
　　　　　　A：臥位と寝返り（17項目）
　　　　　　B：座位（20項目）
　　　　　　C：四つ這いと膝立ち（14項目）
　　　　　　D：立位（13項目）
　　　　　　E：歩行・走行とジャンプ（24項目）
〈採点〉各項目ともに4段階のLikert Scaleを用いて行いて総合点を算出する．
　　　　　　0（＝まったくできない）　　1（＝少しだけできる）
　　　　　　2（＝部分的にできる）　　　3（＝完全にできる）

■ PEDI（pediatric evaluation of disability inventory：リハビリテーションのための子どもの能力低下評価法）
・対象年齢：6カ月～7.5歳
・評価方法：字をよく知る教育関係者や両親からの聴取（45～60分程度）
・評価内容：①機能的スキル197項目＋②複合的活動20項目
・評価尺度：①機能的スキル＝1（能力がある）、0（不可能である、まだ能力を示していない）
　　　　　　機能的活動における遂行のための介助＝介助者による介助尺度（0～5の6段階）
　　　　　　機能的活動における環境的調整レベル＝調整尺度（N，R，Eの3段階）

■ PEDI の機能的スキルの項目と採点

セルフケア領域	移動領域	社会的機能領域
食物形態の種類 食器の使用 飲料容器の使用 歯磨き 整　髪 鼻のケア 手を洗うこと 身体と顔を洗うこと かぶり/前開きの服 留め具（ファスナー） ズボン 靴/靴下 トイレ動作 排尿管理 排便管理	トイレ移乗 椅子/車椅子移乗 車への移乗 ベッド移動/移乗 浴槽移乗 屋内の移動方法 屋内の移動-距離とスピード 屋内の移動-物品を引っ張る/運ぶ 屋外の移動方法 屋外の移動-距離とスピード 屋外の移動-路面 階段を上る 階段を下りる	ことばの意味の理解 文章の複雑さの理解 コミュニケーションの機能的使用 表出的コミュニケーションの複雑性 問題解決 社会的交流遊び 仲間との交流 物で遊ぶ 自己に関する情報 時間のオリエンテーション 家庭の仕事 自己防衛 地域における機能

0	ほとんどの場面で，その項目を遂行できない．または，制限されている．
1	ほとんどの場面で，その項目を遂行できる．または，以前にマスターされており，機能的技能はそのレベルを超えて進歩している．

（里宇・他監訳[39]）

MEMO

演習問題

1. アテトーゼ型脳性麻痺で残存しやすい反射はどれか．(PT53-PM27)
    1. Galant 反射
    2. 吸啜反射
    3. 自動歩行
    4. 手掌把握反射
    5. 探索反射

2. 脳性麻痺児の粗大運動能力を評価する尺度はどれか．(OT52-PM30)
    1. PEDI
    2. GMFM
    3. K-ABC
    4. WeeFIM
    5. MACS〈Manual ability classification system for children with cerebral palsy〉

3. 脳性麻痺の痙直型両麻痺で生じやすい肢位はどれか．(PT51-AM36)
    1. 踵足
    2. 外反母趾
    3. 股関節外転位
    4. 股関節外旋位
    5. クラウチング肢位

4. 6～12歳におけるGMFCSレベルと動作能力の組合せで正しいのはどれか．(51-AM89)
    1. Ⅰ ──── 階段で手すり使用
    2. Ⅱ ──── 装具なしで歩行
    3. Ⅲ ──── 不整地の歩行
    4. Ⅳ ──── 通常の椅子で座位保持
    5. Ⅴ ──── 寝返り可能 34

5. 10歳の男児．痙直型四肢麻痺の脳性麻痺．頭部保持は可能で，手で支持すれば座位が可能．わずかな距離は寝返りで移動する．電動車椅子を練習中である．この児のGMFCS(gross motor function classification system)のレベルはどれか．(OT50-AM6)
    1. レベルⅠ
    2. レベルⅡ
    3. レベルⅢ
    4. レベルⅣ
    5. レベルⅤ

6. GMFCS(growth motor function classification system)extended and revised について正しいのはどれか．（49-PM90）
   1. 6つのレベルがある．
   2. 環境要因を除外している．
   3. 4つの年齢帯に分けて記載がある．
   4. 脳性麻痺の重症度の判別に使われる．
   5. 脳性麻痺児を臥位と立位の能力から分類する．

7. 脳性麻痺で正しいのはどれか．（48-AM83）
   1. アテトーゼ型では下肢より上肢の支持性が良い．
   2. アテトーゼ型では初期は低緊張である．
   3. 痙直型では出生直後から筋緊張が亢進する．
   4. 痙直型両麻痺では下肢より上肢の麻痺が重度である．
   5. 痙直型片麻痺では上肢より下肢の麻痺が重度である．

8. 5歳の脳性麻痺児が，手の支持なしに椅子に座り，物につかまらずに床から立ち上がることができる．粗大運動能力分類システム（Gross Motor Function Classification System：GMFCS）のレベルはどれか．（OT47-AM37）
   1. レベル I　　2. レベル II
   3. レベル III　　4. レベル IV
   5. レベル V

9. 脳性麻痺で誤っているのはどれか．（46-PM91）
   1. 痙直型四肢麻痺では出生時から筋緊張が高い．
   2. 痙直型両麻痺では上肢よりも下肢の障害が強い．
   3. アテトーゼ型では緊張性頸反射の影響を受ける．
   4. 精神的緊張でアテトーゼ型の不随意運動は増強する．
   5. アテトーゼ型四肢麻痺では下肢よりも上肢の障害が強い．

10. 10歳の女児．痙直型両麻痺．移動には四つ這い，歩行器での歩行および車椅子自走を併用している．この女児が立ち上がろうとして図のような姿勢になった．原因として考えられるのはどれか．（PT44-30）

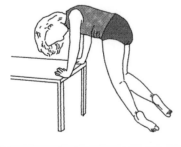

   1. 緊張性迷路反射の残存
   2. 膝関節伸展可動域の低下
   3. 下肢の左右分離運動困難
   4. 上肢の屈曲共同運動の出現
   5. 緊張性対称性頸反射の残存

2 その他の小児神経疾患　　月　日

① 微細脳損傷

■概念・病因
・出生前，周産期，出生後の異常による❶(　　　)がごく軽いときは，❷(　　　)や学習の障害などを引き起こす．

■症状
・症状の中核は，性格および❸(　　　)上の異常［❹(　　　　　)］，活動の異常低下，注意集中力欠如，異常固執，情緒不安定，❺(　　　)行為，❻(　　　)発達遅滞など）．神経学的微症状として，運動❼(　　　)，読字❽(　　　)，手指や眼周囲筋に，ごく軽度の❾(　　　)などがみられる．

■診断
・脳波検査：側頭部の❿(　　　)，前頭部の⓫(　　　)，特有な行動パターン，神経学的微症状．

② 二分脊椎

■概念・病因
・先天性に脊椎の❶(　　　)が不完全で，脊椎の一部が開いたままの状態にあることをいう．原因は❷(　　　)で諸説あるが，複数の要因（環境や遺伝）によると考えられている．これらの要因の組合せの結果，妊娠❸(　　　)に脊髄の発達の順序が変化を受けて，二分脊椎症が起こる．
・好発部位は❹(　　　)である．脊椎の形成不全の程度により❺(　　　)の形成にも影響を及ぼすため，二分脊椎部位から下の❻(　　　)と知覚が障害されたり，合併症として❼(　　　)に異常が生じたり，さらに❽(　　　)や直腸の機能にも大きく影響を及ぼす．

解答
① ❶ 脳損傷　❷ 行動異常　❸ 行動　❹ 多動（活動の異常亢進）　❺ 衝動　❻ 言語　❼ 不器用　❽ 困難　❾ 不随意運動　❿ 棘波　⓫ θ-波
② ❶ 癒合　❷ 不明　❸ 初期　❹ 腰椎〜仙椎　❺ 脊髄　❻ 運動機能　❼ 脳　❽ 膀胱

■分類・症状

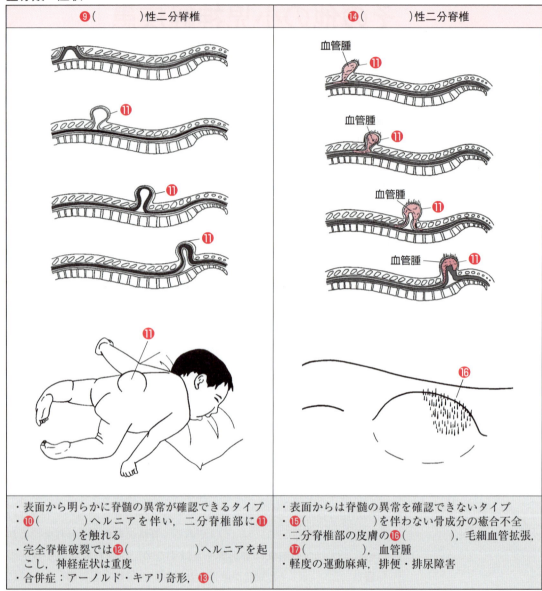

❾(　顕在　)性二分脊椎	⓮(　潜在　)性二分脊椎
・表面から明らかに脊髄の異常が確認できるタイプ ・❿(　髄膜　)ヘルニアを伴い，二分脊椎部に⓫(　腫瘤　)を触れる ・完全脊椎破裂では⓬(　髄膜脊髄　)ヘルニアを起こし，神経症状は重度 ・合併症：アーノルド・キアリ奇形，⓭(　水頭症　)	・表面からは脊髄の異常を確認できないタイプ ・⓯(　ヘルニア　)を伴わない骨成分の癒合不全 ・二分脊椎部の皮膚の⓰(　発毛　)，毛細血管拡張，⓱(　脂肪腫　)，血管腫 ・軽度の運動麻痺，排便・排尿障害

■治療
・出生後の早期の外科的縫合術．

 解答　❷　❾顕在　❿髄膜　⓫腫瘤　⓬髄膜脊髄　⓭水頭症　⓮潜在　⓯ヘルニア　⓰発毛　⓱脂肪腫

SIDE MEMO

3 ダウン症候群

■概念・原因

- ❶(　　　　　)（21番染色体が3個）に起因する❷(　　　　　)症
- 新生児700〜1,000人に1人の比率で発生する．母親の加齢とともに出生頻度が❸(　　　)する
- 老化が早く，平均寿命は❹(　　　)歳くらいである

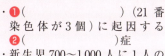

■症状

- 中等度〜重度の❺(　　　　　)
- 特異顔貌：
  扁平顔，瞼裂斜上，内眼角贅皮，❻(　　　)鼻根，耳介❼(　　　)，狭小口蓋，❽(　　　)挺出，短頭，扁平後頭部
- 特異手部：
  ❾(　　　)中節骨欠損・内彎，手掌❿(　　　)線，指紋異常
- 筋緊張：筋緊張⓫(　　　)，腹直筋離開
- 合併症：先天性心疾患（⓬(　　　　　)欠損，動脈管開存症，心内膜床欠損症，ファロー四徴症）白血病，十二指腸閉塞

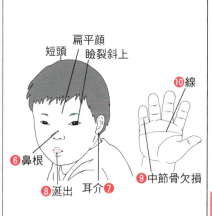

■診断

染色体検査による「21トリソミー」の証明．

■治療

根本的治療法なし．合併症に対する治療．早期療育．

▶ 猿線

手掌の掌紋のうち，一般的には頭脳線と感情線は別であるが，この2本が1本に合したものを猿線という．正常でも10人に1人の割合で猿線がみられる．サルにはない．

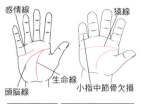

解答 ③ ❶ 21トリソミー ❷ 常染色体異常 ❸ 増加 ❹ 50 ❺ 精神遅滞 ❻ 扁平 ❼ 奇形 ❽ 舌 ❾ 小指 ❿ 猿 ⓫ 低下 ⓬ 心室中隔

4 先天性代謝異常

■概念・病因
・脂質，糖蛋白，アミノ酸，核酸，有機酸などの代謝をつかさどる❶（　　　）の❷（　　　　　　）により，❸（　　　）の❹（　　　　　　）が起こり，神経系の障害を起こす．

■代表的疾患・症状

1) フェニルケトン尿症

定義	❺（　　　　　　　　　）水酸化酵素の欠損により，体内に❺が蓄積する❻（　　　　）代謝異常である．❼（　　　　　　）遺伝．
症状	❽（　　　　）発作，歩行障害，筋トーヌス❾（　　　　），情緒不安定，知能障害
治療	❿（　　　　　　　　）食

2) ポルフィリン症

定義	血色素である⓫（　　　　）の合成過程における産物としてのポルフィリンは，尿や便により体外に排泄されるが，ポルフォビリノゲンデアミナーゼの欠損のため体内にポルフィリンが蓄積する．ポルフィリンは，⓬（　　　　）を持つためポルフィリン蓄積部位が⓭（　　　　）に当たると，細胞は破壊される．⓮（　　　　　　）遺伝．
分類と症状	急性ポルフィリン（自律神経症状，運動障害など），皮膚型ポルフィリン（皮膚潰瘍）
治療	⓯（　　　　），ブドウ糖点滴静注，薬物療法（クロルプロマジン，ビタミン剤など）
禁忌薬物	バルビタール，鎮痛解熱剤

解答 4 ❶ 酵素　❷ 先天性欠損　❸ 前駆物質　❹ 蓄積　❺ フェニルアラニン　❻ アミノ酸　❼ 常染色体劣性　❽ 痙攣　❾ 亢進　❿ 低フェニルアラニン　⓫ ヘム　⓬ 光毒性　⓭ 日光　⓮ 常染色体優性　⓯ 遮光

3) ウィルソン病

定義	⓰( )が⓱( )に蓄積して損傷を起こし，そのため⓰を血液中に直接放出してしまう．その結果，⓰は脳や眼などの器官へ運ばれて蓄積し，それらの器官を破壊する． ⓲( )遺伝である．
症状	1) 肝症状 ➡ 肝炎，肝硬変，肝腫大，腹水，浮腫，脾腫大 2) 眼症状 ➡ ⓳( ) (⓰の眼角膜蓄積により金色または緑色がかった金色のリング) 3) 神経症状 ➡ 痙攣性(舞踏病様)⓴( )，振戦，筋強剛，運動緩慢，協調機能障害，言語障害，嚥下困難，人格変化，統合失調症，躁うつ病
治療	薬物療法(⓰キレート薬，亜鉛製剤) 食事療法(低⓰食．牡蠣，タコ，イカ，甲殻類は避ける)

解答 ④ ⓰ 銅 ⓱ 肝臓 ⓲ 常染色体劣性 ⓳ カイザー・フライシャー角膜輪 ⓴ 不随意運動

演習問題

1. 4歳の男児．顕在性二分脊椎症による脊髄髄膜瘤の術後．立位の様子を図に示す．短い距離であれば独歩可能である．予測される機能残存レベルの上限で正しいのはどれか．（PT 53-AM10）

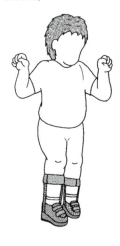

   1. L2
   2. L3
   3. L4
   4. L5
   5. S1

2. Down 症児の初期の腹臥位での移動の特徴はどれか．（PT53-PM47）
   1. 股関節の外転
   2. 伸展側下肢の尖足傾向
   3. 上肢の過剰な引き込み
   4. 緊張性迷走反射の残存
   5. 下肢運動の交互性の欠如

3. Down 症候群で乳児期前半にみられる特徴的な姿勢はどれか．（PT52-PM11）

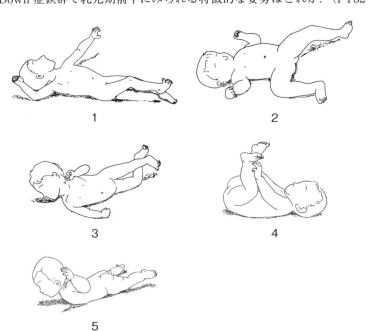

4. 8歳の男児．二分脊椎．股関節の屈曲が可能である．図のようにズボンをはくことができる最も下位レベルのSharrardの分類はどれか．（OT52-PM7）

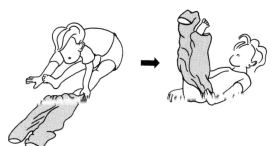

1. Ⅰ群
2. Ⅱ群
3. Ⅲ群
4. Ⅳ群
5. Ⅴ群

5. 10歳の男児．二分脊椎．杖歩行が可能であり歩行時の様子を図に示す．予測される残存レベルはどれか．（PT51-PM14）

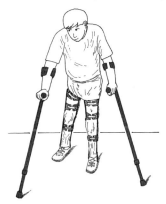

1. 第10胸髄
2. 第12胸髄
3. 第2腰髄
4. 第4腰髄
5. 第1仙髄

6. Down症候群で正しいのはどれか．（51-PM93）
    1. 転座型の場合は両親に転座があることは少ない．
    2. 出現頻度は母親の出産年齢に影響されない．
    3. 21番染色体の異常がみられる．
    4. 両親に対する愛着は少ない．
    5. 知的障害はみられない．

7. Down症候群について正しいのはどれか．（OT50-AM29）
    1. 転座型に次いで21トリソミーが多い．
    2. 発症リスクに高齢出産がある．
    3. 言語表出に問題はない．
    4. 筋緊張は高い．
    5. 男子に多い．

8. 第5腰髄節まで機能残存している二分脊椎患児に最もみられやすいのはどれか．（PT49-AM29）
   1. 股関節脱臼
   2. 反張膝
   3. 踵足変形
   4. 尖足変形
   5. 扁平足変形

9. 二分脊椎について正しいのはどれか．（OT48-PM31）
   1. 脊髄髄膜瘤に水頭症を合併する．
   2. 病変部位は胸椎が多い．
   3. 麻痺レベルはHofferの分類を用いる．
   4. 移動能力はSharrardの分類を用いる．
   5. 潜在性では神経症状を生じる．

MEMO

第 10 章　神経疾患合併症

1. 神経疾患の合併症（各論） ……… 248

1 神経疾患の合併症（各論）

SIDE MEMO

1 神経系が関与した遷延する痛み

■反射性交感神経性ジストロフィー

定義	・❶（　　　　　），手術，打撲などの後に引き続いて発症 ・神経損傷の有無にかかわらず❷（　　　　）神経支配領域に起こる強くて激しい❸（　　　　）を主症状とし，❹（　　　　）運動障害や皮膚の栄養障害などの自律神経症状を伴う症候群
症状	・原因となる損傷につりあわない激烈な強さで広がる自発痛，異痛症，❺（　　　　）過敏 ・疼痛部位の❻（　　　　），皮膚血流異常，発汗異常
治療	・ステロイド薬（炎症期） ・❼（　　　　）神経ブロック ・❽（　　　　）予防 ➡ 関節可動域訓練，マッサージ

■肩手症候群

症状	・肩や頸の外傷，心筋梗塞，脳卒中片麻痺，胸部腫瘍などで好発 ・特に脳卒中片麻痺に多く，脳卒中発症後❾（　　　　）カ月以内に肩手症候群を発症（発症率：5～20％） 〈臨床経過〉 第1期：（約3～6カ月間継続） 　　　　肩と手の疼痛と❿（　　　　）制限，前腕～手指の⓫（　　　　），⓬（　　　　），発赤，手と肩の（X線上）局所的脱石灰化．手指屈曲制限と屈曲による激痛 第2期：（約3～6カ月間継続） 　　　　⓫の消失，皮膚の⓭（　　　　），小手筋の⓭，手掌筋膜の⓮（　　　　），手指の著明な可動域制限 第3期：手の皮膚や筋の著明な⓭，手指の拘縮，広範な骨萎縮，手指は全屈曲不能
治療	・急性期：ステロイド薬，抗うつ薬，⓯（　　　　）ブロック ・リハビリテーション：関節可動域訓練，肩関節の保護

▶星状神経節
胸部，頭頸部，上肢の交感神経作用に関係する神経節で，第7頸椎横突起と第1肋骨頭の間の高さで，その前方かつ椎骨動脈の後方に位置する．

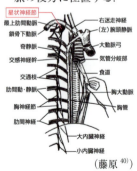

(藤原[40])

解答 ① ❶ 外傷　❷ 知覚　❸ 疼痛　❹ 血管　❺ 痛覚　❻ 浮腫　❼ 交感
　　　❽ 拘縮　❾ 3　❿ 運動　⓫ 腫脹　⓬ 熱感　⓭ 萎縮　⓮ 肥厚　⓯ 星状神経節

SIDE MEMO

▶ **くも膜顆粒**

脳脊髄液が静脈洞へと戻る出口にあたる部分．脳脊髄液を硬膜静脈洞に排出する装置で，中皮が集まって結節状に盛り上がっている．

▶ **脳脊髄液の産生・循環・吸収**

脳脊髄液は脈絡叢（側脳室，第3脳室，第4脳室にある血管が豊富な組織）で生産され，上矢状洞近傍のくも膜顆粒から吸収される．1日の生産量・吸収量は約500ml，脳室とくも膜下腔に存在する髄液量は成人で約140mlである．髄液は，側脳室⇒第3脳室⇒中脳水道⇒第4脳室を循環する．

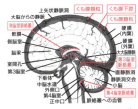

(河野（編）)[42]

2 正常圧水頭症

病因	・❶(　　　　　)出血(❶出血の約20～30％，出血後約3週間)後に多発 ・❷(　　　　　)の障害 ➡ 脳脊髄液の吸収不良． ・髄液圧は❸(　　　)範囲だが髄液量は増 ➡ 脳室❹(　　　)と脳実質の菲薄化
症状	〈3大徴候〉 ・❺(　　　　)障害 ・失禁 ・❻(　　　　)
治療	・脳室と腹腔間の❼(　　　　　)術(脳脊髄液の吸収補助)

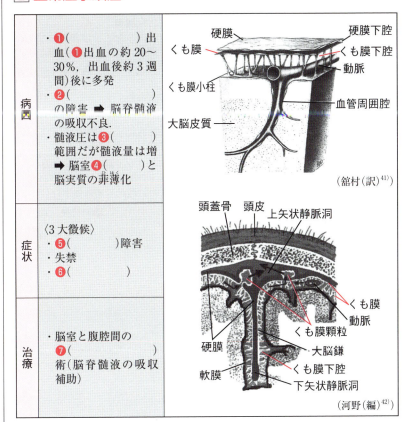

3 認知症

概念	・慢性に進行する脳神経の❶(　　　)のために生ずる記憶障害およびその他の知的機能の喪失とからなる病態 ・代表的認知症：❷(　　　)性認知症，❸(　　　　　)型認知症
病因	・脳の変性疾患，血管障害，脳炎，中毒，腫瘍，外傷，代謝性疾患など
治療	・脳の保護 ➡ 動脈硬化危険因子，❹(　　　)のコントロール ・脳の賦活 ➡ 家事，散歩など❺(　　　)的な生活を指導する ・脳循環・代謝の改善 ➡ 脳代謝賦活薬

解答 2 ❶ くも膜下　❷ くも膜顆粒　❸ 正常　❹ 拡大　❺ 歩行　❻ 認知症
　　　❼ シャント
3 ❶ 変性　❷ 脳血管　❸ アルツハイマー　❹ 血圧　❺ 活動

SIDE MEMO

4 嚥下障害

脳卒中	急性期に意識障害を伴うような大きな病巣	・❶（　　　　）の嚥下中枢と❷（　　　　）とは神経連絡しており，大脳半球の大きな病巣により❷が圧迫 ⇒ 嚥下障害の出現
	両側性病変による仮性球麻痺	・嚥下第1相が障害 ⇒ 食物を❸（　　　　）へ送れない，❹（　　　　），❺（　　　　）物が飲み込みにくい ・嚥下第2相 ⇒ 嚥下反射は比較的保たれる
	延髄の障害による球麻痺	延髄から出ている脳神経の障害 ⇒ ❻（　　　　）の運動麻痺
パーキンソン病		・パーキンソン病では，特に❼（　　　　）を動かして物を飲み込む，といった随意運動が障害される ・食物の口腔内通過時間が❽（　　　　）し，嚥下障害を引き起こす
治療とリハビリテーション（嚥下訓練）	構音訓練 ❾（　　　　）訓練 嚥下体操	❾の持続，口唇や❼の体操，声だし音読など
	アイスマッサージ	皮膚や❿（　　　　）をクリッカーや凍った綿棒でマッサージ
	⓫（　　　　）訓練	口すぼめ⓫，咳嗽訓練
	嚥下意識の強化	嚥下を行う前に嚥下意識を強化 ⇒ 誤嚥の予防
	食物形態	嚥下しやすい軟らかさや適度な⓬（　　　　）

（次頁へつづく）

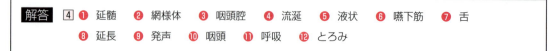

解答　4　❶ 延髄　❷ 網様体　❸ 咽頭腔　❹ 流涎　❺ 液状　❻ 嚥下筋　❼ 舌　❽ 延長　❾ 発声　❿ 咽頭　⓫ 呼吸　⓬ とろみ

1. 神経疾患の合併症（各論）

SIDE MEMO

(つづき)

治療とリハビリテーション（嚥下訓練）	体位	30°セミファーラー位・頸部❶（　　　）位，全身リラックス ↓ 食塊の口腔内保持，送り込みが容易，咽頭から❶（　　　）への通路を狭くする ↓ 誤嚥しにくい
	嚥下訓練	空嚥下，交互嚥下，横向き嚥下，うなずき嚥下
	経管栄養 / 経鼻的経管栄養	鼻から❶（　　　）へ管の挿入
	経管栄養 / 胃瘻	腹壁を切開して胃に胃瘻用の管を通して，食物や水分を流入させる

5 その他

■感情失禁

概念	感情が不安定で，泣き笑いを❶（　　　）できない状態
病因	情動反応の中枢である❷（　　　），❸（　　　）葉，側頭葉の障害が感情失禁につながる

■精神障害

❹（　　　）	・徐々に気分が沈み憂うつになる ・喜怒哀楽の感情も薄れ，何ごとにも無感情となる ・特に脳卒中患者の❺（　　　）割近くに認められる
❻（　　　）・妄想	知覚対象が存在しないのに，それが存在するかのように知覚すること

■浮腫

概念	・浮腫は細胞❼（　　　）液の貯留で，麻痺側の足背や手背に多い ・炎症時には発赤や❽（　　　）を伴う
治療	浮腫部の挙上，❾（　　　），マッサージ，温冷交代浴

解答 4 ❶ 前屈　❶ 気管　❶ 胃
5 ❶ 抑制　❷ 視床下部　❸ 前頭　❹ うつ　❺ 3　❻ 幻覚　❼ 外　❽ 熱感　❾ 運動

第10章

演習問題

1. 摂食障害への対応で正しいのはどれか．（52-PM84）
   1. 飲水にはぬるま湯を用いる．
   2. 咽頭期障害では頭頸部伸展姿勢で嚥下する．
   3. 口腔期障害に対しては高粘度の食物を用いる．
   4. 先行期障害に対して食事のペースを指導する．
   5. 鼻咽腔閉鎖不全に対しては Shaker 法を用いる．

2. 特発性正常圧水頭症で誤っているのはどれか．（51-PM99）
   1. 脳室拡大がみられる．
   2. 小刻み歩行がみられる．
   3. 自発性の低下がみられる．
   4. 髄液で細胞増加がみられる．
   5. 腰椎-腹腔シャント術が用いられる．

3. 嚥下障害の病態と用いられる介入の組合せで正しいのはどれか．（49-PM95）
   1. 口腔期障害 ──────── 粘性の高い食物
   2. 鼻咽腔閉鎖不全 ─────── Shaker 法
   3. 喉頭挙上筋筋力低下 ──── 間欠的バルーン拡張法
   4. 咽頭機能の左右差 ────── 頸部回旋
   5. 輪状咽頭筋弛緩不全 ──── 軟口蓋挙上装置

4. 脳卒中後の肩手症候群について正しいのはどれか．（PT49-PM25）
   1. 患側の手に冷感がみられる．
   2. 麻痺が重度の場合に発症しやすい．
   3. 星状神経節ブロックは無効である．
   4. 脳卒中発症後 3 週以内に生じやすい．
   5. 自動的な関節可動域運動は症状を悪化させる．

5. CRPS（複合性局所疼痛症候群）に関連するのはどれか．（OT49-AM31，51-PM87）
   1. Dupuytren 拘縮
   2. Volkamann 拘縮
   3. Sudeck 骨萎縮
   4. 無腐性壊死
   5. 異所性骨化

6. 肩手症候群で正しいのはどれか．(48-PM83)
   1. 初期は疼痛を伴わない．
   2. 末期には手指腫脹がみられる．
   3. 初期には皮膚紅潮がみられる．
   4. 慢性期の温熱療法は禁忌である．
   5. 複合性局所疼痛症候群(CRPS)Ⅱ型である．

7. 複合性局所疼痛症候群で正しいのはどれか．(OT44-57)
   1. アロディニア(allodynia)とは発汗異常の症状である．
   2. 末梢神経に外傷があることが診断に必要である．
   3. 痛覚過敏に浮腫や皮膚血流の変化を伴う．
   4. 疼痛部位の使用はできるだけ排除する．
   5. 経皮的電気刺激療法は禁忌である．

8. 正常圧水頭症の症状でないのはどれか．(44-84)
   1. 複視
   2. 尿失禁
   3. 計算力低下
   4. 自発性低下
   5. 歩行不安定

MEMO

文献

1) Subbash C. B. et al., 舘村　卓(訳)：神経科学—コミュニケーション障害理解のために．医歯薬出版, 1999, p5.
2) 平井俊策・他：目で見る神経内科学, 第2版．医歯薬出版, 1995, p132.
3) Wernicke-Lichtheim, 1884(安藤一也, 杉村公也：リハビリテーションのための内科学, 第2版．医歯薬出版, 2003, p92.
4) 安藤一也, 杉村公也：リハビリテーションのための神経内科学, 第2版．医歯薬出版, 2003, p92.
5) 福井圀彦, 前田真治：リハビリテーション医学全書14, 脳卒中—その他の片麻痺, 第2版．福井圀彦編, 医歯薬出版, 1994, p444.
6) 福井圀彦, 前田真治：リハビリテーション医学全書14, 脳卒中—その他の片麻痺, 第2版．福井圀彦編, 医歯薬出版, 1994, p461.
7) 福井圀彦, 前田真治：リハビリテーション医学全書14, 脳卒中—その他の片麻痺, 第2版．福井圀彦編, 医歯薬出版, 1994, p433.
8) 万歳登茂子：脳外傷．臨床リハ別冊, 高次脳機能障害のリハビリテーション, 江藤文夫・他編．医歯薬出版, 1995, p99.
9) 中村隆一編著：リハビリテーション医学講座第4巻, 神経生理学・臨床神経学, 第2版．医歯薬出版, 1997, p142.
10) 相馬芳明, 杉下守弘：失行・失認．神経症候—とらえ方と考え方, 安藤一也・他編, 中外医学社, 1986, p90〜92.
11) 安藤一也：リハビリテーションのための神経内科学 第2版．医歯薬出版, 2003, p97.
12) 平井俊策・他：目で見る神経内科学 第2版．医歯薬出版, 1995, p97.
13) 安藤一也：リハビリテーションのための神経内科学 第2版．医歯薬出版, 2003, p203.
14) 間野忠明：筋電図による錐体外路症状の診断．臨床脳波, 14：253〜263, 1972.
15) 安藤一也：リハビリテーションのための神経内科学 第2版．医歯薬出版, 2003, p26.
16) 当間　忍：振戦とミオクローヌス．神経症候—とらえ方と考え方, 安藤一也・他編, 中外医学社, 1986, p200〜205.
17) 安藤一也：リハビリテーションのための神経内科学 第2版．医歯薬出版, 2003, p34.
18) 中村隆一編著：リハビリテーション医学講座第4巻 神経生理学・臨床神経学 第2版．医歯薬出版, 1997, p29.
19) 安藤一也：リハビリテーションのための神経内科学 第2版．医歯薬出版, 2003, p52.
20) 杉浦和朗：イラストによる中枢神経系の理解 第3版．医歯薬出版, 1998, p119.
21) 杉浦和朗：イラストによる中枢神経系の理解 第3版．医歯薬出版, 1998, p69.
22) 杉浦和朗：イラストによる中枢神経系の理解第3版．医歯薬出版, 1998, p70.
23) 杉浦和朗：イラストによる中枢神経系の理解第3版．医歯薬出版, 1998, p77.
24) 杉浦和朗：イラストによる中枢神経系の理解第3版．医歯薬出版, 1998, p73.
25) 佐藤昭夫・他；人体の構造と機能．第2版．医歯薬出版, 2003, p61.
26) 中島雅美・他編：PT・OT基礎から学ぶ病理学ノート．医歯薬出版, 2004. p109.
27) Starzl, T. E., et al.：Collateral afferent excitation of the reticular formation of the brain stem. J. Neurophysiol., 14：479-496, 1951.
28) 平井俊策・他：目で見る神経内科学　第2版．医歯薬出版, 2004, p10.
29) 宇高不可思：めまい患者の処置と治療．別冊医学のあゆみ．神経疾患, 1999, p291.
30) 安藤一也：リハビリテーションのための神経内科学 第2版．医歯薬出版, 2003, p50.
31) 戸根　修・他：クモ膜下出血の治療の進歩は．脳卒中最前線第3版．医歯薬出版, 2003, p483.
32) 平井俊作・他：主要疾患．目で見る神経内科学 第2版．医歯薬出版, 2004, p286.
33) 杉村公也：運動ニューロン疾患．リハビリテーションのための神経内科学 第2版．医歯薬出版, 2003, p231.
34) 土屋一洋・他(編)：頭部MRI—ここが読影のポイント．羊土社, 2004, p125.
35) 土屋一洋・他(編)：頭部MRI—ここが読影のポイント．羊土社, 2004, p155.
36) 佐藤昭夫・他；人体の構造と機能．医歯薬出版, 2002, p201.
37) 平井俊策・他：目で見る神経内科．医歯薬出版, 1995, p76.
38) 高久史麿総監修：ステッドマン医学大事典 第5版．メジカルビュー社, 2002, p1650.
39) 里宇明元, 近藤和泉, 問川博之ほか監訳, PEDI Research Group 著：PEDIリハビリテーションのための子どもの能力低下評価法．医歯薬出版, 2003 (PEDI Research Group：Pediatric Evaluation of Disability Inventory(PEDI). Development, Standardization and Administration Manual, Boston University, Boston, 1998).
40) 藤原　知：体表解剖学．医歯薬出版, 1983, p141.
41) 舘村　卓(訳)：神経科学．医歯薬出版, 1999, p57.
42) 河野邦雄(編)：解剖学．第2版．医歯薬出版, 2006, p128.

解答集

1) 河野邦雄・他；東洋療法学校協会(編)解剖学．医歯薬出版, 1991, p199.
2) 中島雅美, 中島喜代彦, 大村優慈編著：PT・OT基礎から学ぶ 画像の読み方 国試画像問題攻略 第2版．医歯薬出版, 2016.

索引

和文

あ
アーガイルロバートソン徴候　227
アーノルド・キアリ奇形　70, 144
アイスマッサージ　250
アキソノトメーシス　156
アキレス腱反射　54, 79
アストロサイト　168
アストロサイトーマ　164
アセチルコリン　133
アテトーゼ　35, 60
アテローム硬化　99
アバディ徴候　227
アミロイドプラーク　122
アミロイド線維　122
アルコール性ニューロパチー　192
アルツハイマー型認知症　29
アルツハイマー型認知症の治療薬　29
アルツハイマー神経原線維　29, 123
アルツハイマー病　29, 123
アルバート線分抹消試験　14
亜急性硬化性全脳炎　219, 223
圧迫性ニューロパチー　177, 178, 181

い
インフルエンザウイルス　219
インフルエンザ菌　219
異常筋緊張　104
異常蛋白　123
意識レベルの低下　41
意識の清明　40
意識の中枢　40
意識の変容　42
意識障害　40, 102
意識障害関連状態　42
意味的記憶　26
遺伝性ニューロパチー　178
一過性神経不働化　179
一過性脳虚血発作　100, 112

一側肢部分感覚障害　177
咽頭期　46
咽頭筋麻痺　198
陰萎　85

う
ウィリス動脈輪　99
ウィリス動脈輪閉塞症　99
ウィルソン病　243
ウイルスと細菌　218
ウイルス性脳炎　222
ウイルス療法　166
ウートフ現象　153
ウェーバー症候群　110
ウェルニッケ感覚性言語中枢　7
ウェルニッケ失語　8
ウェルニッケ脳症　27
ウエストファル徴候　227
右脳　17
迂言　8
運動ニューロン疾患　143
運動の異常　126
運動過多症　58
運動減少症　58
運動時振戦　59
運動失行　20
運動失調　34, 105
運動失調の6要素　105
運動失調性構音障害　47
運動障害の原因　198
運動神経　83, 151
運動性ニューロパチー　178
運動性言語中枢　7
運動性失語　8, 9
運動麻痺　103

え
エプスタイン・バールウイルス　218
エペンディマル・セル　168
エペンディモーマ　169
エンテロウイルス　222

延髄外側症候群　65
延髄期　72
遠位型筋ジストロフィー　208
遠隔記憶　26
遠心性神経　148
鉛管様現象　132
嚥下の分類　46
嚥下運動の神経支配　46
嚥下訓練　116
嚥下障害　46, 250
嚥下障害の概要　46

お
オウム返し返答　2
オッペンハイマースプリント　184
オッペンハイマー反射　52, 53
オリゴクローナルバンド　153
オリゴデンドログリア　150
オリゴデンドログリオーマ　169
オリゴデンドロサイト　168
オリゴデンドロサイトーマ　169
凹足　138
斧状顔貌　207, 208
温痛覚　63
温痛覚伝導路　63

か
ガンマナイフ　166
下肢の共同運動　103
下肢筋萎縮　208
下小脳脚　93
下垂手　156
下垂足　157
下垂体腺腫　164, 172
化膿性髄膜炎　219
加速歩行　132
仮(偽)性球麻痺　46, 48
家屋調査　117
家族性痙性対麻痺　139
寡動　132
画像失認　13

灰白質部 90
回復期リハビリテーション 116
回盲括約筋 84
海馬 27
外傷性ニューロパチー 178
外傷性疾患 28
外節 57
外側型脳出血 98
外側脊髄視床路 63
外反扁平足 233
鉤爪変形 138
肩手症候群 248
肝性脳症 40
肝性脳症の昏睡度分類 41
肝臓 84
冠状動脈 83
喚語障害 106
間質性脳浮腫 71
間代 54
間代性言語 2
間脳 92
間脳期 72
感覚消失性膀胱 77
感覚障害 64
感覚障害の種類 65
感覚障害の定義 64
感覚障害の特徴 105
感覚神経 83, 151
感覚性ニューロパチー 178
感覚性言語中枢 7
感覚性失音楽 13
感覚性失語 8, 9
感情失禁 251
感染後ニューロパチー 178
感染性疾患 28
関節可動域訓練 116
観念運動失行 20
眼球圧痛 73
眼筋麻痺 198
眼振 35
眼輪筋反射 4
癌性ニューロパチー 178, 193
顔面汗腺 83
顔面肩甲上腕型筋ジストロフィー 206

き

キアリ奇形 144

キアリ奇形の分類 144
キッキング 233
キノホルム 194
ギヨン管 183
ギヨン管症候群 183
ギラン・バレー症候群 158, 190
気管支分泌腺 83
気管支平滑筋 83
企図振戦 35
記憶の回路 27
記憶障害 26, 27
稀突起膠細胞 168
器質的脳傷害 27
偽局在徴候 70
疑認知症 28
拮抗失行 20, 22
拮抗性の二重支配 83
拮抗反復運動障害 36
求心性神経 79, 148
急性期リハビリテーション 115
急性散在脳脊髄炎 153
球脊髄性筋萎縮症 143
球麻痺 46, 48, 111
嗅覚 63
嗅覚障害 67
挙睾筋反射 55
魚鱗症 139
共同運動 103
胸郭出口症候群 182
胸部交感神経 83
強剛 104
強迫行為 31
強迫性障害 31
鋏状肢位 233
橋出血 98
局所神経症状 224
近時記憶 26
筋ジストロフィー 206
筋ジストロフィーの筋萎縮部位 209
筋萎縮 198
筋萎縮性側索硬化症 123, 142, 143
筋強剛 58, 59
筋強直性ジストロフィー 208
筋緊張の異常 126
筋緊張の低下 198
筋緊張亢進 104
筋原性筋萎縮疾患 211
筋性顔貌 208

筋力低下 198
緊張性支配 83

く

クールー 224
クッシング効果 70
クラウゼ小体 63
クレアチンキナーゼ 199
クレアチンフォスフォキナーゼ 199
クロイツフェルト・ヤコブ病 123, 225
クローヌス 54
グラスゴー・コーマ・スケール 44
グリア 150, 168
グリオーマ 164, 168
グリオブラストーマ 169
くも膜下出血 98
くも膜下出血の症状 109
くも膜顆粒 249
空間失認 13
口とがらし反射 48
屈筋共同運動 103

け

ケルニッヒ徴候 109
ゲルストマン症候群 5, 14
外科的治療 114
脛骨神経麻痺 186
経頭蓋頂ヘルニア 71
経蝶形骨洞手術 172
痙縮 104
痙性麻痺 115
痙直 104
軽度認知症 28
欠神発作 41
欠乏性疾患 28
血漿交換療法 158
血清酵素 199
血栓溶解剤 115
見当識障害 27
健忘作話症候群 27
健忘失語 106
健忘症候群 27
健忘性失語 8
腱反射 79
腱反射の記録法 80
原形質性星状膠細胞 168
原発性頭蓋内腫瘍の種類 164

こ

コウノトリの脚　159
コルサコフ症候群　27
コンフォメーション病　122
ゴットロン徴候　212
ゴルドン反射　52, 53
ゴンダ反射　53
小刻み歩行　132
固縮　58, 104, 132
語唖　8
語健忘　106
語性ジャーゴン　3
語想起障害　106
語聾　8
口腔咽頭期　46
口腔咽頭性嚥下障害　46
口腔・咽頭相　46
口唇音　47
口頭命令と質問　16
口部顔面失行　108
甲状腺中毒性ミオパチー　213
交感神経系　83
交連線維　91
抗凝固剤　115
肛門括約筋　84
拘縮　158
厚生労働省生活機能程度　132
後頭葉　5
後方言語野　7
高カリウム血症周期性四肢麻痺　214
高血圧性脳症　100
高次脳機能障害　2, 106
降圧剤　114
硬直　104
硬膜下血腫　99
喉頭食道期　46
項部硬直　109
絞扼性ニューロパチー　177, 178, 181
鉤ヘルニア　71, 72
構音　47
構音訓練　250
構音障害　46, 47, 48
構音障害の分類　47
構成失行　21
膠芽腫　164, 169
黒質-線条体ドパミン路　58
骨格筋　148

骨格筋CT　199
骨格変形　157

さ

サイトメガロウイルス　222
左脳　17
左右失認　14
座位訓練　116
細菌性髄膜炎　219
細胞性脳浮腫　71
細胞体内嗜銀球　30
錯語　106
錯書　106
錯読　106
錯乱　42
猿線　241
猿手　156

し

シェファー反射　53
シスプラチン　194
シャルコー・マリー・トゥース病　159, 191
シュワン細胞　149, 150
シルビウス裂溝　105
ジストニー　60
ジスメトリア　37
ジドブジン　223
ジャーゴン　3
ジャパン・コーマ・スケール　43
四肢体幹汗腺　84
四肢体幹血管　84
四肢体幹立毛筋　84
弛緩性麻痺　115
刺激症候　76
刺激伝導系　83
肢帯型筋ジストロフィー　207
指屈反射　52, 53
姿勢時振戦　59
姿勢障害　132
視覚　63
視覚失認　12
視覚障害　67
視覚性運動失調　5
視覚性失認　107
視覚性注意障害　5
視覚性同時失認　14
視空間失認　107

視床出血　108
視床症候群　110
視床性の感覚障害　106
視床痛　65
視床定位脳手術　133
視神経路障害　67
視野欠損　67
歯状核　93
歯状核赤核淡蒼球ルイ体萎縮症　138
自己免疫疾患　152
自動膀胱　77
自発語　9
自発書字　2
自由神経終末　63
自律神経　79, 83, 151
自律神経の支配　86
自律神経症候の分類　84
自律神経障害　132
自律膀胱　77
色彩失認　13
軸索障害　179
軸索断裂　156
失外套症　43
失外套状態　42, 224
失見当識　27
失語の分類と症状　106
失語(症)　7, 9
失語(症)のリハビリテーション　9
失語(症)の評価法　9
失行　2, 20, 108
失行(症)の評価法　22
失書　2
失調　157
失調(症)のリハビリテーション　38
失読　2
失認の責任病巣　17
失認の分類と症状　107
失認(症)　12
失認(症)のリハビリテーション　17
失認(症)の評価法　14
失名辞失語　106
膝蓋腱反射　54, 79
尺骨神経麻痺　183
尺骨神経麻痺用スプリント　183
写字　2
手拳形成　233
手根管　185
手根管症候群　185

手指屈筋反射 52
手指失認 14
手掌オトガイ反射 4
腫瘍性疾患 28
樹状細胞療法 166
周期性四肢麻痺 212, 214
重症筋無力症 211
重度認知症 28
粥状硬化 99
純粋運動性失語 8
純粋語唖 8
循環障害 40
書痙 31
除脳硬直 73
除皮質硬直 73
小グリア細胞 168
小膠細胞 168
小字症 132
小児神経疾患 239
小脳テント 71
小脳の解剖生理学 92
小脳の外観 92
小脳の役割 93
小脳遠心路 34
小脳外観矢状面 92
小脳外観前額面 92
小脳脚 93
小脳求心路 34
小脳出血 98, 108
小脳性失調 34
小脳性振戦 59
小脳扁桃 71
小脳扁桃ヘルニア 71
消化器括約筋 84
消化器分泌腺 84
消化器平滑筋 84
上衣細胞 168
上衣腫 169
上行性脳幹網様体 40
上行性網様体賦活系 102
上肢の共同運動 103
上小脳脚 93
上部延髄期 72
上部橋期 72
上腕三頭筋反射 54, 79
上腕二頭筋反射 54, 79
情景図の説明 16
情動障害 26, 31

常同 30
静脈洞血栓 100
食事性低血圧 85
食道性嚥下障害 46
食道相 46
植物アルカロイド 194
触圧覚伝導路 63
触覚 63
触覚失認 107
職業痙 31
褥瘡 85
心気症 31
心室筋 83
心疾患 96
心房筋 83
伸筋共同運動 103
身体失認 14, 107
身体表現性障害 31
身体部位失認 14
神経 148
神経の感覚支配 183
神経の分類 151
神経因性排尿障害 75, 76
神経回路網 57
神経感染性疾患 218, 221, 228
神経系の機能 148
神経原性起立性低血圧 84
神経膠細胞 150, 168
神経膠腫 164, 168
神経細胞の構造 176
神経細胞の分類 149
神経細胞核内封入体 137
神経疾患の合併症 248
神経遮断 156
神経鞘腫 164, 171
神経断裂 156, 179
神経梅毒 226
振戦 59, 132, 157
進行性筋ジストロフィーの定義 201
進行性多巣性白質脳炎 223
進行性多巣性白質脳症 219
深部覚 63
深部感覚 62
新造語性ジャーゴン 30
人格荒廃 29

す
ステロイドミオパチー 213
スピロヘータ 219
スローウイルス感染症 219
図形崩壊 14
図形模写検査 14, 15
頭蓋咽頭腫 164, 172
頭蓋内圧亢進症状 70, 165, 228
頭蓋内腫瘍 164
頭蓋内出血 98, 99
錐体外路 57, 125, 126
錐体外路の機能 126
錐体外路性異常反射 58
錐体外路性運動障害 58
錐体外路徴候 57, 58, 125
錐体路 51
錐体路徴候 51
髄芽腫 164, 170
髄鞘障害 179
髄膜炎 221
髄膜刺激症状 70, 73, 224
髄膜腫 164, 170

せ
センテンス性ジャーゴン 3
せん妄 27
生活指導 117
生理的振戦 59
正常圧水頭症 249
正常筋細胞 199
正常神経線維 152
正中神経麻痺 185
星細胞腫 164, 168
星状細胞 168
星状神経節 248
精神運動発作 41
精神障害 40, 251
精神性疾患 28
精神性注視麻痺 5
精神遅滞 26
整腸剤 194
脊髄炎 219, 225
脊髄空洞症 144
脊髄後索路 63
脊髄小脳失調症 123
脊髄小脳変性症 136
脊髄小脳変性症の定義 136
脊髄性 65

脊髄性筋萎縮症　143
脊髄性失調　34
脊髄性進行性筋萎縮症　143
脊髄変性疾患　142
舌音　47
先天性筋ジストロフィー　207
先天性腫瘍　164
先天性代謝異常　242
線維性星状膠細胞　168
線分二等分検査　15
線分抹消検査　14
全失語　8，9，106
前鋸筋麻痺　183
前障　57
前脊髄視床路　63
前大脳動脈梗塞　110
前庭神経路　34
前庭迷路性失調　35
前庭迷路性障害　105
前頭葉　5
前頭葉症候群　4
前方言語野　7
漸減現象　211

そ
組織プラスミノゲン活性化因子　115
粗大運動能力尺度　235
粗大運動能力分類システム　235
相貌失認　13
巣症状　165
総腓骨神経麻痺　186
臓器感覚　63
足根管症候群　186
足底筋反射　52
側臥位　115
側頭葉　5
側頭葉内側部　27
測定障害　37

た
タリウム　194
タンデム歩行　36
ダウン症候群　123，241
多系統萎縮症　127，136
多肢多部分感覚障害　177
多発性ニューロパチー　156，177
多発性筋炎　212
多発性硬化症　152

多発性単ニューロパチー　177
多発単ニューロパチー　156
垂れ足　157
垂れ手　156
唾液腺　83
代謝性ニューロパチー　178
代謝性疾患　40
対光反射　72
対症療法　221
体性神経　79，83
体性神経の走行図　79
帯状回　71
帯状回ヘルニア　71
大孔ヘルニア　71
大後頭孔　71
大後頭孔拡大術　145
大字症　35
大腸　84
大脳鎌　71
大脳の解剖生理学　90
大脳の構成　90
大脳の内部構造　90
大脳基底核　57，91
大脳基底核の解剖　125
大脳基底核の働き　91
大脳基底核の変性疾患　125
大脳基底核の変性疾患性パーキンソニズム　127
大脳区分　5
大脳性失調　35
大脳半球の優位性　4
大脳半球外側面の構造　90
大脳皮質の働き　91
大脳皮質の変性疾患　125
大脳皮質の変性疾患性パーキンソニズム　127
大脳皮質下出血　98
大脳皮質基底核変性症　127
大脳皮質性の感覚障害　105
大脳皮質体性感覚野　105
大脳辺縁系　91
大脳辺縁系の働き　91
大脳変性疾患　127
第1期梅毒　227
第2期梅毒　227
第3期梅毒　227
脱髄の原因　152
脱髄疾患　152

脱髄神経線維　152
脱髄性遺伝性運動感覚性ニューロパチー　159
脱髄斑　152
単ニューロパチー　156，177
単純ヘルペス脳炎　222
短期記憶　26
断続性発語　47
断綴性言語　35
断綴性発語　47

ち
チームアプローチ　115
チーム・スタッフ　115
チェーン・ストークス呼吸　72
チック　60
チャドック反射　52
地図上都市定位検査　15
知的障害　26
知的退行　26
致死率　222
着衣失行　21，108
中小脳脚　93
中心後回　105
中心性ヘルニア　71，72
中枢　79
中枢型低血圧　84
中枢神経の解剖生理学　90，148
中枢神経の脱髄疾患　152
中枢神経性過呼吸　72
中枢性過換気　72
中枢性顔面神経麻痺　193
中枢性疼痛　106
中等度認知症　28
中毒性ニューロパチー　178，194
中毒性パーキンソニズム　128
中毒性疾患　28，40
中毒性振戦　59
中脳の変性疾患　131
中脳核　57
中脳期　72
肘部管症候群　183
長期記憶　26
長胸神経麻痺　183
超皮質性運動性失語　8
跳躍伝導　150
聴覚　63
聴覚失認　13，107

260　索　引

聴覚障害　67
聴神経鞘腫　171

つ
継ぎ足歩行　36
槌指　138

て
テント切痕　71
テント切痕ヘルニア　71
デュシェンヌ型筋ジストロフィー　201
デュシェンヌ型筋ジストロフィーの障害度分類　202
デュシェンヌ型筋ジストロフィーの治療法　202
てんかん　41
手口症候群　66, 106
手袋靴下型感覚障害　177
低カリウム血性周期性四肢麻痺　214
低血糖昏睡　40
転移性脳腫瘍　173
転換障害　31
伝導失語　106
伝導性失語　8, 9
伝導路　51

と
トーマスサスペンション　184
トレムナー反射　52, 53
ドパミン　128, 133
ドパミン受容体　128
時計文字盤模写検査　15
登攀性起立　202
頭蓋咽頭腫　164, 172
頭蓋内圧亢進症状　70, 165, 228
頭蓋内腫瘍　164
頭蓋内出血　98, 99
頭頂葉　5
頭部交感神経　83
頭部CT　199
橈骨神経麻痺　184
糖尿病　96
糖尿病性ニューロパチー　159, 192
糖尿病性昏睡　40
洞房結節　83
動脈硬化　98
動脈瘤　98

瞳孔異常　85
瞳孔括約筋　83
瞳孔散大　72
瞳孔散大筋　83
瞳孔縮小　72
特殊感覚の障害　67
特徴的姿勢　132
閉じ込め症候群　111
突進現象　132

な
ナノメートル　218
内科的治療　114
内頸動脈閉塞　110
内言語　8
内耳迷路系　34
内節　57
内臓感覚　63
内臓痛　63
内側型脳出血　98
内側縦束症候群　153
内反尖足　233
内分泌性疾患　28
鉛　194

に
ニューロアプラキシア　156
ニューロトメーシス　156
二次性脳腫瘍　173
二分脊椎　239
尿道　75
尿毒症　41
人間身体像描画検査　16
認知症　26, 28, 249
認知症の治療とリハビリテーション　30

の
ノルアドレナリン　133
脳ヘルニア　70, 71
脳圧亢進症状　70
脳炎　222
脳炎後パーキンソニズム　128
脳嵌頓　71
脳幹の解剖生理学　93
脳幹性　65
脳幹性感覚障害　106
脳幹部　93

脳幹部の変性疾患　131
脳幹部出血　109
脳局在神経症状　165
脳血管障害　100
脳血管障害の原因　96
脳血管障害の主症状　102
脳血管障害の治療　114
脳血管障害の定義　96
脳血管障害の分類　98
脳血管障害性パーキンソニズム　128
脳血管性認知症　29
脳血栓　99
脳梗塞　99
脳梗塞の症状　110
脳溝　5
脳室シャント術　70
脳室短絡術　70
脳腫瘍　128, 164, 168
脳出血　98
脳出血の好発部位　98
脳症　222
脳静脈洞血栓症　228
脳振盪　27
脳性麻痺　232
脳脊髄液の吸収　249
脳脊髄液の産生　249
脳脊髄液の循環　249
脳塞栓　99
脳卒中　250
脳代謝賦活薬　114
脳動静脈奇形　99
脳動脈瘤コイル塞栓術　114
脳動脈瘤の好発部位　98
脳内出血の症状　108
脳膿瘍　224
脳波　199
脳浮腫　70, 71
脳葉　5
脳梁　17

は
ハーディー手術　172
ハイパーキネジア　58
ハイポキネジア　58
ハンセン病性末梢神経障害　226
ハンチントン病　129
ハンチントン舞踏病　129
バビンスキー反射　52, 53

索 引

バリスムス　35, 60
バリント症候群　110
バリント症候群　5
パーキンソニズム　126
パーキンソン症候群　126
パーキンソン症候群の概念　126
パーキンソン振戦　59
パーキンソン病　131, 250
パチニ小体　63
パペッ回路　27
把握ミオトニア　208
歯車様現象　132
背臥位　115
排尿機能　75
排尿機能の神経性調節　76
排尿障害　85
排尿障害の分類　77
排尿反射の上行路　75
排便障害　85
梅毒の進展　227
白質ジストロフィー　153
爆発性発語　35
発汗障害　85
反回神経　47
反響言語　47
反射性交感神経性ジストロフィー　248
反射性膀胱　77
半側空間失認　14, 15
半側空間無視　14
半側身体失認　14
半背臥位　115
半腹臥位　115
晩発性小脳皮質萎縮症　137

ひ

ヒステリー　31
ヒトTリンパ球向性ウイルス脊髄症　225
ヒペルパチー　65, 106
ヒ素　194
ビンアルカロイド　194
ビンクリスチン　194
ピック小体　30, 123
ピック病　30, 123
皮質下出血　109
皮質盲　12
皮質聾　5

皮膚の受容器　63
被殻　57
被殻出血　108
尾状核　57
微細脳損傷　239
左中大脳動脈皮質枝梗塞　110
表在感覚　62
表在反射　80
病的反射　52

ふ

フィッシャー症候群　190
フェニルケトン尿症　242
フリードライヒ失調症　138
フリードライヒ病　138
フローマン徴候　157
ブニナ小体　142
ブローカ運動性言語中枢　7
ブローカ失語　8
プリオン蛋白　122
プリオン病　224
不安状態　31
不穏　43
不随意運動　59, 60
不随意運動の筋電図　60
不随意運動性構音障害　47
浮腫　251
舞踏病　35
副交感神経系　83
副腎髄質　84
福祉機器　117
福祉用具　117
福山型　207
腹壁反射　55, 80
複合感覚　62
物体失認　12, 13

へ

ヘリオトロープ疹　212
ベッカー型筋ジストロフィー　206
ベッツ錐体細胞　90
ベッドサイドの良肢位　115
ベネディクト症候群　110
ベル麻痺　193
平滑筋　148
閉塞症候　76
変性　122
変性疾患　28, 122

変性疾患の概念　122
変性疾患の種類　123

ほ

ホフマン反射　52, 53
ポルフィリン症　242
歩行障害　36, 132
保続　106
補装具　117
乏突起膠細胞　168
乏突起膠腫　169
膀胱　75
膀胱括約筋　84
膀胱排尿筋　84
本態性振戦　59

ま

マイクログリア　168
マイスネー小体　63
マイヤーソン徴候　4
マシャド・ジョセフ病　137
マリー・フォアの手技　52, 53
麻痺性膀胱　77
末梢型低血圧　84
末梢神経　79
末梢神経における屈曲反射　176
末梢神経における脊髄反射　176
末梢神経の解剖生理学　148
末梢神経の脱髄疾患　156, 158
末梢神経細胞の障害　178
末梢神経症候　79, 83
末梢神経障害　156, 176
末梢神経障害の概念　176
末梢神経性　65
末梢神経性失調　35
末梢神経損傷　177, 181
末梢性ニューロパチー　177, 190
末梢性顔面神経麻痺　193
慢性炎症性脱髄性多発根ニューロパチー　191
慢性炎症性脱髄性多発神経炎　158, 191

み

ミオクローヌス　60
ミオクローヌスの表面筋電図　60
ミオクロニー発作　41
ミオパチー　198

ミオパチーの筋線維　198
ミオパチー筋細胞　199
ミトコンドリア病　214
三好型　208
味覚　63
味覚障害　67
眉間軽打　58

む
無菌性髄膜炎　219
無症候性脳梗塞　100
無動　132
無動性無言症　42, 43
無抑制膀胱　77

め
メチルコバラミン　184
メニンギオーマ　170
メラニン神経細胞　131
メルケル細胞　63

も
モヤモヤ病　99
もうろう状態　42
毛根終末器官　63
毛様体脊髄反射　72
網膜色素変性症　139

や
ヤコブレフ回路　27
薬物性パーキンソニズム　128

ゆ
有機水銀　194
有機溶剤　194
有痛性強直性痙攣　153
優位半球　5, 17
優位半球障害　5

よ
抑うつ状態　31
翼状肩甲　183
横書文章読字検査　15

ら
ライ症候群　219
ランビエの絞輪　150
らい　219

り
リスクファクター　114
リハビリテーション　115
リハビリテーションのための子どもの
　能力低下評価法　235
立毛筋　83
流暢性　9

る
ルイ体　57
ルフィニ終末　63

れ
レイノー現象　85
レトロウイルス　218
レビー小体　123
レビー小体病　123
レルミット徴候　153
劣位半球　5, 17
劣位半球障害　5
連合線維　91
連合反応　104

ろ
ロックド・イン症候群　111
ロンベルグ徴候　36, 105, 227
老人性健忘　27
老人性振戦　59
老人斑　29, 123

わ
ワーラー変性　156
ワルテンベルク反射　52, 53
ワレンベルグ症候群　65, 111
鷲手　156
割座　233
弯曲手　138
腕神経叢　181
腕神経叢不全麻痺　182
腕神経叢麻痺　181
腕橈骨筋反射　79

欧文
ADL　116
AIDS　28
ALS　123, 142, 143
Alzheimer 神経原線維　29, 123
Alzheimer 病　123

CIDP　191
CK　199
CPK　199
DNA ウイルス　218
Down 症候群　123
DRPLA　138
EB ウイルス　218
GCS　44
GMFCS　235
GMFM　235
HAM　225
HIV 脳症　223
hyper-graphia　14
IP 屈曲　138
JCS　43
JC ウイルス　218
LCCA　137
Lewy 小体　123
Lewy 小体病　123
L-ドパ　128
MP 過伸展　138
MS　152
MSA　136
multiple sclerosis　152
OB　153
OPCA　127
PEDI　235
Pick 小体　123
Pick 病　123
PNF　38
RNA ウイルス　218
SCA　123
SCD　136
SMA　143
SND　127
TIA　100, 112
tPA　115
waning　211

数字
3・3・9度方式　43
21 トリソミー　241

MEMO

MEMO

【編著者略歴】

中島 雅美(なかしままさみ)

1978年	九州リハビリテーション大学校卒業 福岡大学病院リハビリテーション科
1980年	筑後川温泉病院理学診療科
1981年	つくし岡本病院理学診療科
1992年	西日本リハビリテーション学院 教務課長
2000年	放送大学教養学部「発達と教育」卒業
2006年	九州中央リハビリテーション学院 理学療法学科長, 教育部長
2012年	PTOT学習教育研究所 所長 九州医療スポーツ専門学校 教育参与
2016年	一般社団法人日本医療教育協会 国試塾リハビリアカデミー校長／PTOT学習教育研究所 所長

鳥原 智美(とりはらともみ)

2004年	西日本リハビリテーション学院理学療法学科卒業 理学療法士免許取得
2004年	江南病院リハビリテーション科入職
2012年	江南病院リハビリテーション科退職
2012年	国試塾リハビリアカデミー(専任教員)

【編集協力】

中嶋 淳滋(なかしまじゅんじ)

1993年	熊本大学医学部卒業
1998年	熊本西日本病院内科 西日本リハビリテーション学院非常勤講師
2000年	熊本大学第3内科
2001年	南大牟田病院内科(兼任)
2010年〜	ナカシマセブンクリニック院長

理学療法士・作業療法士
PT・OT基礎から学ぶ神経内科学ノート
第2版(解答集付)　　　ISBN978-4-263-26578-9

2008年10月10日　第1版第1刷発行
2016年4月15日　第1版第8刷発行
2018年10月5日　第2版第1刷発行
2021年10月15日　第2版第3刷発行

編著者　中　島　雅　美
　　　　鳥　原　智　美
発行者　白　石　泰　夫
発行所　医歯薬出版株式会社
〒113-8612　東京都文京区本駒込1-7-10
TEL.(03)5395-7628(編集)・7616(販売)
FAX.(03)5395-7609(編集)・8563(販売)
https://www.ishiyaku.co.jp/
郵便振替番号00190-5-13816

乱丁・落丁の際はお取り替えいたします．　　印刷・壮光舎印刷／製本・愛千製本所
© Ishiyaku Publishers, Inc., 2008, 2018. Printed in Japan

本書の複製権・翻訳権・翻案権・上映権・譲渡権・貸与権・公衆送信権(送信可能化権を含む)・口述権は，医歯薬出版(株)が保有します．
本書を無断で複製する行為(コピー，スキャン，デジタルデータ化など)は，「私的使用のための複製」などの著作権法上の限られた例外を除き禁じられています．また私的使用に該当する場合であっても，請負業者等の第三者に依頼し上記の行為を行うことは違法となります．

JCOPY ＜出版者著作権管理機構 委託出版物＞
本書をコピーやスキャン等により複製される場合は，そのつど事前に出版者著作権管理機構(電話03-5244-5088，FAX 03-5244-5089，e-mail:info@jcopy.or.jp)の許諾を得てください．

●学内試験から理学療法士・作業療法士の国試対策まで！

◆PT・OTの授業で扱う項目をドリル形式でまとめた知識の整理ノート
◆基本事項を把握しながら無理なく基礎学力が身につく

PT・OT 基礎から学ぶ
解剖学ノート 第3版

中島雅美〔著〕

■B5判　344頁
　定価4,400円（税10％込）
　ISBN978-4-263-21675-0

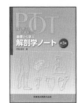

PT・OT 基礎から学ぶ
生理学ノート 第3版

中島雅美〔著〕

■B5判　342頁
　定価4,400円（税10％込）
　ISBN978-4-263-26551-2

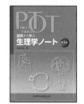

PT・OT 基礎から学ぶ
運動学ノート 第2版

中島雅美
中島喜代彦〔編〕

■B5判　316頁
　定価4,400円（税10％込）
　ISBN978-4-263-21738-2

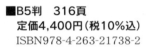

PT・OT 基礎から学ぶ
病理学ノート 第2版

中島雅美・鳥原智美〔編著〕
中嶋淳滋〔編集協力〕

■B5判　216頁
　定価3,520円（税10％込）
　ISBN978-4-263-26558-1

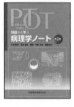

PT・OT 基礎から学ぶ
内科学ノート 第2版

中島雅美・鳥原智美〔編著〕
中嶋淳滋〔編集協力〕

■B5判　304頁
　定価4,400円（税10％込）
　ISBN978-4-263-26589-5

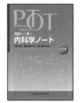

PT・OT 基礎から学ぶ
神経内科学ノート 第2版

中島雅美・鳥原智美〔編著〕
中嶋淳滋〔編集協力〕

■B5判　336頁
　定価4,620円（税10％込）
　ISBN978-4-263-26578-9

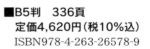
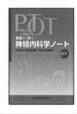

PT・OT 基礎から学ぶ
精神医学ノート

中島雅美・松本貴子〔編〕
富田正徳〔編集協力〕

■B5判　204頁
　定価3,520円（税10％込）
　ISBN978-4-263-21293-6

PT・OT 基礎から学ぶ
画像の読み方 第3版
国試画像問題攻略

中島雅美・中島喜代彦
大村優慈〔編著〕

■B5判　226頁
　定価3,520円（税10％込）
　ISBN978-4-263-26590-1

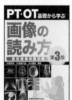

医歯薬出版株式会社　〒113-8612 東京都文京区本駒込1-7-10　https://www.ishiyaku.co.jp/

PT OT

理学療法士
作業療法士

基礎から学ぶ
神経内科学ノート 第2版 解答集

中島 雅美・鳥原 智美 編著／中嶋 淳滋 編集協力

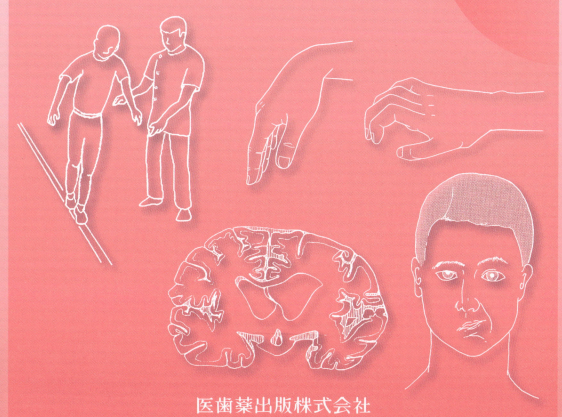

医歯薬出版株式会社

第1章　神経症候

①　高次脳機能障害

演習問題　本文6ページ

1. **答**…5（❶× ❷○ ❸× ❹○ ❺○）
   解説…1. 歩行失行＝両前頭葉内側＝歩行が拙劣で歩行開始時に床から足が離れない
   2. 視覚失認＝両後頭葉＝視覚異常がないにもかかわらず見たものを認知識別できない
   3. Anton症状（アントン）＝両後頭葉＝全部または一部の視覚を消失していても視覚があると証言し、視覚障害の証拠に直面しても作話によって視覚障害を否定する
   4. Parkinson症状（パーキンソン）＝中脳黒質＝運動症状（振戦、固縮、無動の3主徴）、非運動症状（精神症状、自律神経症状）
   5. Gerstmann症候群（ゲルストマン）＝左頭頂葉角回＝手指失認、左右失認、失書、失算

2. **答**…3（❶× ❷× ❸○ ❹× ❺×）
   解説…1. 被殻出血＝片麻痺、感覚障害、片側視野障害（同名性半盲）、意識障害、失語症（優位半球の場合）
   作話＝脳動脈瘤、脳浮腫、統合失調症、双極性障害、Alzheimer病（アルツハイマー）など
   2. 皮質下出血＝高次脳機能障害、意識障害（複視＝動眼神経麻痺、重症筋無力症、脳腫瘍など）
   3. 視床出血＝注意障害
   4. 小脳出血＝歩行障害（酩酊歩行）、頭痛、悪心、嘔吐、眩暈、断綴性言語など（反響言語＝前頭葉障害）
   5. 橋出血＝昏睡、四肢麻痺、縮瞳など（半側空間無視＝劣位半球頭頂葉障害）

3. **答**…3（❶× ❷× ❸○ ❹× ❺×）
   解説…1. 検者が示した指先への注視運動ができずに視点も定まらない＝運動維持困難または口顔面失行＝両側頭頂葉〜後頭葉損傷
   2. 損傷した脳の反対側から呼びかけても顔面を向けられない＝半側空間無視＝劣位半球の頭頂葉損傷
   3. 検者が出したジャンケンのチョキの模倣動作ができない＝観念運動失行＝優位半球の頭頂葉下部損傷
   4. 裏返しになった衣服を正しく着ることができない＝着衣失行＝劣位半球の頭頂葉後部損傷
   5. 閉眼したまま提舌を20秒以上持続できない＝運動維持困難＝劣位半球損傷

4. **答**…3、5（❶× ❷× ❸○ ❹× ❺○）
   解説…1. 失読＝左半球の後頭葉損傷
   2. 失算＝左半球の頭頂葉〜後頭葉移行部の損傷
   3. 着衣失行＝右半球の頭頂葉の損傷
   4. 手指失認＝左半球の頭頂葉損傷
   5. 半側空間無視＝右半球の下頭頂小葉の損傷

5. **答**…3（❶× ❷○ ❸○ ❹○ ❺×）
   解説…1. 観念運動失行＝自動運動は可能であるが、意図的な運動ができない（命令や模倣（他者の指の形を模倣できない）など）
   2. 観念失行＝複雑な一連の運動連鎖が必要な行為ができない（紙を折って封筒に入れるなど）
   3. 運動維持困難＝閉眼で舌を出させると眼が開いてしまう
   4. 運動消去現象＝片側への刺激には反応可能だが、両側からの刺激では損傷部位の対側を無視する
   5. 着衣失行＝衣服の各部位と自身の身体との空間関係の把握障害（ズボンの裾に頭を入れるなど）

6. **答**…5（❶○ ❷○ ❸○ ❹○ ❺×）
   解説…1. 言語表出＝左半球の前頭葉後部と頭頂葉前下部
   2. 空間認知＝右半球の頭頂葉・側頭葉・後頭葉接合部
   3. 聴覚理解＝左半球の側頭葉
   4. 言語記憶＝左半球の側頭葉
   5. 体性感覚＝両側の頭頂葉（中心後回）

②　失語（症）

演習問題　本文10ページ

1. **答**…1（❶○ ❷× ❸× ❹× ❺×）
   解説…1. Broca失語（ブローカ）＝非流暢で軽〜中等度の障害
   2. Wernicke失語（ウェルニッケ）＝流暢で中等〜重度の障害
   3. 健忘失語＝流暢で良好（健忘失語＝失名詞失語、語健忘があるのみで、自発語は流暢、復唱流暢、音読・書字は問題なし）
   4. 超皮質性運動失語＝非流暢だが良好
   5. 伝導失語＝流暢で良好

2. **答**…2（❶× ❷○ ❸× ❹× ❺×）
   解説…1. ジャーゴン＝ウェルニッケ失語、超皮質性感覚失語の特徴（伝導失語の特徴ではない）
   2. 音韻性錯語＝適切（（例）めがね→ねがめ）
   3. 非流暢性発話＝ブローカ失語、全失語、超皮質性運動失語、超皮質性混合失語の特徴（伝導失語の特徴ではない）
   4. 重度な理解障害＝ウェルニッケ失語、超皮質性感覚失語、超皮質性混合失語、全失語の特徴（伝導失語の特徴ではない）
   5. 良好な復唱機能＝失名詞失語、超皮質性感覚失語、超皮質性運動失語の特徴（伝導失語の特徴ではない）

【伝導性失語】
・伝導性の流暢な復唱障害を示す失語
・自発話では音韻性錯語が頻発する
・錯書も頻回に出現する

- ・自己修正を繰り返す
- ・理解はほぼ正常である
- ・自発的に適切な長さと文法的に整った会話が可能である
- ・病巣＝ウェルニッケ領域とブローカ領域の間を結ぶ弓状束（きゅうじょうそく）を含む部位

3. 答…2, 5（❶×　❷○　❸×　❹×　❺○）

解説…CT画像＝左（優位半球）前頭葉～側頭葉の皮質下出血→「右上下肢麻痺」と「失語症」

〈Japan coma scale（JCS）3-3-9度方式〉

Ⅲ）刺激しても覚醒しない	300（Ⅲ-300）	全く動かない
	200（Ⅲ-200）	手足を少し動かしたり顔をしかめたりする（除脳硬直を含む）
	100（Ⅲ-100）	払いのける動作をする
Ⅱ）刺激すると覚醒する	30（Ⅱ-30）	痛み，刺激にて，かろうじて開眼する
	20（Ⅱ-20）	大きな声，または体を揺さぶることにより開眼する
	10（Ⅱ-10）	呼びかけで容易に開眼する
Ⅰ）覚醒している	3（Ⅰ-3）	名前，生年月日が言えない
	2（Ⅰ-2）	見当識障害あり
	1（Ⅰ-1）	大体意識清明だが，今一つはっきりしない

1. 左半側空間無視＝右半球頭頂葉の障害
2. 右上肢麻痺＝左前頭葉～側頭葉の障害
3. 左下肢失調＝左小脳失調の障害
4. 相貌失認＝左半球後頭葉の障害
5. 失語症＝左前頭葉～側頭葉の障害

4. 答…1, 3（❶○　❷×　❸○　❹×　❺×）

解説…
1. ベントン視覚記銘検査＝失語症でも検査可能
2. 田中・ビネー式知能検査＝言語応答が必要なため失語症の検査不能
3. レーブン色彩マトリクス検査＝失語症でも検査可能
4. MMSE（Mini Mental State Examination）＝言語応答が必要なため失語症の検査不能
5. HDS-R（改訂版長谷川式簡易知能スケール）＝言語応答が必要なため失語症の検査不能

5. 答…3（❶×　❷○　❸○　❹×　❺×）

解説…
1. 伝導失語＝言葉の理解・表出は比較的良好だが音韻性錯語と聴覚の把持力の低下がある
2. ブローカ失語＝非流暢，発語困難，相手の言語は理解可能
3. ウェルニッケ失語＝流暢だが意味不明，相手の言語内容を理解できない＝適切
4. 超皮質性運動失語＝言語の自発性低下，復唱良好
5. 超皮質性感覚失語＝言葉の音は認知可，復唱も可能だが言葉の意味が理解できない（反響言語（おうむ返し）が多い）

6. 答…3（❶×　❷×　❸○　❹×　❺×）

解説…図＝左（優位）大脳半球前頭葉の梗塞

1. 他人の手徴候＝右（劣位）大脳半球前頭葉内側面または脳梁病変による半球間離断
2. 観念失行＝左（優位）大脳半球頭頂葉の障害
3. ブローカ失語＝左（優位）大脳半球前頭葉の障害（図＝ブローカ領域）
4. ゲルストマン症候群＝左（優位）大脳半球頭頂葉の障害
5. ウェルニッケ失語＝左（優位）大脳半球側頭葉の障害

3 失認（症）

演習問題　本文18ページ

1. 答…5（❶×　❷×　❸×　❹×　❺○）

解説…

MRI拡散強調像（超早期脳梗塞）＝右放線冠の梗塞

1. 拮抗失行（左右両手を協調させて使うことができない）＝脳梁膝部から脳梁幹前部，前頭葉内側面の障害
2. 左右失認＝優位（左）半球頭頂葉の障害
3. 運動性失語＝優位（左）半球前頭葉の障害
4. 社会的行動障害＝劣位（右）半球前頭葉の障害
5. 左半側空間無視＝劣位（右）半球頭頂葉＝劣位半球の放線冠の梗塞で出現する可能性が高い

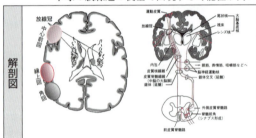

解剖図	放線冠／中心前回／縁上回／角回／運動皮質／尾状核／視床／レンズ核／内包／皮質脊髄路／錐体路／（中脳の大脳脚）／錐体／顔面，表情筋，咀嚼筋など／脳神経運動核／錐体交叉／（延髄）／外側皮質脊髄路／骨格筋／シナプス形成／前皮質脊髄路
伝導路	皮質脊髄路（錐体路）　前頭葉と基底核を繋ぐ神経線維　頭頂葉と基底核を繋ぐ上視床放線など
障害	中心前回（運動野）＝半側運動麻痺の責任病巣　下頭頂小葉（角回・縁上回）＝劣位半球では半側空間無視の責任病巣

2. 答…3（❶×　❷×　❸○　❹×　❺×）

解説…82歳，女性，右利き，脳梗塞（発症1か月経過）

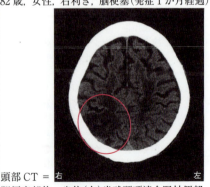

頭部CT＝右　左
脳梗塞部位＝劣位（右）半球頭頂連合野外側部

第1章 神経症候（本文・18〜19ページ）

1. Broca失語＝優位（左）半球前頭連合野（ブローカ野）の障害
2. 他人の手徴候＝優位（左）半球前頭葉内側面（前部帯状回，補足運動野）と脳梁膝部の障害
3. 半側空間無視＝劣位（右）半球頭頂連合野外側部の障害＝CT画像と一致する
4. Gerstmann症候群＝優位（左）半球頭頂連合野外側部の障害
5. 超皮質性感覚性失語＝優位（左）半球側頭頭頂後頭葉移行部の障害

3. 答…2（❶× ❷○ ❸× ❹× ❺×）
解説…
1. 健忘＝認知症，心因性，頭部外傷，症候性（正常圧水頭症など），薬剤性（睡眠導入剤など）の症状
2. 失算＝Gerstmann症候群の徴候（※Gerstmann症候群＝失算，失書，左右失認，手指失認）
3. 失構音＝声の障害，構音の障害，韻律の障害
4. 遂行機能障害＝始動の障害，終了の障害，自己制御の障害
5. 半側空間無視＝（左側）半側から入力するあらゆる刺激（視覚，聴覚，触覚等）の認識障害

4. 答…2（❶○ ❷○ ❸○ ❹○ ❺○）
解説…
1. 視覚探索練習＝左側に目標を設定し意識的に探索させる方法である
2. 体幹の右への回旋＝左側無視が助長されるので実施しない（意識的に体幹の左への回旋を促すことを実施する）
3. プリズム適応療法＝プリズム眼鏡をかけると，標的は実際の位置よりも光学的に10度右にシフトして視覚入力される．この状態で，「右」または「左」の指示を無作為順に与えて，標的を指さしてもらう．標的が実際よりも右寄りに見えるので，示指での指さしは，最初のうちは標的の実際の位置よりも右にずれてしまい，到達の終末に左方への修正を要する．しかし，10〜20回くらい繰り返すと，スムーズに標的に到達できるようになる．このような到達運動を50〜100回繰り返す
4. 後頸部経皮的通電刺激＝頸部筋振動刺激で運動覚性錯覚を生じさせ，半側空間無視を改善する方法である
5. カロリック（温度眼振）刺激〈Caloric stimulation〉＝脳損傷側の耳に冷水を入れて半側空間無視の治療を行う方法である

5. 答…4（❶× ❷× ❸× ❹○ ❺×）
解説…
1. 海馬＝大脳辺縁系＝脳の記憶や空間学習能力に関与
2. 角回＝頭頂葉＝言語・認知に関連する処理作用
3. 乳頭体＝大脳辺縁系＝情動回路内に在り記憶の形成に関与
4. 紡錘状回＝側頭葉＝相貌失認と関係

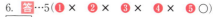
①色情報の処理
②顔と身体の認知（紡錘状顔領域）
③単語認知
④数字認知
⑤抽象化
5. 前脳基底部＝大脳辺縁系の一部（終板傍回＋対角回＋無名質）

6. 答…5（❶× ❷× ❸× ❹× ❺○）
解説…

〈MRI拡散強調像〉
・超早期の梗塞巣を高吸収域（白色）で表す

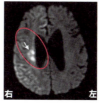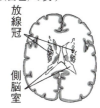

・矢印＝劣位半球（右側）放線冠の梗塞
・○部＝頭頂葉の梗塞

1. 観念失行＝優位半球頭頂葉の障害
2. 左右失認＝優位半球頭頂葉の障害
3. 運動性失語＝優位半球前頭葉の障害
4. 観念運動失行＝優位半球頭頂葉下部
5. 左半側空間無視＝劣位（右）半球頭頂葉＝劣位半球頭頂葉（角回，縁上回）梗塞で出現する可能性（＋）

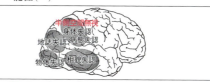

7. 答…1（❶○ ❷× ❸× ❹× ❺×）
解説…
1. 純粋失読＝なぞり読み（音読）
2. 物体失認＝物体の名称呼称，物品の色名呼称＝色彩失認の訓練
3. 手指失認＝手指の名称呼称，握り・放しの運動＝片麻痺手指ステージⅣの運動
4. 地誌の障害＝地図の読み取りや地図上での道順の記載訓練，都道府県名の列挙＝記銘力障害
5. 左半側空間無視＝空間左側に目印をつける，絵の呼称＝半側空間無視の訓練

8. 答…5（❶× ❷× ❸× ❹× ❺○）
解説…
1. 優位半球の上側頭回＝感覚失語（Wernicke失語，皮質性感覚性失語）
2. 中心前回＝支配領域の運動麻痺
3. 劣位半球の舌状回＝街並失認
4. 帯状回＝道具の強迫的使用
5. 優位半球頭頂葉の角回・縁上回＝Gerstmann症候群（失算，失書，手指失認，左右失認）

4　第1章　神経症候　(本文・19〜23ページ)

9. 答…1(❶○ ❷× ❸× ❹× ❺×)
解説…
〈左中大脳動脈閉塞で生じる高次脳機能障害〉
左中大脳動脈閉塞＝左(優位)大脳半球頭頂葉側頭葉障害

1. 自然にバイバイと手を振ることはできるが指示されるとできない＝観念運動失行＝左(優位)大脳半球頭頂葉障害
2. 着る手順を説明できるが誤った着方をする＝着衣失行＝右(劣位)大脳半球頭頂葉障害
3. 重度の運動麻痺があるのに歩けると主張する＝病態失認＝右(劣位)大脳半球頭頂葉障害
4. 視界の左半分にある物を見落とす＝左半側空間無視＝右(劣位)大脳半球頭頂葉障害
5. 色紙の色分けができない＝色彩失認＝右(劣位)大脳半球後頭葉障害

10. 答…4(❶○ ❷○ ❸○ ❹× ❺○)
解説…
1. 知っている人なのに声を聞かないとわからない＝相貌失認
2. 閉眼と挺舌の動作を同時にできない＝運動維持困難
3. 移動時，左側の物によくぶつかる＝左半側空間無視
4. 指示による敬礼のまねができない＝観念運動失行
   観念失行＝物の名前や用途は説明できるのに，使用ができない(歯ブラシを見て歯を磨く者と言えるのに歯ブラシを使って歯磨きができない)
5. 上着の左右を間違えて袖を通す＝着衣失行

4　失行(症)

演習問題　本文23ページ

1. 答…1(❶○ ❷× ❸× ❹× ❺×)
解説…
※頭部MRI＝左(優位)大脳半球頭頂葉の梗塞

1. 観念失行＝(左(優位)大脳半球頭頂葉障害)＝正しい
2. 視覚性失認＝両側後頭葉の障害
3. 運動維持困難＝右(劣位)大脳半球頭頂葉障害
4. 右上肢運動麻痺＝左中心前回
5. 右上肢深部覚障害＝左視床障害

観念失行	物の名前や用途は説明できるが，それを用いた使用ができない
視覚性失認	視覚障害がないのに見た物が何であるか，認識できない
運動維持困難	指示された動作を一つまたは二つ以上同時にできない 作業への集中や言動の維持ができない

2. 答…3(❶× ❷× ❸○ ❹× ❺×)
解説…
〈観念運動失行〉
①習慣的動作(例：自らバイバイする)は行える
②命令に従う行為(例：バイバイしてください)や意図的な行為はできない
③物品を使用した行為の命令や模倣(例：じゃんけんの真似)ができない

1. 「今，何時ですか」＝見当識障害の検査
2. 「右手の薬指はどれですか」＝手指失認の検査
3. 「歯を磨くまねをしてください」＝観念運動失行の検査
4. 「紙を折って封筒に入れてください」＝観念失行(一連の運動連鎖が必要な行為が障害される)の検査
5. 「このカードに描いてある絵を覚えてください」＝記銘力の検査(例：Benton視覚記銘検査)

3. 答…2(❶× ❷○ ❸× ❹× ❺×)
解説…1. 検査者のキツネの指を模倣できない＝観念運動失行
2. 杖を持つとき上下を逆さまにして使おうとする＝観念失行＝適切
3. 麻痺が重度でもそれを意識せずに立ち上がろうとする＝病態失認
4. 歩行時，右に曲がるべきところで曲がらずに通り過ぎる＝地誌的失見当
5. 「右足を先に出して」と教示してもできないが，自然な歩行は可能＝観念運動失行

4. 答…5(❶× ❷× ❸× ❹× ❺○)
解説…
1. BIT(behavioural inattention test)＝行動性無視検査(半側空間無視検査)＝机上で行う通常検査と日常生活場面を仮定した行動検査で，半側空間無視，行動性無視を評価する
2. VPTA(visual perception test for agnosia)＝標準高次視覚検査＝皮質盲，物体・画像失認，相貌失認，色彩失認，失読，視空間失認などを評価する
3. RBMT(the rivermead behavioral memory test)＝リバーミード行動記憶検査＝日常記憶の障害を検出するための検査，また記憶障害に対する治療経過を評価する
4. SLTA(standard language test of aphasia)＝標準失語症検査＝26項目の下位検査(聴く，話す，読む，書く，計算)に対して6段階評価する
5. SPTA(standard performance test for apraxia)＝標準高次動作性検査＝「失行症」と「麻痺，失調，異常運動，老化に伴う運動障害や知能障害，全般的精神障害など」との境界症状を把握できる，行為を完了するまでの動作過程を詳細に評価できる

5. 答…5(❶× ❷× ❸× ❹× ❺○)
解説…図＝左半側空間無視

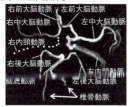

1. 失語症＝優位半球前頭葉・側頭葉
2. 観念失行＝優位半球頭頂葉
3. 純粋失読＝左後頭葉内側底部・脳梁膨大部
4. 左右失認＝優位半球頭頂葉
5. 着衣障害＝劣位半球頭頂葉後部＝正しい

6. 答…3(❶× ❷× ❸○ ❹× ❺×)
解説…
〈写真の説明〉
①下から6段までを作業療法士が手本として見せている
②続きを色を変えて患者が実施する
③最初のオレンジ糸の入れ込む穴が間違っている
④3番目のオレンジ糸の戻し穴が間違っている
⑤5番目のオレンジ糸の入れみ穴が間違っている
↓
針をどこから出してどこに入れたらよいか？図案全体の構成能力・予測能力が障害されている
↓
『構成障害』

1. 観念失行＝物の名前や用途は説明できるのにその物を使用して行動することができない
2. 拮抗失行＝左右両手を強調させて使うことができない
3. 構成障害
4. 視覚失認＝視覚的に示された物品の認知障害（触覚などの感覚を通しての認知は保たれている）
5. 手指失認＝自分および他人の手指の名称を答えたり識別したり提示したり模倣することができない

7. 答…3(❶× ❷× ❸○ ❹× ❺×)
解説…1. 検者が示した指先への注視運動ができずに視点も定まらない＝運動維持困難または口顔面失行＝両側頭葉～後頭葉損傷
2. 損傷した脳の反対側から呼びかけても顔面を向けられない＝半側空間無視＝劣位半球の頭頂葉損傷
3. 検者が出したジャンケンのチョキの模倣動作ができない＝観念運動失行＝優位半球の頭頂葉下部損傷
4. 裏返しになった衣服を正しく着ることができない＝着衣失行＝劣位半球の頭頂葉後部損傷
5. 閉眼したまま提舌を20秒以上持続できない＝運動維持困難＝劣位半球損傷

8. 答…1, 4(❶○ ❷× ❸× ❹○ ❺×)
解説…1. 左右失認＝左(優位)大脳半球頭頂葉
2. 病態失認＝右(劣位)大脳半球頭頂葉
3. 半側無視＝右(劣位)大脳半球頭頂葉
4. 観念失行＝左(優位)大脳半球頭頂葉
5. 着衣失行＝右(劣位)大脳半球頭頂葉

9. 答…3, 5(❶× ❷× ❸○ ❹× ❺○)
解説…1. 失読＝左半球の後頭葉損傷
2. 失算＝左半球の頭頂葉～後頭葉移行部の損傷
3. 着衣失行＝右半球の頭頂葉の損傷
4. 手指失認＝左半球の頭頂葉損傷
5. 半側空間無視＝右半球の下頭頂小葉の損傷

5 知的障害・記憶障害・認知症・情動障害

演習問題　本文32ページ

1. 答…1(❶○ ❷× ❸× ❹× ❺×)
解説…1. 幻視＝Lewy小体型認知症の特徴
2. 失語症＝高次脳機能障害（ブローカ中枢，ウェルニッケ中枢の障害）
3. 高血圧＝脳血管性障害（高血圧脳症，脳出血など）
4. 聴覚障害（聴覚失認，皮質聾）＝両側側頭葉損傷（脳出血や脳梗塞，ヘルペス脳炎，水頭症など）
5. 入眠障害＝認知症全般のBPSD（昼夜逆転，不穏，見当識障害）

2. 答…5(❶× ❷× ❸× ❹× ❺○)
解説…1. Down症候群＝常染色体異常（21トリソミー）先天性疾患（精神遅滞，先天性心疾患，フロッピーインファントなどが特徴）
2. 結節性硬化症＝常染色体優性遺伝性疾患（顔面血管線維腫，てんかん，精神遅滞の3徴候が特徴）
3. 神経線維腫症（レックリングハウゼン病）＝常染色体優性遺伝性疾患（皮膚や皮下組織の瘤，カフェオレ斑，脊椎側弯症が特徴）
4. Turner症候群＝性染色体異常でX染色体が1本の先天性疾患（低身長，無月経，先天性心疾患，精神遅滞が特徴）
5. フェニルケトン尿症＝常染色体性劣性遺伝形式を示す遺伝性疾患で先天性代謝異常（必須アミノ酸のフェニルアラニンをチロシンに変換する酵素反応が弱く，体内にフェニルアラニンが蓄積しチロシンが減少する）による精神遅滞

3. 答…1(❶○ ❷× ❸× ❹× ❺×)
解説…1. 前頭側頭型認知症＝脱抑制（一般的な行動から逸脱し感情をコントロールできない）＝正しい
2. 進行性核上性麻痺＝易転倒，歩行障害，動作障害，眼球運動障害，構音障害，嚥下障害，

認知症などが特徴である
取り繕い＝Alzheimer（型認知症の特徴である
3. 皮質基底核変性症＝片側失行，動作の稚拙化・鈍化，易転倒，歩行障害，失語症，半側空間無視，認知症，ミオクローヌス，ジストニア，初期から左右差がある
認知の変動＝Lewy 小体型認知症の特徴である
4. Lewy 小体型認知症＝幻覚，誤認妄想，見当識障害が特徴である
肢節運動失行＝左右いずれかの半球（前運動領）障害で出現する
5. Alzheimer 型認知症＝記憶障害，判断力低下，失認，失行，見当識障害，物とられ妄想，徘徊，介護拒否などが特徴である
垂直性眼球運動（障害＝脳幹部（中脳）レベルの障害で出現する

4. 答…4（❶× ❷× ❸× ❹○ ❺×）
解説…1. 常同行動＝前頭側頭型認知症（FTD）
2. 取り繕い＝Alzheimer 型認知症
3. 物とられ妄想＝Alzheimer 型認知症
4. 繰り返される幻視＝Lewy 小体型認知症
5. 初期からの記憶障害＝Alzheimer 型認知症

	Lewy 小体型認知症	Alzheimer 型認知症
生活障害	注意障害，視覚認知障害	記憶障害
幻視	多い	少ない
妄想	嫉妬妄想，幻視に基づく妄想	物とられ妄想，記憶障害に基づく妄想
徘徊	少ない	多い
認知機能の変動	あり	なし
睡眠障害	レム睡眠行動障害に伴う睡眠障害	単純な睡眠障害
パーキンソン症状	多い	少ない

5. 答…1（❶○ ❷× ❸× ❹× ❺×）
解説…1. 幻視＝Lewy 小体認知症の特徴
2. 感情失禁＝血管性認知症の特徴
3. 滞続言語＝前頭側頭型認知症（Pick 病）の特徴
4. 錐体路徴候＝血管性認知症の特徴
5. 時刻表的行動＝前頭側頭型認知症（Pick 病）の特徴

6. 答…4（❶× ❷× ❸× ❹○ ❺×）
解説…〈Alzheimer 型認知症〉
1. 階段状に増悪する＝血管性認知症
Alzheimer 型認知症＝進行によって重層的に（人格崩壊と行動能力の消失）重症化
2. 男性に多い＝血管性認知症，Alzheimer 型認知症＝女性に多い
3. 短期記憶障害・見当識障害で発症する＝Alzheimer 型認知症
4. 人物の見当識＝Alzheimer 型認知症の末期に障害されやすい
Alzheimer 型認知症＝「時間の見当識」が早くに障害されやすい
5. 軽度認知障害の 12 ～ 15%＝Alzheimer 型認知症に移行する

7. 答…2（❶○ ❷× ❸○ ❹○ ❺○）
解説…1. レクリエーション＝適切である
2. 自律訓練法＝自律訓練の為の自己認識が不可能であり困難である
3. 集団行動＝適切である
4. 創作活動＝適切である
5. SST＝適切である

8. 答…5（❶× ❷× ❸× ❹× ❺○）
解説…1. 側頭葉てんかん＝知的障害を伴わない
2. Jackson てんかん＝知的障害を伴わない
3. 小児欠神てんかん＝知的障害を伴わない
4. 覚醒時大発作てんかん＝知的障害を伴わない
5. Lennox-Gastaut 症候群＝知的障害を伴う

9. 答…2，4（❶× ❷○ ❸× ❹○ ❺×）
解説…1. 幻視＝Lewy 小体型認知症
2. 考え無精＝前頭側頭型認知症（Pick 病）
3. 替え玉妄想＝カプグラ症候群
4. 時刻表的行動＝前頭側頭型認知症（Pick 病）
5. 物とられ妄想＝Alzheimer 型認知症

10. 答…3（❶× ❷× ❸○ ❹× ❺×）
解説…1. 作話＝記憶障害のために内容を思い出せず話のつじつまを合わせるためにでたらめな作り話をすること
2. 失認＝ある一つの感覚を介して対象物を認知することができないこと
3. 前向健忘＝脳損傷後以降に新しい物事を覚えることができなくなり，思い出せなくなる状態
4. 逆向健忘＝受傷発症より昔の記憶が抜け落ちた状態
5. 見当識障害＝日付，季節，人物，場所などがわからなくなること

11. 答…5（❶× ❷× ❸× ❹× ❺○）
解説…1. 被毒妄想＝統合失調症の症状（「食べ物に毒を入れられている」と確信する妄想）
2. 心気妄想＝心気症の症状（「自分はひどい病気である」と確信する妄想）
3. 罪業妄想＝うつ症状（「何か罪を犯してしまった」と確信する妄想）
4. 憑きもの妄想＝統合失調症，解離性障害の症状（「霊や狐などが乗り移っている」と確信する妄想）
5. 物とられ妄想＝Alzheimer 病（認知症）に多い（「誰かが私の物を盗んだ」と確信する妄想）

12. 答…2，3（❶× ❷○ ❸○ ❹× ❺×）
解説…1. 失行＝脳血管性認知症，Alzheimer 病

2. 人格変化＝Pick 病
3. 滞続言語＝Pick 病
4. 記銘力障害＝脳血管性認知症，Alzheimer 病
5. パーキンソニズム＝Lewy 小体型認知症

13. 答…5（❶○ ❷○ ❸○ ❹○ ❺×）
解説…1. 日常生活動作＝知的障害に加えて生活面に適応障害があるためADL完全獲得を目指すことは困難であるが，身近でできることを増やすことは重要である
2. 作業体験＝機会を提供して，作業の楽しさや技能を少しでも増やす
3. 対人交流＝練習をすることは社会適応に向けて重要な課題である
4. ストレス＝対処法を学ぶことは重要である
5. 自己洞察＝困難である

⑥ 運動失調

演習問題　本文 38 ページ

1. 答…1, 2（❶○ ❷○ ❸× ❹× ❺×）
解説…※内頸動脈系の血流障害＝眼動脈，中大脳動脈，前大脳動脈に分枝する
※椎骨脳底動脈系の血流障害＝後下小脳動脈，前下小脳動脈，橋動脈，上小脳動脈，後大脳動脈に分枝する
1. 複視＝内側縦束，動眼神経核，外転神経核，滑車神経核（脳底動脈，橋動脈流域）の損傷（椎骨脳底動脈系の血流障害でみられやすい）
2. 運動失調＝小脳の損傷（後下小脳動脈，前下小脳動脈，上小脳動脈）（椎骨脳底動脈系の血流障害でみられやすい）
3. Broca 失語＝左前頭葉のBroca 中枢（中大脳動脈流域）の損傷（内頸動脈系の血流障害でみられやすい）
4. 一過性黒内障＝一過性脳虚血性発作（TIA）の特徴的な症状で眼動脈の血流低下により一時的に片側の目が見えなくなる（内頸動脈系の血流障害でみられやすい）
5. 半側空間無視＝右頭頂葉の体性感覚運動連合野（中大脳動脈流域）の損傷（内頸動脈系の血流障害でみられやすい）

2. 答…1（❶○ ❷× ❸× ❹× ❺×）
解説…1. 運動失調の評価法＝鼻指試験
2. 筋力低下の評価法＝徒手筋力テスト（Brunnstrom 法ステージ＝麻痺の回復評価）
3. 持久力低下の評価法＝6 分間歩行テスト（徒手筋力テスト＝筋瞬発力低下の評価法）
4. 錐体外路障害の評価法＝Romberg 試験
5. 錐体路障害の評価法＝Babinski 反射

3. 答…1（❶× ❷○ ❸○ ❹○ ❺○）
解説…1. 右片麻痺＝左側の前大脳動脈・中大脳動脈の梗塞による症状
2. 右眼瞼下垂＝ホルネル徴候でWallenberg 症候群（延髄外側症候群）であり右椎骨動脈・右後下小脳動脈の閉塞の代表の症状
3. 右小脳性運動失調＝Wallenberg 症候群（延髄外側症候群で右椎骨動脈・右後下小脳動脈の閉塞の代表的症状
4. 右顔面温痛覚障害＝Wallenberg 症候群（延髄外側症候群で右椎骨動脈・右後下小脳動脈の閉塞の代表的症状
5. 左上下肢温痛覚障害＝Wallenberg 症候群（延髄外側症候群で右椎骨動脈・右後下小脳動脈の閉塞の代表的症状

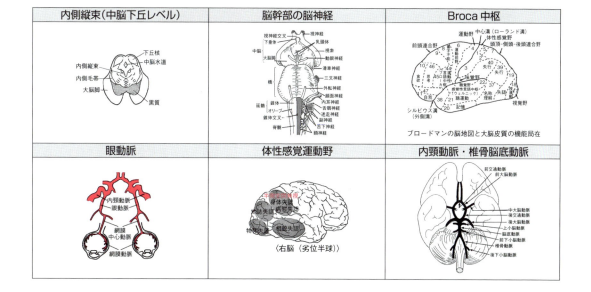

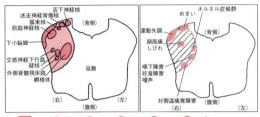

塞では右片麻痺は生じない
5. 右延髄外側の脳梗塞では右(同側)小脳性運動失調を呈する

8. 答…4(❶× ❷× ❸× ❹○ ❺×)
解説 〈頭部 MRI 画像→小脳の萎縮〉

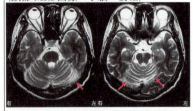

1. はさみ足歩行＝痙直型脳性麻痺
2. 分回し歩行＝脳卒中片麻痺
3. 中殿筋歩行＝デュシェンヌ型筋ジストロフィー
4. 失調性歩行＝小脳萎縮症
5. 鶏歩＝前脛骨筋麻痺(深腓骨神経麻痺)

9. 答…4(❶× ❷× ❸× ❹○ ❺×)
解説 1. 辺縁系脳炎＝悪性腫瘍やヘルペスなどによる大脳辺縁系の障害，記憶障害や認知症あり(運動失調(−))
2. Parkinson 病＝中脳黒質の変性，安静時振戦，固縮，無動，小刻み歩行(運動失調(−))
3. 周期性四肢麻痺＝カリウム濃度の異常により体幹，四肢の弛緩性麻痺が起こる(運動失調(−))
4. Wallenberg 症候群＝椎骨動脈・後下小脳動脈の梗塞による延髄外側の脳梗塞，運動失調(＋)
5. Lambert-Eaton 症候群＝神経筋接合部の障害，四肢筋力の易疲労性(運動失調(−))

7 意識障害

演習問題 本文 44 ページ

1. 答…2(❶× ❷○ ❸× ❹× ❺×)
解説 1. Ⅱ-10＝普通の呼びかけで容易に開眼する
2. Ⅱ-20＝大きな声または体を揺さぶることにより開眼する
3. Ⅱ-30＝痛み刺激を加えつつ呼びかけを繰り返すと辛うじて開眼する
4. Ⅲ-100＝痛み刺激に対し，払いのけるような動作をする
5. Ⅲ-200＝痛み刺激で少し手足を動かしたり顔をしかめる

4. 答…1(❶○ ❷× ❸× ❹× ❺×)
解説
・70歳，主訴：つまづきやすい
・頭部 MRI の T1 強調矢状断像：小脳の萎縮

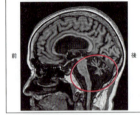

→小脳と脳幹の萎縮が見られる

1. 運動失調＝主訴の「つまづき」と MRI 画像から脊髄小脳変性症と考えられる＝正しい
2. 感覚障害＝脊髄小脳変性症では出現しない
3. 視野障害＝髄小脳変性症では出現しない
4. 前庭障害＝髄小脳変性症では出現しない
5. 歩行失行＝髄小脳変性症では出現しない

5. 答…3(❶× ❷× ❸○ ❹× ❺×)
解説 視床＝視覚，聴覚，体性感覚などの感覚入力を大脳新皮質へ中継する
1. 視床狭窄＝緑内障，網膜剥離，大脳後頭葉，視神経，視放線の障害
2. 病態失認＝(右大脳)劣位半球の頭頂葉後下部の障害
3. 運動失調＝視床の外側・内側腹側核の障害＝正しい
4. 弛緩性片麻痺＝大脳中心前回(運動野)・内包の障害
5. 空間認知の低下＝(右大脳)劣位半球頭頂葉の障害

6. 答…5(❶○ ❷○ ❸○ ❹○ ❺×)
解説 1. 踵膝試験＝小脳失調(＋)
2. 指鼻指試験＝小脳失調(＋)
3. 線引き試験＝小脳失調(＋)
4. 前腕回内外試験＝小脳失調(＋)
5. Romberg 試験＝小脳失調(−)，脊髄失調(＋)
小脳失調＝開眼時もふらつき閉眼時もふらつく

7. 答…1(❶○ ❷× ❸× ❹× ❺×)
解説 〈延髄外側症候群＝Wallenberg 症候群〉
1. 右顔面の温痛覚障害＝右延髄外側の脳梗塞
2. 顔面神経核は橋に存在するので障害されない
3. 右上斜筋(滑車神経支配で中脳に存在)は障害されない
4. 錐体路は右延髄前側なので右延髄外側の脳梗

第1章　神経症候　（本文・44〜48ページ）

〈Japan coma scale（JCS）3-3-9度方式〉

Ⅲ）刺激しても覚醒しない	300（Ⅲ-300）	全く動かない
	200（Ⅲ-200）	手足を少し動かしたり顔をしかめたりする（除脳硬直を含む）
	100（Ⅲ-100）	払いのける動作をする
Ⅱ）刺激すると覚醒する	30（Ⅱ-30）	痛み刺激にて，かろうじて開眼する
	20（Ⅱ-20）	大きな声，または体を揺さぶることにより開眼する
	10（Ⅱ-10）	呼びかけで容易に開眼する
Ⅰ）覚醒している	3（Ⅰ-3）	名前，生年月日が言えない
	2（Ⅰ-2）	見当識障害あり
	1（Ⅰ-1）	大体意識清明だが，今一つはっきりしない

2. 答…5（❶× ❷× ❸× ❹× ❺○）

解説…1. 痛み刺激で開眼する＝Ⅱ-30
2. 呼びかけで容易に開眼する＝Ⅱ-10
3. 開眼しており見当識障害がある＝Ⅰ-2
4. 体を揺さぶることにより開眼する＝Ⅱ-20
5. 開眼しており生年月日が言えない＝Ⅰ-3＝正しい

3. 答…3（❶× ❷× ❸○ ❹× ❺×）

解説…「自発開眼している」＝Ⅰレベル
「自分の名前は言えない」＝Ⅰ-3
1. Ⅰ-1＝自発開眼で今一つはっきりしない
2. Ⅰ-2＝自発開眼で見当識障害あり
3. Ⅰ-3＝自発開眼で名前生年月日が言えない＝適切
4. Ⅱ-10＝自発開眼なしだが呼びかけで開眼する
5. Ⅱ-20＝自発開眼なしだが大声や身体の揺さぶりで開眼する

4. 答…2（❶× ❷○ ❸× ❹× ❺×）

解説…1. GCS（Glasgow coma scale）の異常屈曲＝3点（GCS1点＝全く動かない）
2. GCS（Glasgow coma scale）＝7点以下は重度の意識障害を示す（最重度＝3点）
3. GCS（Glasgow coma scale）＝「開眼」「言語」「運動」の要素に分類（痛み刺激＝JCS）
4. JCS（Japan coma scale）の「普通の呼びかけで容易に開眼する」＝10
JCSの2＝刺激なしでも覚醒しているが，見当識障害（時・場所・人）がある
5. JCS（Japan coma scale）の「痛み刺激に対し払いのけるような動作をする」＝100
JCSの30＝痛み刺激を加えつつ呼びかけを繰り返すとかろうじて開眼する

5. 答…3（❶× ❷× ❸○ ❹× ❺×）

1. E4　V3　M4＝自発開眼，不適当な発語，逃避反応
2. E4　V4　M5＝自発開眼，混乱した会話，疼痛部を触る
3. E3　V3　M4＝呼びかけにより開眼，不適当な発語，逃避反応
4. E3　V4　M3＝呼びかけにより開眼，混乱した会話，異常な屈曲運動
5. E3　V5　M5＝呼びかけにより開眼，見当識がある，疼痛部を触る

※GCS（Glasgow coma scale）＝1974年に英国のグラスゴー大学によって発表された意識障害の分類
現在世界的に広く使用される評価分類スケール．開眼・言語・運動の3分野に分けて意識状態を記録する

〈GCS（Glasgow coma scale）〉

開眼（E）		最良言語反応（V）		最良運動反応（M）	
4	自発的に開眼	5	見当識あり	6	命令に応じて可
3	呼びかけにより開眼	4	混乱した会話	5	疼痛部へ
2	痛み刺激により開眼	3	不適当な発語	4	逃避反応として
1	なし	2	理解不明の音声	3	異常な屈曲運動
		1	なし	2	伸展反応（除脳姿勢）
				1	なし

6. 答…3, 5（❶× ❷× ❸○ ❹× ❺○）

解説…1. E2＝痛み刺激で開眼
2. V3＝不適当な言葉を発する
3. M5＝刺激部位を払いのける
4. V5＝話せる，見当識がある
5. M6＝指示に従って動作をまねる

8 嚥下障害・構音障害・球麻痺・仮(偽)性球麻痺

演習問題　本文48ページ

1. 答…1（❶○ ❷× ❸× ❹× ❺×）

解説…1. Shaker法＝喉頭挙上筋群の筋力増強
2. Shaker法＝食道入口部の開大
3. Shaker法＝呼吸は止めない
4. Shaker法＝背臥位で肩を床につけたまま頭部を挙上
5. Shaker法＝背臥位

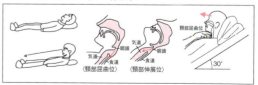

2. 答…2（❶× ❷○ ❸× ❹× ❺×）

解説…1. 間接訓練＝嚥下障害があるため直接訓練は禁忌であるが間接訓練であれば実施可能
2. 頸部＝左咽頭通過障害があるので左回旋して右側咽頭部を広げて嚥下する
3. 間欠的経管栄養＝必要なときにのみ経管栄養するので患者の負担が少なくできる限り間欠

が良い

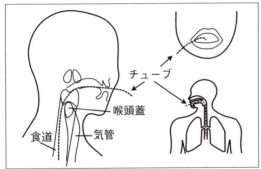

4. 唾液の誤嚥を防ぐ＝頭頸部前屈位
5. 頸部の筋力増強訓練＝誤嚥予防に効果的

3. 答…4（❶× ❷× ❸× ❹○ ❺×）
解説…1. 飲水＝冷水を用いる（冷水による知覚刺激と嚥下反射の促通）
2. 咽頭期障害＝頭頸部屈曲姿勢で咽頭食道部を広げて嚥下させる
3. 口腔期障害＝（口腔内に粘着しないように）低粘度の食物を用いる
4. 先行期障害＝食事のペースを指導する
5. 鼻咽腔閉鎖不全（水分や食物が鼻咽腔へ逆流する場合，呼吸機能低下がある場合など）＝ブローイング訓練（吹く動作により鼻咽腔が反射的に閉鎖されることを利用して鼻咽腔閉鎖に関わる神経・筋群の機能の改善）を用いる（Shaker法＝嚥下困難者への訓練法）

4. 答…2（❶× ❷○ ❸× ❹× ❺×）
解説…1. 咳反射＝低下する
2. 嚥下反射＝遅延する
3. 喉頭の位置＝下降する
4. 唾液分泌量＝減少する
5. 咽頭通過時間＝延長する

5. 答…2（❶○ ❷× ❸○ ❹○ ❺○）
解説…1. 病巣側への頸部回旋での直接訓練＝健側の梨状陥凹を用いる嚥下訓練
2. 頸部屈曲位での直接訓練
3. Shaker法＝嚥下訓練法
4. Mendelsohn手技＝嚥下の喉頭部の挙上訓練（手指で喉頭部を触り，空嚥下をさせて喉頭部が上がったときに数秒間止める）
5. バルーン拡張法＝嚥下訓練法

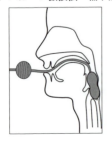

6. 答…4（❶× ❷× ❸× ❹○ ❺×）
解説…1. 口腔期障害＝粘性の低い食物を用いる（粘性の高い食物は口腔内に粘着するので，粘着せずに食塊を作る食物を推奨する）
2. 鼻咽腔閉鎖不全＝ブローイング訓練，軟口蓋挙上装置（Shaker法＝嚥下障害の介入法）
3. 喉頭挙上筋筋力低下＝チューブ嚥下訓練（チューブ（カテーテル）を繰り返し嚥下することにより嚥下反射の惹起性を改善させ，喉頭挙上運動の速度および距離（変位量）を改善させる）
4. 咽頭機能の左右差＝頸部回旋（機能低下側へ頸部を回旋する）
5. 輪状咽頭筋弛緩不全＝間欠的バルーン拡張法

7. 答…3（❶× ❷× ❸○ ❹× ❺×）
解説…1. （ゼリーより）水分で誤嚥しやすい
2. （慢性期より）急性期で高頻度に生じる
3. （座位より）リクライニング位＝誤嚥が少ない
4. 片側の障害＝麻痺側に頭部を回旋する（非麻痺側喉頭蓋谷を開大する）
5. 食事中に「むせない誤嚥」もある

8. 答…3（❶× ❷× ❸○ ❹× ❺×）
解説…1. 舌の運動＝口腔訓練としては必要であるが嚥下訓練ではない
2. 発音の練習＝口腔訓練としては必要であるが嚥下訓練ではない
3. Shaker法＝間接的嚥下訓練＝正しい

Shaker法＝脳卒中片麻痺の間接的嚥下訓練＝食道入口部を広げる訓練

4. 喉のアイスマッサージ＝咽頭部の痙縮抑制であるが嚥下訓練ではない
5. 顔面頸部のマッサージ＝咽頭部の痙縮抑制であるが嚥下訓練ではない

9. 答…4（❶× ❷× ❸× ❹○ ❺×）
解説…1. フードテスト＝嚥下能力の評価（ティースプーン1杯（3〜4g）のプリンなどを嚥下させてその状態を観察する）
2. 喉頭挙上の評価＝①喉頭挙上の量，②喉頭挙上力の評価
3. 随意的な咳の強弱＝呼吸機能の評価，気道に入りかかった食物を喀出する力の評価
4. 改訂水飲みテスト（MWST）＝咽頭期の嚥下機能を評価（嚥下反射誘発の有無，むせ，呼吸の変化）
5. 反復唾液嚥下テスト（repetitive saliva swallowing test：RSST）＝空嚥下の反復＝嚥下反射の随意的な惹起能力を評価（口腔乾燥がある場合には湿潤させる）

10. 答…4（❶× ❷× ❸× ❹○ ❺×）
解説…1. 認知機能改善＝Shaker法に関係しない
2. 咀嚼力改善＝Shaker法に関係しない
3. 口腔送り込み改善＝Shaker法に関係しない

4. 喉頭挙上改善＝Shaker法の効果
5. 食道蠕動改善＝Shaker法に関係しない

〈Shaker法〉

①持続上げ＝仰臥位で肩を床につけたまま，頭だけをつま先が見えるまでできるだけ高く上げる
②頭部を1分間持続的に上げた後1分間休む
③①と②を3回繰り返す
④反復挙上運動＝仰臥位で30回連続して頭部を上げ下げする
⑤これを1日3回6週間継続

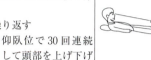

11. 答…1(❶○ ❷× ❸× ❹× ❺×)

解説…1. Shaker法＝頭部挙上運動，嚥下障害に対する治療法
2. DeLorme法＝漸増抵抗運動(筋力増強訓練)
3. Jakobson法＝筋弛緩法(認知行動療法)
4. Codman体操＝肩関節周囲炎の運動療法
5. Buerger・Allen体操＝閉塞性動脈硬化症に対する下肢循環改善法

12. 答…4(❶× ❷× ❸× ❹○ ❺×)

解説…1. 液体＝誤嚥しやすい(とろみ食が誤嚥しにくい)
2. 認知機能＝嚥下に影響する
3. むせない誤嚥もある
4. 梨状窩＝咽頭残留の好発部位
5. 頸部前屈位＝嚥下反射を誘発しやすい

⑨ 錐体路徴候

演習問題　本文56ページ

1. 答…1(❶○ ❷× ❸× ❹× ❺×)

解説…
頭部MRI(拡散強調像)＝左放線冠(錐体路)の超早期の梗塞巣を示す

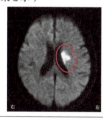
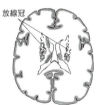
放線冠

1. (右)片麻痺＝最も出現しやすい
2. 失語症＝左(優位)半球のBroca野，Wernicke野の障害で出現する
3. 運動失調＝小脳の障害で出現する
4. 嚥下障害＝延髄(球麻痺)，両側の多発性脳血管障害で出現する
5. 視野障害＝後頭葉の障害で出現する

2. 答…5(❶× ❷× ❸× ❹× ❺○)

解説…1. 視床＝間脳に存在
2. 内包＝大脳基底核と視床の間の白質
3. 被殻＝大脳基底核
4. 尾状核＝大脳基底核
5. 放線冠＝皮質から皮質下核の間を通って扇状に広がり内包へ向かう投射線維(錐体路)

3. 答…1(❶○ ❷× ❸× ❹× ❺×)

解説…1. 運動麻痺＝放線冠は皮質と脊髄を結ぶ投射線維で運動の伝導路＝放線冠の梗塞は運動麻痺を起こす
2. 嚥下障害＝①延髄(舌咽神経，迷走神経，舌下神経)の障害による球麻痺
②皮質延髄路の障害による仮性球麻痺
3. 視覚障害＝「視力障害」「視野障害」「色覚障害」のこと(原因：緑内障，糖尿病性網膜症，網膜色素変性症(網膜～視神経～大脳後頭葉の障害))
4. 聴覚障害＝「伝音性難聴」「感音性難聴」「混合性難聴」のこと(原因：耳～蝸牛神経～大脳聴覚中枢の障害)
5. 失語症＝優位半球のBroca中枢，Wernicke中枢の障害

4. 答…2, 3(❶× ❷○ ❸○ ❹× ❺×)

解説…1. 重症筋無力症＝下位運動ニューロン障害＝深部腱反射の消失・低下
2. 多発性硬化症＝深部腱反射の亢進
3. 筋萎縮性側索硬化症＝深部腱反射の亢進
4. 筋強直性ジストロフィー＝筋原性疾患，遠位筋の筋萎縮が特徴＝深部腱反射の消失・低下
5. Duchenne型筋ジストロフィー＝筋原性疾患，近位筋の筋障害が特徴＝深部腱反射の消失・低下

⑩ 錐体外路徴候

演習問題　本文61ページ

1. 答…1(❶× ❷○ ❸○ ❹○ ❺○)

解説…1. 高血圧＝抗Parkinson病薬の長期投与では出現しない
2. on-off現象＝抗Parkinson病薬の長期投与症状
3. 精神症状の出現＝抗Parkinson病薬の長期投与症状
4. wearing-off現象＝抗Parkinson病薬の長期投与症状
5. 不随意運動の増強＝抗Parkinson病薬の長期投与症状

〈上述以外の抗Parkinson病薬の副作用〉
幻覚，焦燥感，妄想，不安，眠気，睡眠障害，めまい，うつ症状，頭痛，嘔吐，吐き気，むねやけ，ふらつき，食欲不振，視覚異常，口内炎，肝臓障害など

2. 答…1(❶○ ❷× ❸× ❹× ❺×)

解説…1. 振戦＝律動性不随意運動

2. ジストニー＝捻れる様なゆっくりとした不随意運動
3. バリスム＝手足を激しくなげだすような不随意運動
4. 舞踏運動＝踊るようになめらかなゆっくりとした不随意運動
5. アテトーゼ＝不規則でくねるような不随意運動

3. 答…1(❶○ ❷× ❸× ❹× ❺×)
解説〈種々の神経筋疾患〉
1. 核黄疸＝錐体外路症状
2. 筋萎縮性側索硬化症＝上位・下位運動ニューロン障害
3. 脊髄空洞症＝脊髄の中に水のたまった空洞ができることにより脊髄の機能障害
4. フリードライヒ型失調症＝脊髄小脳変性症
5. シャルコー・マリー・トゥース病＝下位運動ニューロン障害

11 感覚障害

演習問題　本文 68 ページ

1. 答…5(❶× ❷× ❸× ❹× ❺○)
  1. 非検査肢の自動運動による模倣試験＝手順の説明理解困難なため検査は難しい
  2. 非検査肢の他動運動による模倣試験＝手順の説明理解困難なため検査は難しい
  3. 検査肢の自動運動による再現試験＝手順の説明理解困難なため検査は難しい
  4. 検査肢の他動運動による再現試験＝手順の説明理解困難なため検査は難しい
  5. 関節定位覚(母指探し)検査＝母指を探すだけなので検査可能

〈母指探し試験〉
①母指だけ伸展・他4指を屈曲させて患者は閉眼する
②患者の手を検者が被動的に色々な位置に動かす
③動かした母指を他の手でつまむように指示する
④つまむ目標側の上肢の感覚障害→正確につまめない
⑤検査される関節位置感覚＝母指側の体肢近位部の関節位置覚

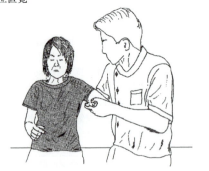

2. 答…3(❶× ❷× ❸○ ❹× ❺×)
解説
1. 馬尾神経症候群＝感覚障害が出現する
2. 中心性頸髄損傷＝下肢より上肢に強い感覚障害が出現する
3. 脊髄円錐症候群＝肛門周囲の感覚障害が出現する
4. 前脊髄動脈症候群＝温痛覚障害
5. Brown-Sequard症候群＝病巣の反対側の温痛覚が障害される

3. 答…3(❶× ❷× ❸○ ❹× ❺×)
解説
1. 運動覚試験＝患者の患肢関節を動かすと同時に口頭試問に答えさせるか他側肢で模倣させる＝筋力の低下があるので，運動覚障害があるのか？筋力低下により模倣ができないか？がわかりにくい(適切に判断できない)
2. Romberg試験＝筋力低下があるので，筋力低下のせいでふらつくのか？深部感覚障害なのか？適切に判断できない，また視力低下により開眼時，閉眼時の差を確認しにくい
3. 内果での振動覚試験＝骨突出部へ音叉を当てる＝自動運動は必要ないので筋力低下でも適切な判断が可能．また，音叉は検査者も被検者も触っているので，検査者と被検者の感覚の違いを判断することができる．時間を計測するので数値的にもデータ化できるので，最も適切である
4. 自動運動による再現試験＝筋力低下のため自動運動が困難＝深部感覚障害のためか？筋力低下のせいかの適切な判断が困難
5. 非検査側を用いた模倣試験＝筋力低下のため自動運動が困難＝深部感覚障害のためか？筋力低下のせいかの適切な判断が困難

4. 答…1, 5(❶○ ❷× ❸× ❹× ❺○)
解説
1. 多発性硬化症＝感覚障害を合併する
2. 重症筋無力症＝感覚障害を合併しない
3. 筋萎縮性側索硬化症＝感覚障害を合併しない
4. 肢帯型筋ジストロフィー＝感覚障害を合併しない
5. 慢性炎症性脱髄性多発ニューロパチー＝感覚障害を合併する

5. 答…2, 4(❶× ❷○ ❸× ❹○ ❺×)
解説
1. 右視神経＝右視野欠損
2. 左外側膝状体＝右同名半盲
3. 右内側膝状体＝右の聴覚障害
4. 左視放線＝右同名半盲
5. 右後頭葉＝左同名半盲

第 1 章 神経症候（本文・68～74 ページ）

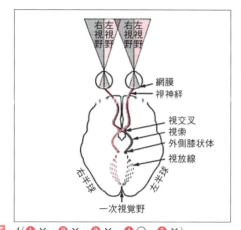

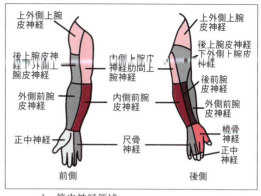

解説…※手根管症候群＝手根管内部での正中神経の圧迫＝正中神経障害

1. 筋皮神経領域
2. 内側上腕皮神経と内側前腕皮神経領域
3. 橈骨神経領域
4. 正中神経領域
5. 尺骨神経領域

6. 答…4（❶× ❷× ❸× ❹○ ❺×）
解説…1. 右上肢の不随意運動
2. 右上肢の体性感覚障害
3. 左上肢の不随意運動
4. 左上肢の体性感覚障害＝適切
5. 半側無視

7. 答…2（❶× ❷○ 3△ ❹× ❺×）
解説…

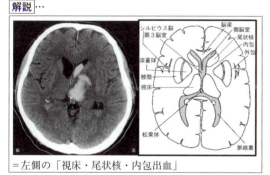

＝左側の「視床・尾状核・内包出血」

1. 着衣失行＝右側頭頂葉障害なので発症しない
2. 感覚障害＝左側視床の完全出血なので最重度
3. 運動麻痺＝左内包出血＝右片麻痺出現＝感覚障害の方が最重度
4. 不随意運動＝線条体出血による不随意運動が出現する可能性があるが，麻痺があるため不随意運動としては出現しない
5. 半側空間無視＝右側頭頂葉障害なので発症しない

8. 答…4，5（❶× ❷× ❸× ❹○ ❺○）
解説…1. めまい＝小脳障害や自律神経障害（視床症候群では「めまい」はみられない）
2. 重度片麻痺＝錐体路障害（視床症候群では「重度片麻痺」はみられない）
3. 体温上昇＝自律神経障害（視床症候群では「体温上昇」はみられない）
4. 激しい自発痛＝視床症候群
5. 深部感覚障害＝視床症候群

9. 答…4（❶× ❷× ❸× ❹○ ❺×）

12 脳圧亢進症状・脳浮腫・脳ヘルニア・髄膜刺激症状

演習問題 本文 74 ページ

1. 答…3（❶○ ❷○ ❸× ❹○ ❺○）
解説…1. 頭痛＝頭蓋内圧亢進症状
2. 嘔気＝頭蓋内圧亢進症状
3. 徐脈＝頭蓋内圧亢進症状（頻脈＝頭蓋内圧亢進症状ではない）
4. 血圧上昇＝頭蓋内圧亢進症状
5. うっ血乳頭＝頭蓋内圧亢進症状

2. 答…2（❶○ ❷× ❸○ ❹○ ❺○）
1. 項部硬直＝髄膜刺激症候（仰臥位で，頭部を左右に回転して抵抗がないことを確認し，頭部を前方に屈曲させる→頭部を前屈すると後頚部筋の筋緊張が増大し，下顎を前胸部につけることが難しい．左右屈曲では抵抗がない）
2. バレー徴候＝脳卒中片麻痺の検査で髄膜刺激症候ではない（上肢や下肢に軽度の運動麻痺があると現れる徴候で，両上肢を手掌を上にして肘伸展位で前方に挙上し閉眼させると，麻痺側上肢は回内し次第に下りてくる）
3. ブルジンスキー徴候＝髄膜刺激症候（仰臥位で，体幹が挙上しないように頭部をゆっくり前屈させると伸展していた両下肢が自動的に股関節と膝関節で屈曲して立ち膝になる）
4. 頭痛＝髄膜刺激症候
5. ケルニッヒ徴候＝髄膜刺激症候（仰臥位で一側股関節および同側の膝関節を直角に曲げた状態で膝を押さえながら下腿を他動的に伸展すると下肢の伸展制限が出る）

13 神経因性排尿障害

演習問題　本文 77 ページ

1. 答…5(❶× ❷× ❸× ❹× ❺○)
   解説…※低活動性膀胱＝末梢神経障害
   1. 脳出血＝過活動膀胱(運動性切迫性尿失禁)を呈しやすい
   2. 胸髄損傷＝反射性膀胱(自動膀胱)を呈しやすい
   3. 多発性硬化症＝混合型(弛緩性および痙性)膀胱を呈しやすい
   4. 頸椎後縦靱帯骨化症＝反射性膀胱(自動膀胱)を呈しやすい
   5. 糖尿病性自律神経障害＝低活動膀胱(糖尿病性末梢神経障害による溢流性尿失禁)を呈する

2. 答…4(❶× ❷× ❸× ❹○ ❺×)
   解説…1. 膀胱留置カテーテル＝急性期に行う
   2. 膀胱瘻＝尿道排尿不可能のとき行う
   3. コンドーム型収尿器＝尿失禁に対して行う

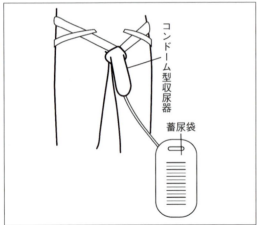

   4. 第7胸髄損傷なので自動膀胱であり、刺激を加えれば反射で排尿する。その後残尿分を自己導尿で排出する
   5. 圧迫排尿＝自律膀胱に行う

3. 答…2, 5(❶× ❷○ ❸× ❹× ❺○)
   解説…1. 排尿反射＝下肢の反射よりも回復は遅い
   2. 冷水テスト陽性＝排尿反射訓練開始の目安
   3. 手圧排尿訓練＝核型核下型の自動膀胱(S234)の損傷の排尿障害の排尿法
      頸髄損傷＝核上型膀胱(自動膀胱)なのでタッピングなどのトリガーポイント叩打による排尿法を用いる(安定した座位保持能力は必要)
   4. 残尿 50ml 以下＝間欠的導尿は行わなくてよい
   5. 自動膀胱なのでトリガーポイントの叩打による反射排尿を指導する

4. 答…2, 3(❶○ ❷× ❸× ❹× ❺○)
   1. 起き上がり＝側臥位から行わせる＝腹筋を使用した背臥位からの起き上がりでは腹腔内圧上昇で逆流現象が強くなる＝適切
   2. 飲水量＝1日 500ml 以下に制限＝不適切＝不可避尿 500ml 必要であり 1,500ml 飲水と導尿により排出させる
   3. 用手排尿＝残尿減少は困難＝導尿が必要
   4. 自己導尿の回数＝増加＝適切
   5. 夜間のカテーテル留置を検討＝夜間の残尿を減少させる＝適切

14 末梢神経症候(体性神経)

演習問題　本文 81 ページ

1. 答…1, 4(❶○ ❷× ❸× ❹○ ❺×)
   解説…1. 胸筋反射＝大胸筋付着部を叩打する
   2. 上腕三頭筋反射＝上腕三頭筋腱を叩打する
   3. 腕橈骨筋反射＝橈骨茎状突起を叩打する
   4. 膝蓋腱反射＝膝蓋腱付着部を叩打する
   5. アキレス腱反射＝アキレス腱部を叩打する

2. 答…2(❶× ❷○ ❸× ❹× ❺×)
   解説…1. 掌オトガイ反射＝母指球を刺激する
   2. 把握反射＝手掌を刺激する
   3. Babinski 反射(バビンスキー)＝足底の外側を踵から爪先にむけてゆっくりとこする
   4. Chaddock 反射(チャドック)＝外果の下を後ろから前にこする
   5. Oppenheim 反射(オッペンハイム)＝下腿の脛骨内側縁を上から下に向かってこする

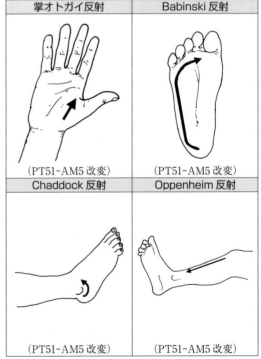

3. 答…3(❶× ❷× ❸○ ❹× ❺×)

解説… （反射）　　（中枢）
1. 下顎反射＝橋
2. 上腕二頭筋反射＝C5, 6
3. 上腕三頭筋反射＝C6-8
4. 膝蓋腱反射＝L2-4
5. アキレス腱反射＝L5-S2

4. 答…3, 5(❶× ❷× ❸○ ❹× ❺○)
解説…1. 下顎反射＝橋
2. 上腕三頭筋反射＝C6-8
3. 回内筋反射＝C6-T1

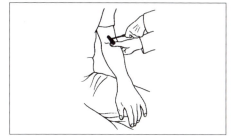

4. 膝蓋腱反射＝L2-4
5. アキレス腱反射＝L5-S2

5. 答…2, 5(❶× ❷○ ❸× ❹× ❺○)
解説…1. 痙縮＝中枢神経障害（錐体路障害）
2. 筋萎縮＝末梢神経麻痺
3. 病的反射＝中枢神経障害（錐体路障害）
4. 不随意運動＝中枢神経障害（錐体外路障害）
5. 腱反射低下＝末梢神経麻痺

6. 答…4(❶○ ❷○ ❸○ ❹× ❺○)
解説…1. 筋萎縮＝末梢神経損傷の症候
2. 異常感覚＝末梢神経損傷の症候
3. 発汗異常＝末梢神経損傷の症候
4. 腱反射亢進＝中枢神経損傷の症候
　　末梢神経損傷の症候＝腱反射減弱あるいは消失
5. 筋線維束攣縮＝末梢神経損傷の症候

15 末梢神経症候（自律神経）

演習問題　本文87ページ

1. 答…2, 4(❶× ❷○ ❸× ❹○ ❺×)
解説…1. 自律神経過反射＝徐脈
2. 自律神経過反射＝高血圧
3. 自律神経過反射＝血糖は正常範囲内
4. 自律神経過反射＝顔面紅潮
5. 自律神経過反射＝損傷レベル以上（残存域）の異常発汗

2. 答…1(❶○ ❷× ❸× ❹× ❺×)
解説…1. 自律神経過反射＝第5胸髄よりも高位の損傷に発生
2. 下肢挙上で症状は軽減する＝起立性低血圧
3. 起立負荷で生じる＝起立性低血圧
4. 低血圧を呈する＝起立性低血圧
5. 自律神経過反射＝徐脈

3. 答…2, 3(❶× ❷○ ❸○ ❹× ❺×)
解説…1. 頻脈＝不適切＝自律神経過反射は徐脈
2. 頭痛＝自律神経過反射症状
3. 顔面紅潮＝自律神経過反射症状
4. 血圧低下＝不適切＝自律神経過反射は高血圧
5. 発汗抑制＝不適切＝自律神経過反射は異常発汗

4. 答…2(❶○ ❷○ ❸× ❹× ❺×)
解説…1. C6＝自律神経過反射が出現する
2. T6＝自律神経過反射が出現する(T6より上位の損傷で出現する)
3. T10＝自律神経過反射が出現しない
4. T12＝自律神経過反射が出現しない
5. L2＝自律神経過反射が出現しない

5. 答…1(❶× ❷○ ❸○ ❹○ ❺○)
解説… 血圧低下＝起立性低血圧
　　　 自律神経過反射＝高血圧
2. 顔面紅潮
3. 徐脈　　　｝自律神経過反射の症状
4. 頭痛
5. 鼻閉

6. 答…3(❶○ ❷○ ❸× ❹○ ❺○)
解説…1. 発汗異常＝適切
2. 排尿障害＝適切
3. 下痢＝不適切＝便秘
4. 脂漏性皮膚＝適切
5. 起立性低血圧＝適切

第2章　脳血管障害

1 中枢神経の解剖生理学

演習問題　本文94ページ

1. 答…1(❶○ ❷○ ❸× ❹× ❺×)
解説…1. ①＝足
2. ②＝体幹
3. ③＝手
4. ④＝顔面
5. ⑤＝舌

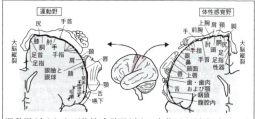

運動野（左）および体性感覚野（右）の身体再現（大脳半球の中心溝に沿った切断面）（Penfield Wら，1950より改変）

2. 答…2(❶○ ❷× ❸× ❹× ❺×)
解説…1. 黒質＝被蓋と大脳脚との間に位置する
2. 皮質脊髄路＝大脳脚を通過する
3. 上小脳脚＝小脳に連絡する

4. 大脳脚＝腹側に位置する
5. 中脳蓋＝背側に位置する

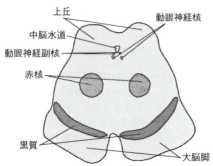

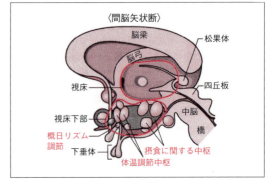

3. 答…2（❶× ❷○ ❸× ❹× ❺×）
解説…1. 海馬＝記憶，探索行動，情動に関与
2. 歯状核＝随意運動の制御に関与
3. 松果体＝概日リズム調整ホルモン（メラトニン）の分泌
4. 青斑核＝覚醒，注意，情動に関与
5. 扁桃体＝視床下核や視床下部と連絡，食欲や性欲と関連

海馬帯	側頭葉内側 側脳室下角 底部に突出 大脳辺縁系 の一部	・記憶，空間学習能力 ・虚血に対して非常に脆弱 ・アルツハイマー病における最初の病変部位 〈大脳辺縁系〉 　古皮質，原始皮質，大脳核の一部を含む脳の内側で脳梁を囲む部位

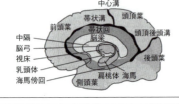

間脳	視床	大脳半球と中脳の間	・視覚，聴覚，体性感覚などの感覚入力を大脳新皮質へ中継（嗅覚を除く）
	視床下部	間脳（視床の前下方で第三脳室下側壁）	・自律神経機能の総合中枢（交感神経・副交感神経機能及び内分泌機能の総合的調節） ・体温調節，下垂体ホルモン調節，浸透圧（水分）調整 ・本能行動（摂食行動，飲水行動，性行動，睡眠など） ・情動行動（怒りや不安など）
	松果体	上丘の上 視床髄条の下 左右の視床間 後部	・メラトニン（概日リズム調節ホルモン）の分泌 ・性機能の発展，冬眠，新陳代謝，季節による繁殖

4. 答…4（❶× ❷× ❸× ❹○ ❺×）
解説…1. 前頭弁蓋
2. 帯状回
3. 尾状核
4. 海馬
5. 島

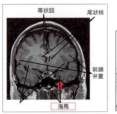 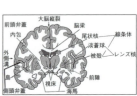

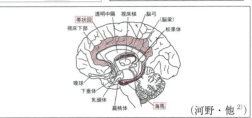

（河野・他[2]）

5. 答…4, 5（❶× ❷× ❸× ❹○ ❺○）
解説…1. 下垂体＝間脳の視床下部に接する内分泌器官（前葉，中部，後葉に分かれて全身へホルモンを分泌する）
2. 松果体＝間脳後方に位置する内分泌器官（概日リズム調節ホルモン（メラトニン）を分泌する）
3. 線条体＝尾状核と被殻を合わせた大脳基底核（随意運動の調節，姿勢，筋緊張の調整などに関与する）
4. 乳頭体＝大脳辺縁系＝正しい
5. 扁桃体＝大脳辺縁系＝正しい

6. 答…3（❶× ❷○ ❸○ ❹× ❺×）
解説…1. ①＝側脳室
2. ②＝視床
3. ③＝海馬
4. ④＝橋
5. ⑤＝下側頭回

第2章　脳血管障害　（本文・95〜100ページ）

〈下図の前額断で切った部分のMRI(T2)画像〉

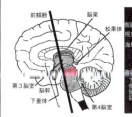 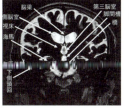

7. 答…4(❶○　❷○　❸○　❹×　❺○)
解説…1. 小脳＝筋緊張・身体の平衡・協調運動に関与
2. 内包＝大脳内の錐体路の下行部位
3. 大脳脚＝中脳の錐体路の下行部位
4. 視床下部＝自律神経機能の調節中枢
5. 中心前回＝運動野(錐体路の中枢)

〈運動に関する伝導路〉

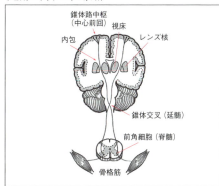

8. 答…5(❶×　❷×　❸×　❹×　❺○)
解説…1. 一次運動野は前運動野と共同して運動の計画，実行を行う
2. 運動前野は体をどのように動かすかを考える
3. 補足運動野は運動の企画と遂行，連続した運動の学習に関わる
4. 大脳基底核は記憶をもとにした予測や期待に結びつく運動の調節
5. 小脳は無意識的な運動スキルの習得に関与している

2 脳血管障害の定義と原因

演習問題　本文96ページ

1. 答…2(❶○　❷×　❸○　❹○　❺○)
解説…1. 高血圧＝脳出血の危険因子
2. くも膜下出血＝女性＞男性
3. 発作性心房細動＝脳塞栓の危険因子(心臓腔内で血栓が形成され，血流により脳血管へ流出して脳血管の閉塞の原因となる)
4. 癌に不随する凝固異常(トルソー症候群)＝脳塞栓の原因(癌細胞が分泌するムチン，サイトカイン，組織因子などの物質が血栓の形成を促進する)

5. 慢性腎臓病〈CKD〉＝脳卒中の危険因子(慢性腎臓病〈CKD〉の原因に生活習慣病と高血圧があるため)

2. 答…2(❶×　❷○　❸×　❹×　❺×)
解説…
〈くも膜下出血の合併症〉

再出血	発症後24時間以内に多い(約20％)
脳血管攣縮	発症後4〜14日の間に発症(脳動脈瘤破裂によるくも膜下出血の30〜40％)で，血管攣縮による梗塞で片麻痺出現
心血管系障害	ストレス反応による急激な血圧上昇，心負荷と内分泌系失調による肺水腫

1. 正常圧水頭症＝くも膜下出血の合併症ではない
2. 血管攣縮＝くも膜下出血の合併症
3. 脳内出血＝くも膜下出血の合併症ではない
4. 脳挫傷＝くも膜下出血の合併症ではない
5. 脳膿瘍＝くも膜下出血の合併症ではない

3. 答…4(❶×　❷×　❸×　❹○　❺×)
解説…1. 心室性期外収縮＝心原性脳塞栓症の原因ではない
2. 上室性期外収縮＝心原性脳塞栓症の原因ではない
3. 房室ブロック＝心原性脳塞栓症の原因ではない
4. 心房細動＝心原性脳塞栓症の原因になりやすい

〈心房細動〉
①心房の収縮が速く不規則
②心房の中の血液の流れるスピードが低下
③うっ滞
④血液が心房内で固まりやすく血栓ができやすい

5. 洞性徐脈＝心原性脳塞栓症の原因ではない

4. 答…4(❶○　❷○　❸○　❹×　❺○)
解説…1. 心房細動＝脳梗塞(脳塞栓)の原因
2. もやもや病＝脳梗塞(ウィリス動脈輪閉塞症)の原因
3. 心臓弁膜症＝脳梗塞(脳塞栓)の原因
4. Buerger病＝四肢末梢の潰瘍や壊死の原因になる
5. 頸動脈粥状硬化＝脳梗塞(脳血栓)の原因

3 脳血管障害の分類

演習問題　本文100ページ

1. 答…2(❶×　❷○　❸×　❹×　❺×)
解説…

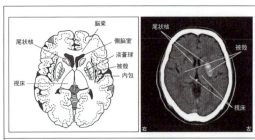

頭部CT画像の出血巣＝高吸収（白色）
頭部CT画像の梗塞巣＝低吸収（黒色）

1. 視床出血＝視床部の高吸収画像（下図参照）
2. 被殻出血＝被殻部の高吸収画像＝正しい
3. 皮質下梗塞＝皮質部の低吸収画像（下図参照）
4. くも膜下出血＝くも膜下腔の高吸収画像（下図参照）
5. 慢性硬膜下出血＝硬膜下の三日月型の高吸収画像（下図参照）

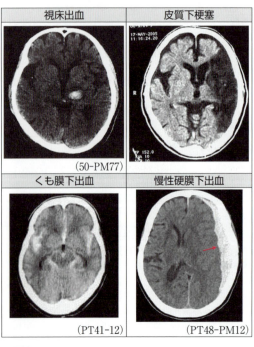

2. 答…4（❶× ❷× ❸× ❹○ ❺×）
解説…

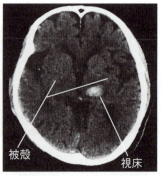

1. 頭頂葉皮質下＝下CT図参照
2. 放線冠＝下CT図参照
3. 被殻＝下CT図参照
4. 視床＝正しい
5. 橋＝下CT図参照

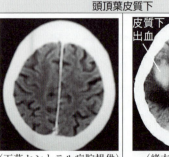
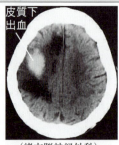
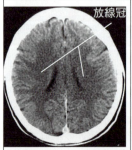
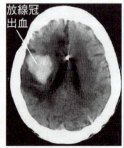
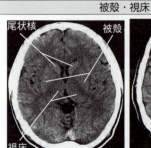
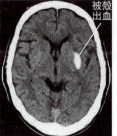

第 2 章 脳血管障害（本文・100〜101 ページ）

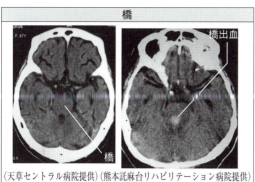

（天草セントラル病院提供）（熊本託麻台リハビリテーション病院提供）

(中島・他[2])

3. 答…1(❶○ ❷× ❸× ❹× ❺×)

解説…1. 硬膜外血腫＝トルレンズ
2. 硬膜下血腫＝下図参照
3. 皮質下出血＝下図参照
4. くも膜下出血＝下図参照
5. 脳動静脈奇形＝下図参照

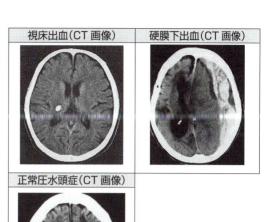

(中島・他[2])

5. 答…5(❶× ❷× ❸× ❹× ❺○)

1. 脳塞栓＝下図参照
2. 髄膜腫＝下図参照
3. 脳内出血＝下図参照
4. 硬膜下血腫＝下図参照
5. くも膜下出血＝適切＝くも膜下出血の代表的画像

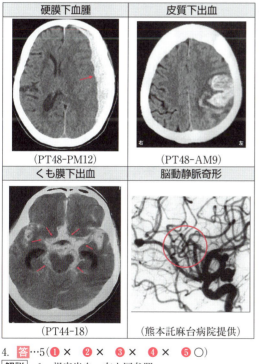

4. 答…5(❶× ❷× ❸× ❹× ❺○)

解説…1. 視床出血＝右上図参照
2. 硬膜下出血＝右上図参照
3. くも膜下出血＝右上図参照
4. 正常圧水頭症＝右上図参照
5. 多発性脳梗塞＝適切

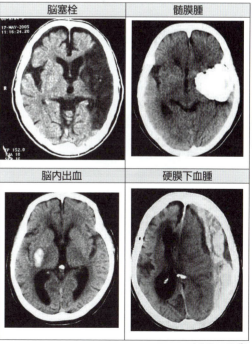

(中島・他[2])

4 脳血管障害の主症状

演習問題　本文 112 ページ

1. 答…4（❶× ❷× ❸× ❹○ ❺×）

   解説…
   頭部 MRI（FLAIR 画像）＝右中〜後大脳動脈領域の脳梗塞（MRI 高吸収域＝白く映る＝梗塞）

   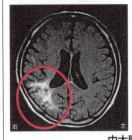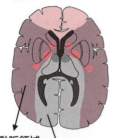

   1. 観念失行＝優位半球の頭頂葉後方角回〜後頭葉
   2. 左右障害＝優位半球の頭頂葉〜後頭葉移行部
   3. 純粋失読＝後頭葉
   4. 半側空間無視＝劣位半球の中大脳動脈領域＝適切
   5. 非流暢性失語＝優位半球の中大脳動脈領域

2. 答…5（❶× ❷× ❸× ❹× ❺○）

   解説…
   頭部 MR（T1 強調像）＝高吸収域＝白く映る＝出血の亜急性期画像＝右脳幹部出血

   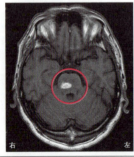

   1. JCS Ⅲ-100 ＝画像からは判断困難
   2. 左顔面の痛覚低下＝右顔面の痛覚障害
   3. 左上肢の小脳失調＝右上肢の小脳失調
   4. 右上肢の運動麻痺＝左上肢の運動麻痺
   5. 左下肢の深部感覚低下＝適切

3. 答…4（❶○ ❷○ ❸○ ❹× ❺○）

   解説…※CT 画像＝左「被殻〜内包後脚〜視床」の出血

   1. 片麻痺＝出現する
   2. 失語症＝出現する
   3. 感覚障害＝出現する
   4. 運動維持困難＝前頭葉・頭頂葉・側頭葉の障害なので出現しない
   5. 中枢性顔面神経麻痺＝出現する

4. 答…5（❶× ❷× ❸× ❹× ❺○）

   解説…CT 所見＝「左側側頭葉側に大きく圧迫がある」＝「左側頭頂葉〜側頭葉損傷」の高次脳機能障害

   1. 右の方ばかりを見る＝左側半側空間無視（右側頭頂葉損傷）＝この患者には出現しない
   2. 家族の顔が認識できない＝視覚失認（左側後頭葉損傷）＝この患者には出現しない
   3. 服の裏表を間違えて着る＝着衣失行（右側頭頂葉後部損傷）＝この患者には出現しない
   4. 自分の右手足は動くという＝病態失認（右側頭頂葉損傷）＝この患者には出現しない
   5. スプーンを逆さまに持って使う＝観念失行（左側頭頂葉損傷）＝この患者に出現する可能性がある

5. 答…3（❶× ❷× ❸○ ❹× ❺×）

   解説…視床＝視覚，聴覚，体性感覚などの感覚入力を大脳新皮質へ中継する

   1. 視野狭窄＝緑内障，網膜剥離，大脳後頭葉，視神経，視放線の障害
   2. 病態失認＝（右大脳）劣位半球の頭頂葉後下部の障害
   3. 運動失調＝視床の外側・内側腹側核の障害
   4. 弛緩性片麻痺＝大脳中心前回（運動野）・内包の障害
   5. 空間認知の低下＝（右大脳）劣位半球頭頂葉の障害

6. 答…2, 4（❶× ❷○ ❸× ❹○ ❺×）

   解説…1. 橋出血＝Wallenberg 症候群は起こらない
   2. ラクナ梗塞＝後下小脳動脈閉塞→Wallenberg 症候群を起こす
   3. 脳動静脈奇形＝Wallenberg 症候群は起こらない
   4. 脳底動脈解離＝椎骨動脈閉塞→後下小脳動脈閉塞→Wallenberg 症候群を起こす
   5. 内頸動脈閉塞症＝Wallenberg 症候群は起こらない

7. 答…4, 5（❶× ❷× ❸× ❹○ ❺○）

   解説…1. めまい＝小脳障害や自律神経障害（視床症候群では「めまい」はみられない）
   2. 重度片麻痺＝錐体路障害（視床症候群では「重度片麻痺」はみられない）
   3. 体温上昇＝自律神経障害（視床症候群では「体温上昇」はみられない）
   4. 激しい自発痛＝視床症候群
   5. 深部感覚障害＝視床症候群

8. 答…2, 5（❶× ❷○ ❸× ❹× ❺○）

   解説…1. 振戦＝錐体外路障害
   2. 痙縮＝上位運動ニューロンの障害
   3. 腱反射消失＝下位運動ニューロンの障害
   4. 筋線維束攣縮＝下位運動ニューロンの障害
   5. 病的反射陽性＝上位運動ニューロンの障害

5 脳血管障害の治療

演習問題　本文117ページ

1. 答…1（❶○ ❷× ❸× ❹× ❺×）
   解説…1. 筋再教育訓練＝現時点（発症後7日）で麻痺側は弛緩状態でもわずかな筋出現がみられれば筋再教育を行う
   2. 利き手交換訓練＝回復期〜維持期に麻痺側上肢の回復が観られない場合に行う
   3. 間欠的機械圧迫＝浮腫がないので必要ない
   4. 渦流浴＝疼痛，浮腫がないので必要ない
   5. パンケーキ型装具＝手関節拘縮予防装具であり，手指ステージⅢの場合に用いる装具なので現時点では必要ない

2. 答…1（❶○ ❷× ❸× ❹× ❺×）
   解説…〈CI 療法（constraint-induced movement therapy）〉
   1. 非麻痺側上肢を拘束する＝適切
   2. 理学療法士＝監視の有無に関係なく1日6時間継続して行う
   3. 疼痛＝適応の基準にはない＝不適切
   4. 他動的関節可動域運動を長時間行う方法ではない＝不適切＝麻痺側上肢を使用して目的をもった作業課題の中で必要な運動の獲得を行う方（1日6時間を2週間）
   5. 患側手指がBrunnstrom法ステージⅡ＝適応外（Brunnstrom法ステージⅤ以上が適応）

3. 答…5（❶○ ❷○ ❸○ ❹○ ❺×）
   解説…〈斜面台〉

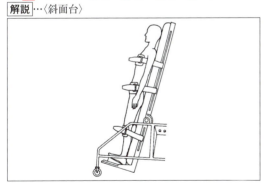

   1. 斜面台の目的＝内反尖足の予防
   2. 斜面台の目的＝立位感覚の向上
   3. 斜面台の目的＝覚醒レベルの向上
   4. 斜面台の目的＝体幹筋筋力の維持
   5. 膝関節伸展筋＝収縮・促通

4. 答…1（❶× ❷○ ❸○ ❹○ ❺○）
   解説…1. 開眼で代償＝再教育ではなく代償行為
   2. 運動や動作＝可能な限りゆっくり行う＝動きの認知を体感させる
   3. 15分程度の知覚再教育＝一日に数回行う＝繰り返し学習
   4. 識別素材を固定し患側手を動かして識別させる＝体感学習
   5. 書字の際に筆記具と手との接触箇所で筆記具の特徴を感じさせる＝体感学習

5. 答…2（❶○ ❷× ❸○ ❹○ ❺○）
   解説…1. 麻痺肢の関節可動域制限の予防
   2. 麻痺肢の運動麻痺の改善＝回復期の目標
   3. 非麻痺肢の筋力の維持
   4. 閉じこもりの予防
   5. 移動能力の維持

   〈訪問リハビリテーションの目的・目標〉
   ①身体機能の維持・向上
   ②身体能力に応じた運動指導
   ③在宅ADL機能の維持・向上（身の回り動作，歩行，トイレ動作，入浴動作，整容動作，衣服着脱動作，起居移動動作など）
   ④家族に対する介助方法の提案
   ⑤住環境整備・住宅改修・福祉用具のアドバイス
   ⑥閉じこもりの予防・社会参加への誘導

6. 答…1（❶○ ❷× ❸× ❹× ❺×）
   解説…1. 移乗動作の向上＝転倒予防と家族の介護負担軽減のため必要
   2. 屋内杖歩行の自立＝左半側空間無視があるので転倒の危険度が高い
   3. 左手指機能の向上＝維持期で手指Ⅱなのでこれ以上の回復は見込めない
   4. 車椅子駆動操作の自立＝左半側空間無視があるので左側壁へのぶつかりがあり危険
   5. 左半側空間無視の改善＝維持期なのでこれ以上の回復は見込めない

7. 答…5（❶× 2△ 3△ ❹× ❺○）
   解説…1. 後頸部＝すでに枕をしている
   2. 肩甲骨背面＝褥瘡危険箇所ではあるが，他にもっと褥瘡が出現する場所がある
   3. 腰背部＝褥瘡危険箇所ではあるが，他にもっと褥瘡が出現する場所がある
   4. 右大転子部＝左片麻痺なので右大転子部は感覚が残存しているので褥瘡危険箇所ではない
   5. 両大腿内側＝最も褥瘡が出現しやすい危険箇所

8. 答…4（❶× ❷× ❸× ❹○ ❺×）
   解説…1. 良肢位保持のため麻痺側の股関節を内外旋正中位とする
   2. 麻痺側の肩関節に対する関節可動域運動は，亜脱臼の可能性もあるので注意して痛みのない範囲で愛護的に実施する
   3. 他動的関節可動域運動では，ゆっくりと麻痺肢を動かして伸張反射を起こさないようにする
   4. 覚醒した患者では，麻痺の進行が止まっていれば座位訓練を開始する＝適切＝可能な限り早期座位訓練を実施する
   5. 非麻痺側の筋力増強訓練は，可能な範囲実施する（麻痺の回復を阻害することはない）

第2章 脳血管障害（本文・119～120ページ）

〈ニューロリハビリテーション（神経可塑性のメカニズム）〉

定義	隠されていたものが表になること 普段はメインの神経回路の活動の陰に隠れて活動していないが，メインの神経回路が障害されると，メインではなかった神経回路が興奮を伝える神経回路になること

神経の軸索再生	神経損傷を起こした場合の回復過程 （アンマスキング，側芽形成，神経細胞移植）

新生血管／神経細胞／プロスタサイクリン／軸索再生／軸索

切断／抑制シナプスの顕在化／側芽／移植細胞
軸索損傷／アンマスキング／側芽形成／神経細胞移植

アンマスキング	神経回路のつなぎ替え

〈正常時〉普段は抑制されている
〈アンマスキング経路の活動〉活動開始／メイン経路が障害

神経損傷前／抑制回路／抑制回路／正常回路
神経損傷急性期／出現／出現／未使用回路の使用
慢性期／回路のつなぎ換わり

---

9. 答…5（❶○ ❷○ ❸○ ❹○ ❺×）
   解説…1. 歩行能力改善のためのトレッドミル訓練＝推奨グレードB
   2. 歩行改善のための筋電図バイオフィードバック＝推奨グレードB
   3. 麻痺側手関節の背屈筋の筋力増強のための電気刺激＝推奨グレードB
   4. 歩行の妨げとなっている内反尖足へのフェノールブロック＝推奨グレードB
   5. 運動障害改善のためのファシリテーション（神経筋促通手技）＝推奨グレードC1

10. 答…4（❶× ❷× ❸× ❹○ ❺×）
    解説…1. 麻痺の重症度の改善＝急性～回復期理学療法
    2. 下肢痙縮の改善＝急性～回復期理学療法
    3. 感覚障害の改善＝急性～回復期理学療法
    4. 持久力の向上＝維持期理学療法として適切
    5. 認知症の改善＝急性～回復期理学療法

11. 答…4, 5（❶× ❷× ❸× ❹○ ❺○）
    解説…1. 更衣動作の前開きシャツ＝麻痺側上肢から着る
    2. 移動動作＝車椅子を非麻痺側上下肢で操作する
    3. 更衣動作訓練＝導入時には前開きシャツを用いる
    4. 洗体動作＝長めのループ付きタオルで背中を洗う＝正しい
    5. トイレ動作＝壁のL字型手すりを使って移乗する＝正しい

12. 答…3（❶○ ❷○ ❸× ❹○ ❺○）
    解説…1. 立位バランス改善＝片側立脚での体幹正中位保持による体幹バランス機能の改善
    2. 腹筋・背筋の協調運動＝片側立脚での体幹正中位保持による腹筋・背筋の協調の改善
    3. 非麻痺側下肢の支持性向上（片脚立位支持しているのは非麻痺側）

第3章 中枢神経変性疾患 （本文・120〜130ページ） 23

4. 麻痺側下肢の屈筋強化＝ボールの前後への転がし＝麻痺側膝の屈曲促進
5. 非麻痺側下肢の伸筋強化＝片脚立位時間の延長

13. 答…4, 5（❶× ❷× ❸× ❹○ ❺○）
解説…1. 経口摂取＋嚥下訓練＝現状の意識障害では困難
2. 右から左への寝返り動作訓練＝M5なので命令に従えない
3. 上衣の更衣動作によるADL訓練＝M5なので命令に従えない
4. 声かけによるコミュニケーション訓練＝声かけすれば開眼する（言語でのコミュニケーションは困難）
5. 左上肢への感覚刺激による注意喚起訓練＝左半側空間無視の疑いから左半側に感覚刺激入力する

第3章 中枢神経変性疾患

1 変性疾患の概念と分類

演習問題 本文124ページ
1. 答…1（❶○ ❷× ❸× ❹× ❺×）
解説…1. 多発性硬化症＝中枢神経の脱髄
2. Binswanger病＝変性（大脳半球皮質下白質におけるびまん性虚血性変性）
3. Huntington病＝変性（常染色体優性遺伝型式を示す遺伝性の神経変性疾患）
4. Creutzfeldt-Jakob病＝変性（脳に異常蛋白質（プリオン蛋白）が蓄積し脳神経細胞が機能障害される海綿状変性）
5. Charcot-Marie-Tooth病＝脱髄・変性（遺伝子異常による末梢神経の脱髄および軸索変性）

2. 答…2（❶○ ❷× ❸○ ❹○ ❺○）
解説…1. Charcot-Marie-Tooth病＝遺伝性の末梢神経変性疾患（脱髄型，軸索型））
2. Guillain-Barré症候群＝急性・多発性の根神経炎（自己免疫疾患）
3. Huntington病＝遺伝性中枢神経変性疾患（線条体尾状核の神経細胞が変性・脱落）
4. Parkinson病＝中脳黒質ドパミン神経細胞の変性疾患
5. Shy-Drager症候群＝自律神経症状を主要症状とする脊髄小脳変性疾患（脳幹〜小脳の変性）

3. 答…4（❶○ ❷○ ❸○ ❹× ❺○）
解説…1. 多発性硬化症＝中枢神経の脱髄
2. Huntington舞踏病＝線条体の変性
3. Alzheimer病＝大脳皮質の変性
4. Parkinson病＝中脳黒質の変性
5. 筋萎縮性側索硬化症＝脊髄前角細胞の脱落

2 大脳皮質・大脳基底核の変性疾患

演習問題 本文130ページ
1. 答…3（❶× ❷× ❸○ ❹× ❺×）
孤発性＝血縁者の中に発症者がみられず突発的に発病者があらわれるケース
家族性＝血縁者のなかに発症者がみられるもの

解説…1. Parkinson病＝孤発性が多い（中脳黒質のドパミン神経細胞内にαシヌクレイン（蛋白質）が凝集蓄積してドパミン神経細胞が減少する）
2. 多系統萎縮症＝孤発性が多い（脳幹，小脳，線条体の神経細胞や乏突起膠細胞内にαシヌクレイン（蛋白質）が凝集蓄積する）
3. Huntington病＝家族性が多い（常染色体優性遺伝型式を示す遺伝性の神経変性疾患）
4. Lewy小体型認知症＝孤発性が多い（大脳皮質や脳幹部にLewy小体（蛋白質）が凝集蓄積する）
5. 筋萎縮性側索硬化症＝孤発性が多い（運動ニューロン内にTDP-43（蛋白質）が異常蓄積して運動ニューロンの細胞死を起こす）

2. 答…2（❶× ❷○ ❸× ❹× ❺×）
解説…1. 多発性筋炎＝骨格筋の炎症疾患＝痙縮（−）
2. 多発性硬化症＝中枢神経の脱髄疾患＝痙縮（＋）
3. 腕神経叢麻痺＝下位運動ニューロン障害＝痙縮（−），筋緊張低下
4. 急性灰白髄炎（ポリオ）＝下位運動ニューロン障害（脊髄前角細胞の障害）＝痙縮（−）
5. Guillain-Barré症候群＝末梢神経の脱髄疾患＝痙縮（−），筋緊張低下

3. 答…1（❶× ❷○ ❸○ ❹○ ❺○）
解説…1. 突進現象＝血管性パーキンソニズムではみられない
2. 認知症状（＋）
3. 感情失禁（＋）
4. 高血圧（＋）
5. 虚血性心疾患（＋）

4. 答…1（❶× ❷○ ❸○ ❹○ ❺○）
解説…1. 痙縮＝上位運動ニューロン障害（錐体路障害）
2. ballismus＝大脳基底核の障害
3. athetosis＝大脳基底核の障害
4. dystonia＝大脳基底核の障害
5. 固縮＝大脳基底核の障害
〈大脳基底核（錐体外路系）障害〉

| ballismus | 肢を投げ出すような激しい持続の短い不随意運動.視床下核または淡蒼球との線維連絡路の病変（ドーパミン優位） |

athetosis	舞踏病より力の入った間欠期のない持続性の運動(ドーパミン優位).
dystonia	長軸を中心に捻る様な運動.顔面・頚・体幹・四肢など全身に見られるものと部分的な痙性斜頚.安静時の筋緊張は低い.不随意運動が起こるとその部の筋緊張は著しく増加(ドーパミン優位)する.
固縮	黒質線条体ニューロンの障害＝錐体外路症候 ↓ (4大徴候)：安静時振戦，固縮，無動，姿勢反射障害

〈錐体路障害〉

痙縮	上位運動ニューロンの障害 下位運動ニューロンの抑制がとれ筋緊張亢進をきたした状態.

③ 中脳(脳幹部)の変性疾患

演習問題　本文134ページ

1. 答…2, 4(❶× ❷○ ❸× ❹○ ❺×)
   解説…1. 眼振＝脳梗塞や小脳や脳幹の出血，メニエールなどの徴候
   2. 突進現象＝Parkinson病の徴候
   3. 動作時振戦＝運動失調の徴候(Parkinson病の徴候＝安静時振戦)
   4. 歯車様固縮＝Parkinson病の徴候
   5. ミオクローヌス＝てんかん，アルツハイマー病，プリオン病(クロイツフェルト・ヤコブ病など)，頭部外傷などの徴候(Parkinson病の徴候＝固縮)

2. 答…3(❶× ❷× ❸○ ❹× ❺×)
   解説…1. 企図振戦＝小脳障害, Parkinson病＝安静時振戦
   2. アテトーゼ＝線条体，視床下核，黒質，赤核などの障害, Parkinson病＝固縮
   3. Myerson徴候＝眉間反射＝パーキンソン症候群やパーキンソン病の症状
   4. ミオクロニー発作＝てんかん
   5. 折りたたみナイフ現象＝痙性片麻痺の症状

3. 答…1(❶× ❷○ ❸○ ❹○ ❺○)
   解説…〈抗Parkinson病薬の副作用〉
   1. 高血圧＝抗Parkinson病薬の長期服用による副作用ではない(抗Parkinson病＝起立性低血圧を起こしやすい)
   2. on-off現象＝レボドパ効果がある状態となくなった状態＝抗Parkinson病薬の長期投与の症状
   3. 精神症状の出現＝幻覚，妄想，脱抑制，衝動制御障害＝抗Parkinson病薬の長期投与の症状
   4. wearing-off現象＝1日内でonとoffが混在する状態＝抗Parkinson病薬の長期投与の症状
   5. 不随意運動の増強＝不随意運動(ジスキネジア)，舞踏病様動作＝抗Parkinson病薬の長期投与の症状

4. 答…1(頻度が低い＝×，頻度が高い＝○)(❶× ❷○ ❸○ ❹○ ❺○)
   解説…1. 認知症＝多系統萎縮症の末期にみられる(早期にはあまりみられない)
   2. 尿失禁＝自律神経障害＝多系統萎縮症の早期にみられる
   3. 動作緩慢＝固縮傾向＝多系統萎縮症の早期にみられる
   4. 起立性低血圧＝自律神経障害＝多系統萎縮症の早期にみられる
   5. 姿勢反射障害＝固縮傾向＝多系統萎縮症の早期にみられる

5. 答…4, 5(❶× ❷× ❸× ❹○ ❺○)
   解説…1. 運動麻痺＝(−)
   2. 視覚障害＝(−)
   3. アテトーゼ＝(−)
   4. 協調運動障害＝脳幹〜小脳の障害
   5. 起立性低血圧＝自律神経障害

6. 答…2, 3(❶× ❷○ ❸○ ❹× ❺×)
   解説…1. 反張膝＝大腿四等筋筋力低下により生じる(パーキンソン病で反張膝は生じない)
   2. Parkinson病＝前傾姿勢(＋)
   3. Parkinson病＝突進歩行(＋)
   4. 大殿筋歩行＝大殿筋筋力低下により生じる(筋ジストロフィーなどで生じる)
   5. はさみ足歩行＝股関節内転筋群の過緊張や痙縮により生じる(痙直型両麻痺などで生じる)

7. 答…2, 3(❶× ❷○ ❸○ ❹× ❺×)
   解説…1. 体幹＝Parkinson病は前傾円背姿勢
   2. 腕振り＝Parkinson病は消失する
   3. 体幹＝Parkinson病は前屈する
   4. 反張膝＝脳卒中片麻痺の下肢
   5. 下垂足＝前脛骨筋麻痺(深腓骨神経麻痺)

8. 答…3(❶○ ❷○ ❸× ❹○ ❺○)
   解説…〈Parkinson病について〉
   1. 経過とともにL-dopaの効果短縮(wearing-off現象)が出現する
   2. リズム音刺激による歩行訓練の効果(＋)
   3. 運動症状は徐々に進行する
   4. 自律神経症状を合併(＋)
   5. 不随意運動(＋)

④ 脊髄小脳変性症

演習問題　本文139ページ

1. 答…3(❶× ❷× ❸○ ❹× ❺×)
   解説…

第3章　中枢神経変性疾患（本文・139〜140ページ）

小脳の機能＝①片葉：眼球運動の制御，②虫部：体幹運動の制御，③中間部：末梢運動の制御，④外側半球部：運動の開始，プラン，タイミングに関係する

1. 運動動作の企画＝前補足運動野と補足運動野（ブロードマン6）
2. 運動プランの切り換え＝前補足運動野（ブロードマン6）
3. 記憶に基づく運動の修飾＝小脳（運動皮質からの運動指令は錐体路を介して出力され，皮質橋小脳路を介して小脳半球にコピーされて運動モデルが記憶される．この運動モデルの実現によって得られるであろう感覚の結果は小脳核から下オリーブ核に送られ，一方実際に出力された運動に由来する感覚的結果は脊髄オリーブ小脳路によって下オリーブ核に伝達される．ここで意図した運動の感覚と実際の運動による感覚的結果が照合され，その結果，検出された誤差信号が登上線維を介して小脳にフィードバックされると苔状線維を経由した半行線維-プルキンエ細胞シナプスの伝達効率が長期抑圧を受けて，コピーされた運動のモデルが書き換えられる．）
4. 視覚情報を運動指令に変換させる＝頭頂連合野（中心後回の一次体性感覚野を除く後方の頭頂葉領域：ブロードマン5, 7, 39, 40,）
5. 自発的な行為のプログラミング＝帯状運動野（ブロードマン23, 24）

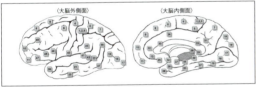

2. 答…4(❶○　❷○　❸○　❹×　❺○)
   解説…1. Wallenberg症候群＝延髄外側症候群＝運動失調がみられる
   2. 脊髄小脳変性症＝小脳の障害＝運動失調がみられる
   3. Wernicke脳症＝小脳の障害＝運動失調がみられる
   4. 重症筋無力症＝神経筋接合部でのアセチルコリン受容障害＝運動失調は出現しない
   5. 脊髄癆＝脊髄後索の障害＝運動失調がみられる

3. 答…4(❶△　❷△　❸○　❹×　❺△)
   解説…1. 閉脚立位＝転倒しやすい
   2. 片膝立ち位＝転倒しやすい
   3. 四つ這い位＝最も転倒が少ない肢位
   4. タンデム肢位＝最も不安定で転倒の危険性が大きい＝禁忌肢位

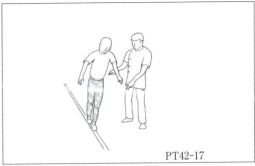

PT42-17

   5. 踵接地でのしゃがみ位＝転倒しやすい

4. 答…2, 3(❶×　❷○　❸○　❹×　❺×)
   解説…1. 書字＝大字症
   2. 構音＝断綴性発語
   3. 指鼻試験＝測定異常
   4. 深部腱反射＝低下
   5. Romberg試験＝陰性

5. 答…5(陽性所見＝○，陰性所見＝×)(❶○　❷○　❸○　❹○　❺×)
   解説…1. 踵膝試験（＋）＝小脳失調
   2. 指鼻指試験（＋）＝小脳失調
   3. 線引き試験（＋）＝小脳失調
   4. 前腕回内外試験（＋）＝小脳失調
   5. Romberg試験（－）＝小脳失調，Romberg試験（＋）＝脊髄失調

6. 答…3(❶×　❷×　❸○　❹×　❺×)
   解説…

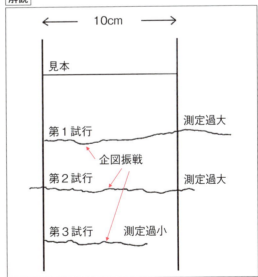

1. 頸髄症
2. Parkinson病
3. 脊髄小脳変性症＝測定障害（過大，過小）・企図振戦の出現
4. 筋萎縮性側索硬化症
5. Guillain-Barré症候群

7. 答…4(❶× ❷● ❸× ❹● ❺×)
解説…1. タンデム歩行＝不可能
2. 独歩＝介助歩行であり独歩は困難
3. 支持なしでの立ち上がり＝支持が必要
4. 介助歩行＝可能
5. ベッド上の状況＝寝たきりではない(座位保持や介助でのADLは可能)
8. 答…5(❶● ❷● ❸● ❹● ❺×)
解説…1. 眼振(＋)＝小脳症状
2. 構音障害(＋)＝小脳症状
3. 体幹動揺(＋)＝小脳症状
4. 協調障害(＋)＝小脳症状
5. 腱反射亢進＝上位運動ニューロン障害
腱反射低下＝小脳症状
9. 答…3(❶● ❷● ❸● ❹● ❺×)
解説…1. 爆発性言語，断綴性言語＝小脳症状
2. 手の握りと開きの拮抗反復運動障害＝小脳症状
手を握ったまま開けない＝先天性筋強直性ジストロフィー
3. 回内回外運動が拙劣＝小脳症状
4. 企図振戦＝小脳症状
安静(静止)時振戦＝パーキンソン病
5. 酩酊様のふらつき歩行，ワイドベース歩行＝小脳症状
小股で歩く＝パーキンソン病

5 脊髄変性疾患

演習問題　本文146ページ

1. 答…4(生じやすい＝○，生じにくい＝×)(❶○ ❷○ ❸○ ❹× ❺○)
解説…1. 舌萎縮＝筋萎縮性側索硬化症の症状
2. 構音障害＝筋萎縮性側索硬化症の症状
3. 上下肢麻痺＝筋萎縮性側索硬化症の症状
4. 眼球運動障害＝陰性症状(眼球運動は最後まで残存する)
5. 摂食嚥下障害＝筋萎縮性側索硬化症の症状
2. 答…4(❶● ❷● ❸● ❹× ❺●)
解説…1. 筋萎縮性側索硬化症の筋＝筋萎縮(遠位筋顕著)，筋力低下，筋線維束性攣縮，構音障害，嚥下障害，舌萎縮(球麻痺)
筋固縮＝Parkinson病
2. 筋萎縮性側索硬化症の陰性徴候(症状として出現しない)＝感覚障害，眼球運動障害，視覚障害，聴覚障害，膀胱・直腸障害，褥瘡
3. 筋萎縮性側索硬化症＝測定異常(－)
測定異常＝小脳障害
4. 筋萎縮性側索硬化症＝線維束性攣縮(＋)
5. 筋萎縮性側索硬化症の筋＝萎縮(＋)(仮性肥大＝(－))
筋の仮性肥大＝Duchenne型筋ジストロフィー
3. 答…1(❶× ❷○ ❸○ ❹○ ❺○)

解説…1. 自己導尿＝排尿障害はないので自己導尿の必要性はない
2. 摂食指導＝在宅指導として適切
3. 吸引器の取扱い＝在宅指導として適切
4. 電動車椅子操作＝在宅指導として適切
5. コミュニケーションエイドの使用法＝在宅指導として適切
4. 答…3,4(❶× ❷× ❸● ❹● ❺×)
解説…1. ALS＝知能障害(－)
2. ALS＝視野障害(－)
3. ALS＝嚥下障害(＋)
4. ALS＝呼吸障害(＋)
5. ALS＝感覚障害(－)
5. 答…3,5(❶× ❷× ❸● ❹× ❺●)
解説…1. ALS＝うつ症状(＋)
2. ALS＝眼球運動障害(－)
3. ALS＝食事動作にBFOを使用
4. ALS＝筋疲労を起こさないよう低負荷の等張性訓練で筋力維持を図る
5. ALS＝嚥下障害(＋)
6. 答…4(❶● ❷● ❸● ❹× ❺●)
解説…1. 筋萎縮性側索硬化症(ALS)＝舌の線維束攣縮(＋)
2. 筋萎縮性側索硬化症(ALS)＝流涎(＋)
3. 筋萎縮性側索硬化症(ALS)＝肺活量低下(＋)
4. 筋萎縮性側索硬化症(ALS)＝深部感覚障害(－)
5. 筋萎縮性側索硬化症(ALS)＝歩行障害(＋)
7. 答…2,5(❶× ❷● ❸× ❹× ❺●)
解説…1. 筋萎縮性側索硬化症(ALS)＝褥瘡(－)
2. 筋萎縮性側索硬化症(ALS)＝嚥下障害(＋)
3. 筋萎縮性側索硬化症(ALS)＝筋萎縮は遠位に強い
4. 筋萎縮性側索硬化症(ALS)＝感覚障害(－)
5. 筋萎縮性側索硬化症(ALS)＝眼球運動障害(－)
8. 答…2(❶× ❷● ❸× ❹× ❺×)
解説…1. 筋萎縮性側索硬化症(ALS)＝筋の圧痛や感覚障害(－)
2. 筋萎縮性側索硬化症(ALS)＝筋線維束攣縮(＋)
3. 筋萎縮性側索硬化症(ALS)＝四肢遠位優位の筋萎縮(＋)
4. 筋萎縮性側索硬化症(ALS)＝筋電図の高振幅電位(神経原性所見)
5. 筋萎縮性側索硬化症(ALS)＝筋生検上で筋の群集萎縮(＋)

第4章　中枢神経脱髄疾患

1 中枢神経・末梢神経の解剖生理学

演習問題　本文151ページ

1. 答…4（❶× ❷× ❸× ❹〇 ❺×）
   1. 脳の白質＝有髄神経線維
   2. 有髄神経線維＝Ranvier絞輪（＋）
      無髄神経線維＝Ranvier絞輪（－）
   3. 自律神経節後線維＝無髄神経線維
      自律神経節前線維＝有髄神経線維
   4. 有髄神経線維＝太いほど圧迫で障害を受けやすい
   5. 有髄神経線維の伝導速度＝線維の直径に正比例
      直径が太い＝伝導速度が速い

2. 答…4（❶〇 ❷〇 ❸〇 ❹× ❺〇）
   1. 興奮＝両方向伝導
   2. 興奮＝太い線維ほど速く伝導
   3. 有髄線維＝跳躍伝導
   4. 興奮＝隣接する別の線維には伝導しない（絶縁伝導）
   5. 興奮の大きさ＝変わらない（不減衰伝導）

2 中枢神経の脱髄疾患

演習問題　本文154ページ

1. 答…2（❶× ❷〇 ❸× ❹× ❺×）

   【解説】…
   〈多発性硬化症〉
   ①病理＝視神経や中枢神経の白質部に脱髄巣
   ②原因＝不明
   ③特徴＝再発と寛解を繰り返す進行性で増悪性
   ④平均発症年齢＝30歳前後（若年成人に多く）
   ⑤男女比＝1：2～3（♂＜♀）
   ⑥好発人種＝欧米の白色人種

   1. 多発性硬化症の男女比＝女性＞男性
   2. 多発性硬化症の特徴＝再発と寛解を繰り返す
   3. 多発性硬化症の発症＝20～40歳代
   4. 多発性硬化症の進行度＝視力障害や脊髄障害などの症状が重篤となりやすく後遺症状も多い
   5. 多発性硬化症の好発人種＝白色人種＞黄色人種

2. 答…3，4（❶× ❷× ❸〇 ❹〇 ❺×）
   【解説】…
   1. 多発性硬化症の好発性別＝女性が多い
   2. 多発性硬化症の好発年齢＝20～40歳代に好発
   3. 多発性硬化症の脱髄病変＝みられる
   4. 多発性硬化症の視力低下＝出現する頻度が高い
   5. 多発性硬化症に対する運動負荷＝易疲労性なので制限を設ける必要がある（運動負荷量を減らして休息を十分にとる）

3. 答…5（❶× ❷× ❸× ❹× ❺〇）
   【解説】…
   1. 痙縮＝脊髄小脳変性症
   2. 運動失調＝脊髄小脳変性症
   3. 嚥下障害＝脊髄小脳変性症
   4. 構音障害＝脊髄小脳変性症
   5. 有痛性けいれん＝多発性硬化症

4. 答…5（❶× ❷× ❸× ❹× ❺〇）
   【解説】…
   1. 多発性硬化症の性別好発度＝女性が多い（男女比＝1：2～3程度）
   2. 多発性硬化症の進行度＝緩解と増悪を繰り返す
   3. 多発性硬化症の病変＝白質（中枢神経の髄鞘の脱髄）
   4. 多発性硬化症の好発年齢＝30歳前後（5歳未満や60歳以上ではまれ）
   5. 多発性硬化症のUhthoff徴候＝認められる

5. 答…2（❶× ❷〇 ❸× ❹× ❺×）
   【解説】…
   1. 多発性硬化症の好発年齢＝30歳前後（青年層）に多い
   2. 多発性硬化症の主病変＝中枢神経の脱髄
   3. 多発性硬化症の症状＝三主徴（炎症，脱髄，グリオーシス），寛解，再燃，進行性の経過をとる
      日内変動＝重症筋無力症など
   4. 多発性硬化症の初発症状＝四肢のしびれ・背部の鋭利痛など
      眼瞼下垂＝重症筋無力症など
   5. 多発性硬化症の病変＝脳神経系（特に視神経）が障害されやすい

6. 答…5（❶× ❷× ❸× ❹× ❺〇）
   【解説】…
   1. 痙縮＝脊髄小脳変性症と多発性硬化症の両方にみられる
   2. 運動失調＝脊髄小脳変性症と多発性硬化症の両方にみられる
   3. 嚥下障害＝脊髄小脳変性症と多発性硬化症の両方にみられる
   4. 構音障害＝脊髄小脳変性症と多発性硬化症の両方にみられる
   5. 有痛性痙攣＝多発性硬化症のみみられる

〈Lhermitte徴候（有痛性痙攣）〉

定義	頸部の脊髄後索における障害でみられる徴候．病変部位の後索が伸展圧迫されて生じる
症状	頸部を前屈すると背部～腰部～下肢にかけて電撃痛が走る． 多発性硬化症にみられる後索痛（出現率＝7～53%）

| 多発性硬化症以外の疾患 | 頸椎症，後縦靭帯骨化症，椎間板ヘルニア，外傷，脊髄腫瘍，亜急性脊髄連合変性症，放射性脊髄症など |

7. 答…3. 4(① × ② × ③ ○ ④ ○ ⑤ ×)

解説…1. 多発性硬化症の好発性別＝女性に多い
2. 多発性硬化症の好発年齢＝20〜40歳代に多い
3. 多発性硬化症の症状＝脱髄病変がみられる
4. 多発性硬化症の症状＝視力低下の出現する頻度が高い（初発症状＝視力低下と眼痛）
5. 運動負荷に制限＝多発性硬化症では過負荷は禁忌

8. 答…2(① × ② ○ ③ × ④ × ⑤ ×)

解説…1. 多発性硬化症の好発年齢＝20〜40歳代に多い
2. 主病変＝中枢神経の脱髄である
3. 多発性硬化症の症状＝日内変動はない（体温上昇により症状が悪化する）
4. 多発性硬化症の初発症状＝視力低下と眼痛である
（眼瞼下垂＝重症筋無力症の初期症状）
5. 多発性硬化症の症状＝視神経が障害されやすい

9. 答…1, 2(① ○ ② ○ ③ × ④ × ⑤ ×)

解説…1. テタニー様痙攣に伴って生じる四肢の放散痛＝有痛性強直性痙攣＝多発性硬化症の症状
2. 頭部前屈に伴って生じる背部下方への電激痛＝Lhermitte徴候＝多発性硬化症の症状
3. 食後の疼痛＝胃腸運動による腹部痛＝多発性硬化症の症状（腰背部鈍痛は出現しない）
4. 手指先端のしびれを伴う疼痛＝多発性硬化症の症状（上肢手指の発赤を伴う疼痛は出現しない）
5. 電撃様の刺すような強直性痙攣性疼痛＝多発性硬化症の症状（歩行困難にするしびれを伴う下肢痛は出現しない）

③ 末梢神経の脱髄疾患

演習問題　本文 159 ページ

1. 答…2(① × ② ○ ③ × ④ × ⑤ ×)

解説…〈Guillain-Barré症候群〉
1. 再発＝単相性疾患のため再発は稀（再発率：2〜5%）
2. 分類＝脱髄型と軸索型（軸索型は予後不良）
3. Guillain-Barré症候群の原因＝自己免疫疾患（ウイルス感染による急性上気道炎後1〜2週間で発症）
4. 原因＝自己免疫疾患
ビタミンB_1欠乏＝ウェルニッケ脳症や脚気の原因
5. 予後＝発症後5年以内に自然回復する（基本的に予後良好で大半が歩行可能となる）

〈Guillain-Barré症候群〉

病理	自己免疫疾患の急性・多発性の根神経炎（主に末梢性運動神経の障害）
原因	60%以上で先行感染（上気道炎，胃腸炎など） 感染因子：サイトメガロウイルス，EBウイルス，マイコプラズマ，カンピロバクターなど
診断	①脳脊髄液：蛋白細胞解離（蛋白量は発病1週間後から上昇，細胞数は10/mm³以下の単核細胞） ②必要条件：(1)進行性の運動麻痺が四肢のうち二肢以上に存在し，程度は軽度〜完全麻痺まで（体幹筋，球部筋，顔面筋，外眼筋が侵されることもある） (2)深部腱反射の消失（全身性が原則）
有病率	1〜2人/10万人
症状	①前駆症状：咽頭発赤，扁桃炎，急性結膜炎，急性胃腸炎，感冒症状（咽頭痛や微熱など） ②運動神経障害：初発症状は下肢の筋力低下，その後に体幹部に向かい左右対称性に筋力低下や麻痺が上行（遠位筋に強い四肢麻痺） ③その他：呼吸筋麻痺，軽度の感覚障害，異常感覚，神経因性疼痛，異常感覚，神経因性疼痛，球麻痺症状（構音障害や嚥下障害など），自律神経障害
治療	①免疫グロブリン大量療法：機能予後の改善（IgA欠損症には禁忌） ②血漿交換療法：血中の抗体や補体を除去 ③免疫吸着療法：血中の抗体や補体を除去

2. 答…4(① × ② × ③ × ④ ○ ⑤ ×)

解説…1. 聴神経麻痺＝頻度は低い
2. 視力障害＝頻度は低い
3. 眼瞼下垂＝頻度は低い
4. 顔面神経麻痺＝脳神経障害が出現する（顔面の筋力低下は約50%で両側性が多い）他の脳神経障害（舌・嚥下筋の支配神経，外眼筋支配神経が障害される）＝Guillain-Barré症候群で最も頻度が高い症状である
5. Babinski徴候＝中枢神経障害の症状であり，Guillain-Barré症候群は末梢性神経障害なのでBabinski徴候は陰性である

3. 答…4(① × ② × ③ × ④ ○ ⑤ ×)

解説…〈Guillain-Barré症候群〉
1. 再発＝単相性疾患であり再発はまれ（再発率2〜5%）
2. 中核症状＝弛緩性運動麻痺（四肢末梢のしびれが先行する）
3. 運動麻痺＝左右対称に進行する
4. 髄液＝異常所見（蛋白細胞解離）が認められる（髄液中に蛋白が増加するが細胞の増加は認

第4章　中枢神経脱髄疾患　（本文・160〜161ページ）

　　めない）
5. 治療法＝自然に軽快（予後良好）する
   ①血液浄化療法（単純血漿交換療法，二重膜濾過法，免疫吸着療法）
   ②免疫グロブリン大量静注療法（ヒト免疫グロブリン 0.4g/kg を5日間連続して点滴，副腎皮質ステロイドとの併用）
   ③重傷者＝集中治療室での全身管理（人工呼吸器）
   ※ステロイドパルス療法＝多発性硬化症などに用いる

4. 答…3（❶○　❷○　❸×　❹○　❺○）
   解説…1. 誤嚥＝みられる
   2. 運動時痛＝みられる
   3. 温痛覚脱失＝みられない
      軽度の手袋・靴下型の深部感覚障害がみられる
   4. 起立性低血圧＝みられる
   5. 拘束性換気障害＝みられる

5. 答…2（❶×　❷○　❸×　❹×　❺×）
   解説…〈Guillain-Barré 症候群〉
   1. 先行感染後に四肢の運動神経麻痺で発症する
   2. 髄液中の蛋白が上昇する＝蛋白細胞解離
   3. 自律神経障害＝交感神経亢進症状が出現
   4. 重症例＝呼吸筋麻痺が出現する
   5. 症状＝前駆症状（感冒症状，急性胃腸炎など）＝運動神経障害（下肢＝体幹（左右対称性に上行）＝上肢，遠位筋がより重度），両側性顔面神経麻痺や外眼筋障害，構音障害，嚥下障害，球麻痺，自律神経障害＝徐々に回復
      （再発と寛解とを繰り返す＝多発性硬化症）

6. 答…3（❶○　❷○　❸×　❹○　❺○）
   解説…1. Guillain-Barré 症候群＝自己免疫疾患
   2. Guillain-Barré 症候群＝髄液の異常所見（蛋白細胞解離現象の出現）
      ・髄液内細胞＝単核球（リンパ球と単球の総称）
      ・蛋白細胞解離＝髄液内の蛋白質は増加するが，細胞数は変化しない現象のこと
      ・炎症の場合＝髄液内の蛋白も細胞も増加する
      ・Guillain-Barré 症候群＝蛋白は増加するが細胞は増加しないので，炎症ではなく自己免疫疾患である
   3. 筋力低下＝下肢筋力の筋力低下から始まる
   4. Guillain-Barré 症候群＝自覚的感覚異常（びりびりする痛み，皮膚の下で蟻が這う感じ，電流の流れる感じ，振動感など）
   5. Guillain-Barré 症候群＝神経原性の針筋電図所見（H波，F波の消失・潜時延長，複合筋活動電位の振幅低下，伝導ブロック，豊富なA波の出現など）が出現する

7. 答…3（❶×　❷○　❸○　❹×　❺×）
   解説…1. 発症後1週間＝ベッド上安静
   2. γ-グロブリン大量療法中＝無理のない範囲で自己運動療法を行う
   3. 下垂足＝軽量（プラスチック）短下肢装具
   4. 弛緩性麻痺＝4カ月以上〜徐々に回復する
   5. 発症後6〜12カ月前後で症状は殆んどが寛解する（10％に歩行不能例がある）

8. 答…2, 4（❶×　❷○　❸×　❹○　❺×）
   解説…〈Guillain-Barré 症候群〉
   1. 末梢神経の脱髄疾患＝痙縮（−）
   2. ウイルス感染が先行する
   3. 軸索変性型＝予後不良
   4. 髄液所見＝髄液内の蛋白が高値になるにもかかわらず細胞増加がない（蛋白細胞解離）（正常範囲）
      髄液中蛋白は通常 23〜38mg/dl
      髄液中の蛋白が上昇するのにも関わらず細胞数が正常である
      （Guillain-Barré 症候群）
      症状から1週間後に髄液を検査すると80〜90％で蛋白が上昇
   5. 症状＝数か月かけて徐々に回復することが多い

〈蛋白細胞解離〉

脳脊髄液内の蛋白	・腰椎髄液＝基準値 15〜45mg/dl ・髄液蛋白成分のほとんど全ては血漿に由来（血漿蛋白とミクログロブリン→Ig（免疫グロブリン））
蛋白細胞解離	①症状から1週間後＝髄液検査で蛋白が急激に上昇（45〜200mg/dl の範囲で上昇，1000mg/dl を超えることもある） ②正常反応＝蛋白が上昇するとき髄液中の細胞数（単核球（リンパ球・単球）と多核球（好中球・好酸球・好塩基球））も上昇する ③蛋白細胞解離＝髄液中の「蛋白は上昇」するが「細胞数は不変」である状態
原因	・中枢組織に浸潤する Ig 産生細胞によって産生された免疫グロブリンが髄液中に放出される ・しかし炎症反応ではないので「細胞」は増加しない

9. 答…2, 4（❶×　❷○　❸×　❹○　❺×）
   解説…1. 筋力低下＝四肢末端のしびれから始まる
   2. 急性期＝廃用症候群を予防する＝適切
   3. 血清CK値を運動量の目安とする＝不適切＝血清CK値は心筋梗塞や骨格筋障害によって増加し，Guillain-Barré 症候群では変化しない
   4. 回復期＝過用性筋力低下に注意する（過負荷は逆に筋力を低下させる）
   5. 軸索変性型＝予後不良である

10. **答**…2(❶× ❷○ ❸○ ❹× ❺×)
   解説…1. 重症＝呼吸障害を合併
   2. 先行感染症状（＋）
   3. 軸索型＝予後不良
   4. 蛋白細胞解離＝細胞増多を伴わない蛋白のみ増加
   5. 四肢の筋力低下が左右対称に進行

第5章　脳腫瘍

1 脳腫瘍（総論）

演習問題　本文167ページ

1. **答**…3(❶× ❷× ❸○ ❹× ❺×)
   解説…1. 海綿状血管腫＝血管奇形の一種で良性の腫瘤（腫瘍ではない）
   2. 下垂体腺腫＝良性腫瘍
   3. 神経膠芽腫＝悪性腫瘍
   4. 神経鞘腫＝良性腫瘍
   5. 髄膜腫＝良性腫瘍

2. **答**…1(❶○ ❷× ❸× ❹× ❺×)
   解説…1. 神経膠芽腫＝浸潤性に発育
   2. 髄膜腫＝膨張性に発育
   3. 聴神経鞘腫＝膨張性に発育
   4. 下垂体腺腫＝膨張性に発育
   5. 脂肪腫＝膨張性に発育

2 脳腫瘍（各論）

演習問題　本文174ページ

1. **答**…4(❶× ❷× ❸× ❹○ ❺×)
   解説…1. 髄膜腫＝（大脳表面や脳室の）髄膜（くも膜・硬膜）の腫瘍化
   2. 下垂体腺腫＝下垂体の腫瘍化
   3. 視神経膠腫＝3〜7歳児の視神経に好発する良性腫瘍
   4. 聴神経腫瘍＝小脳橋角部腫瘍で最も多い

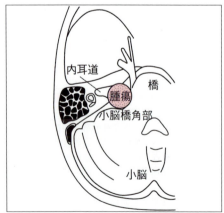

   5. 頭蓋咽頭腫＝下垂体をぶら下げる柄に発生する15歳未満の良性の小児脳腫瘍

2. **答**…3(❶○ ❷○ ❸× ❹○ ❺○)
   解説…1. 髄膜腫＝良性が多い
   2. 膠芽細胞腫＝悪性度が高い
   3. 神経鞘腫＝内耳神経（第8脳神経）に好発
   4. 脳腫瘍＝増大すると頭蓋内圧亢進症状を呈す
   5. 神経線維腫症＝皮膚色素沈着（カフェオレ斑）を合併する

第6章　末梢神経障害

1 末梢神経障害の概念と分類

演習問題　本文180ページ

1. **答**…5(❶× ❷× ❸× ❹× ❺○)
   解説…1. Waller変性＝末梢神経繊維が切断，圧滅などにより神経細胞との連絡が断たれたときに生じる変化＝予後不良
   2. 放射線ニューロパチー＝放射線治療後の神経損傷（末梢神経を取り巻く結合組織の微小循環の障害，結合組織の繊維性増殖と慢性炎症，末梢神経線維が髄鞘を失う脱髄など）＝予後不良
   3. neurotmesis＝神経繊維の完全断裂であり，ワーラー変性が起こり周囲の結合組織の連続性も断たれる＝予後かなり不良
   4. axonotmesis＝神経軸索が損傷された状態で軸索は損傷部以下でワーラー変性を起こす＝予後不良
   5. neurapraxia＝局所に軽い圧迫や外傷が加わった一過性の伝導障害＝予後良好

2. **答**…4(❶× ❷× ❸× ❹○ ❺×)
   解説…1. 切断部から末梢側の軸索の興奮性＝神経伝導は切断部での伝導性は即座に失われるが，遠位部での伝導性は数日間保たれる
   2. 切断部から末梢側の軸索の変性＝損傷部位から末梢へ進行する
   3. Schwann細胞の変性＝切断部位から末梢へ生じる
   4. 切断部から中枢側への逆行性変性＝出現する
   5. 変性後に再生する軸索＝Schwann細胞は付着して絡みつく

2 末梢神経損傷〔圧迫性（絞扼性）ニューロパチー〕

演習問題　本文187ページ

1. **答**…5(❶× ❷× ❸× ❹× ❺○)
   解説…1. 右Guyon管症候群＝右尺骨神経麻痺（手掌尺側の萎縮）が出現する
   2. 右手根管症候群＝右正中神経麻痺（母指球筋の萎縮・猿手）が出現する
   3. 右後骨間神経麻痺＝右下垂指が出現し感覚障害はない
   4. 左前骨間神経麻痺＝左母指と示指の第1関節

第6章　末梢神経障害　（本文・187～188ページ）

〈末梢神経麻痺の手の変形〉

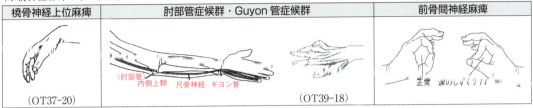

の屈曲不可能（涙のしずくサイン）が出現し，皮膚の感覚障害はない
5. 左肘部管症候群＝尺骨神経麻痺（母指内転筋筋力低下，尺側のしびれ，感覚鈍麻，鷲手変形）が出現する

2. 答…2, 5（❶× ❷○ ❸× ❹× ❺○）
解説…1. 顔面神経障害＝閉眼障害
2. 副神経障害
　①一側の副神経麻痺＝胸鎖乳突筋の筋力低下と萎縮により頭部の健側への回旋障害と，僧帽筋障害による患側肩甲帯の挙上障害，肩関節外転困難
　②両側の副神経麻痺＝仰臥位での頭部挙上困難
3. 橈骨神経障害＝下垂手（手関節背屈障害）
4. 閉鎖神経障害＝股関節内転障害
5. 脛骨神経障害＝踵足（足関節底屈障害）

3. 答…4（❶× ❷× ❸× ❹○ ❺×）
解説…1. 橈骨神経上位麻痺＝下垂手
2. Guyon管症候群＝尺骨神経麻痺（手掌尺側の萎縮）
3. 前骨間神経麻痺＝母指示指のDIP屈曲障害（涙のしずくサインと感覚障害がない）
4. 後骨間神経麻痺＝下垂指（手指の伸展不能）
5. 肘部管症候群＝尺骨神経麻痺（尺側のしびれ，感覚鈍麻，鷲手変形）

4. 答…5（❶× ❷× ❸× ❹× ❺○）
解説…1. 斜角筋症候群＝腕神経叢障害＝Morley テスト
　Wright テスト＝胸郭出口症候群（橈骨動脈触知困難の検査）
2. 肘部管症候群＝尺骨神経障害＝Tinel 徴候，Froment 徴候
　Spurling テスト＝頸椎椎間板ヘルニアにおける神経根症状の誘発テスト
3. 前骨間神経麻痺＝涙のしずくサイン
4. 後骨間神経麻痺＝下垂指
　Finkelstein テスト＝母指の腱鞘炎テスト
5. 手根管症候群＝正中神経障害＝Phalen テスト

5. 答…1, 3（❶○ ❷× ❸○ ❹× ❺×）
解説…1. 梨状筋症候群＝坐骨神経の障害
2. 肘部管症候群＝尺骨神経の障害
　正中神経障害＝手根管症候群，円回内筋症候群

3. Guyon管症候群＝尺骨神経の障害
4. 円回内筋症候群＝正中神経の障害
　尺骨神経障害＝肘部管症候群，Guyon管症候群
5. Hunter管（内転筋管）症候群＝伏在神経（大腿神経の分岐の知覚枝）の障害

〈大腿神経障害＝大腿神経絞扼障害〉

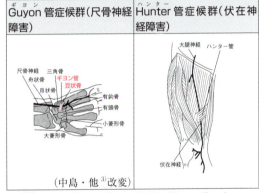

（中島・他3)改変）

6. 答…1, 3（❶○ ❷× ❸○ ❹× ❺×）
解説…1. 環指橈側の掌側の触覚低下＝正中神経麻痺
2. 母指指腹の痛覚低下＝正中神経（C6）麻痺
3. Froment徴候陽性＝尺骨神経麻痺
4. Phalen徴候陽性＝正中神経麻痺
5. 手関節伸展不能＝橈骨神経麻痺

7. 答…3（❶× ❷× ❸○ ❹× ❺×）
解説…1. 肘部管症候群＝尺骨神経障害
2. 円回内筋症候群＝正中神経障害
3. 手根管症候群＝正中神経障害
4. 梨状筋症候群＝坐骨神経障害
5. 足根管症候群＝脛骨神経障害

8. 答…3（❶× ❷× ❸○ ❹× ❺×）
解説…1. 肘部管症候群＝鷲手変形（第Ⅳ，Ⅴ指の萎縮と伸展障害）
2. 後骨間神経麻痺＝下垂手（手関節背屈可能だが手指のMP伸展が不能）
3. 手根管症候群＝正中神経麻痺なので母指対立障害
4. 梨状筋症候群＝腰臀部の痺れ・疼痛・異常知覚
5. 足根管症候群＝足背のしびれ・疼痛（足背部には疼痛は出現しない）

〈末梢神経の絞扼性神経障害の検査〉

Morley テスト （斜角筋部で腕神経叢を圧迫）	Tinel 徴候 （尺骨神経の圧迫症状）	Froment 徴候 （尺骨神経の圧迫症状）
	叩打	(PT32-40)
涙のしずくサイン （前骨間神経障害の症状）	下垂指 （後骨間神経障害の症状）	Phalen テスト （正中神経の圧迫症状）
正常　涙のしずくサイン	正常　下垂指 (PT39-12)	
Wright テスト（胸郭出口症候群） （橈骨動脈遮断）	Spurling テスト （頸椎椎間板ヘルニアの誘発症状）	Finkelstein テスト （母指の腱鞘炎確認テスト）
	圧迫	

9. 答…3（❶× ❷× ❸○ ❹× ❺×）
解説…1. Kernig 徴候＝髄膜刺激症状
2. Lasegue 徴候＝坐骨神経根症状
3. Froment 徴候＝尺骨神経麻痺
4. Lhermitte 徴候＝多発性硬化症（MS）
5. McMurray 徴候＝膝半月板損傷・側副靱帯損傷

10. 答…5（❶× ❷× ❸× ❹× ❺○）
解説…※手根管症候群＝手根管内部での正中神経の圧迫＝正中神経障害
1. 母指球筋の萎縮
2. 男性よりも女性に多い
3. 母指〜第Ⅲ指＝知覚障害
4. 手を振る＝一時的に疼痛が軽減
5. 手関節掌屈位＝しびれ感を誘発

11. 答…2、4（❶× ❷○ ❸× ❹○ ❺×）
解説…※肘部管症候群は尺骨神経の絞扼障害で、上腕骨外顆骨折後の外反肘により発生する（鉤爪変形）
1. 猿手変形＝正中神経麻痺
2. 肘部管症候群＝鉤爪手変形
3. ボタン穴変形＝PIP 関節屈曲，DIP 関節伸展変形
4. 肘部管症候群＝Tinel 徴候
5. 肘部管症候群＝前腕尺側掌背側，小指と環指 1/2 領域の感覚障害

12. 答…3（❶× ❷× ❸○ ❹× ❺×）
解説…※分娩麻痺＝出産時に胎児が産道で引っかかり，引っ張り出す際に腕神経叢が障害され麻痺を起こすこと

1. 好発傾向=（低出生体重児ではない）巨大児に多い
2. 下位型=頸部側屈回旋，肩を強く引き下げる力が加わったときに起こる
3. 頭位分娩　上位型の予後は良い
4. 頭位分娩=上位型が多い
5. 両側例=骨盤位分娩に多い

13. 答…2, 4（❶× ❷○ ❸× ❹○ ❺×）
解説…1. 三角筋筋力低下=腋窩神経なので残存
2. 上腕二頭筋筋力低下=筋皮神経なので障害
3. 腕橈骨筋筋力低下=橈骨神経なので残存
4. 前腕橈側感覚鈍麻=C6なので障害
5. 中指感覚鈍麻=C7なので残存

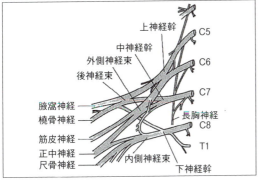

③ 末梢性ニューロパチー

演習問題　本文195ページ

1. 答…4（❶× ❷× ❸× ❹○ ❺×）
解説…
46歳，男性
前日夜=冷たい風に当たる
翌朝=右顔面の腫れぼったさ（＋）
食事摂取時=食事が口からこぼれる
開眼安静時の顔面状態=右の口角下垂，ほうれい線消失，右眼瞼下垂，右額の皺消失

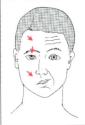

末梢性右顔面神経麻痺=Bell麻痺

1. 額のしわ寄せ=中枢性顔面神経麻痺の症状で，Bell麻痺ではしわ寄せはできない
2. 眉をひそめる=中枢性顔面神経麻痺の症状で，Bell麻痺では眉をひそめることはできない
3. まぶたを閉じる=中枢性顔面神経麻痺の症状で，Bell麻痺ではまぶたを閉じることはできない（Bell麻痺では兎眼になる）

4. 奥歯を噛む（咬筋運動）=三叉神経支配なのでベル麻痺でも奥歯を噛む運動は可能である
5. 口唇を閉じ突き出す=Bell麻痺では口唇を閉じ突き出すことはできない

〈末梢性顔面神経麻痺(Bell麻痺)〉

解説	・第Ⅶ脳神経である顔面神経（神経核〜末梢の神経線維）の障害 ・障害側顔面表情筋の麻痺と萎縮，障害側舌の味覚障害
症状	①障害側閉眼障害（兎眼） ②障害側前額のシワがない（無皺） ③障害側の口角下垂 ④閉口障害 ⑤障害側の流涎（よだれ）
理学療法	①物理療法：治療的電気刺激療法（TES） 　　　　　アイシング（素速い軽擦法で） 　　　　　※アイスパック（コールドパック）で長時間の冷療法は禁忌 ②運動療法：顔面マッサージ，顔面筋ストレッチ 　　　　　顔面筋の再教育（表情運動），顔面筋の筋力増強訓練 　　　　　筋電図バイオフィードバック療法 　　　　　兎眼管理指導（眼球の乾燥予防，目やにの除去，感染予防など）

2. 答…4（❶× ❷× ❸× ❹○ ❺×）
解説…〈Guillain-Barré症候群〉
1. 聴神経麻痺=頻度は低い
2. 視力障害=頻度は低い
3. 眼瞼下垂=頻度は低い
4. 顔面神経麻痺=脳神経障害が出現する（顔面の筋力低下は約50%で両側性が多い）他の脳神経障害（舌・嚥下筋の支配神経，外眼筋支配神経が障害される）=Guillain-Barré症候群で最も頻度が高い症状である
5. Babinski徴候=中枢神経障害の症状であり，Guillain-Barré症候群は末梢神経障害なのでBabinski徴候は陰性である

〈Guillain-Barré症候群〉

概要	急性単相性の末梢神経障害 四肢および脳神経領域の運動麻痺をきたす疾患 4週以内に症状はピークに達し，その後，病態は鎮静化し回復に向かう
疫学	（1998年〜2000年の免疫性神経疾患調査研究班で行われた全国調査） 年間発症率=人口1.15人/10万人 男女比=3：2（男性に多い） 発症年齢=20代〜30代をピーク（幼小児期〜90歳代まで分布）

第6章 末梢神経障害 (本文・195〜196ページ)

原因	自己免疫(約7割に先行感染(+)) 約6割=急性期に糖脂質に対する抗体がみられる 糖脂質に対する抗体(GD1b, GQ1b, GM1, galactocerebroside等)が神経障害をきたす
症状	運動麻痺(四肢筋力低下)、感覚障害、呼吸筋麻痺 最頻度の脳神経症状=両側性の顔面神経麻痺・外眼筋障害、球麻痺(構音障害、嚥下障害)、自律神経障害
合併症	長期臥床状態=呼吸器・尿路の感染、褥創、筋萎縮、関節拘縮など 治療に伴う合併症=血栓症
治療法	免疫グロブリン大量静注療法(IVIg)、血液浄化療法 IVIg+ステロイドパルス療法 重症例の急性期=人工呼吸器の使用を含めた全身管理が必要

3. **答**…3(❶○ ❷○ ❸× ❹○ ❺○)
   解説…〈Guillain-Barré症候群の症状〉
   1. 誤嚥=球麻痺による嚥下障害や構音障害が起こる
   2. 運動時痛=感覚鈍麻、異常感覚、疼痛(神経根痛、筋痛、関節痛など)が出現する
   3. 温痛覚脱失=みられない
      感覚障害=軽度の手袋・靴下型の深部感覚障害が見られる
   4. 起立性低血圧=自律神経障害による起立性低血圧が起こる
   5. ○:拘束性換気障害=呼吸筋麻痺による拘束性換気障害が起こる

〈Guillain-Barré症候群の特徴〉

概要	急性発症する炎症性の末梢神経の脱髄疾患、多発神経炎の一種、自己免疫疾患、感冒様の症状後1〜2週間で発症、運動麻痺は急速に両下肢麻痺から始まり上行性に進行(弛緩性麻痺)
性別	やや男性に多い
主症状	軽度の手袋・靴下型の深部感覚障害、呼吸困難上下肢筋力低下、嚥下障害、深部反射消失、腱反射低下、起立性低血圧など
診断	髄液の蛋白細胞解離

(脱髄)

4. **答**…4(❶× ❷× ❸× ❹○ ❺×)
   解説…1. 再発=単相性疾患であり再発はまれ(再発率2〜5%)
   2. 中核症状=弛緩性運動麻痺(四肢末梢のしびれが先行する)
   3. 運動麻痺=左右対称に進行する
   4. 髄液=異常所見(蛋白細胞解離)が認められる(髄液中に蛋白が増加するが細胞の増加は認めない)

5. 治療法=自然に軽快(予後良好)する
   ①血液浄化療法(単純血漿交換療法、二重膜濾過法、免疫吸着療法)
   ②免疫グロブリン大量静注療法(ヒト免疫グロブリン0.4g/kgを5日間連続して点滴、副腎皮質ステロイドとの併用)
   ③重症者=集中治療室での全身管理(人工呼吸器)
   ※ステロイドパルス療法=多発性硬化症などに用いる

5. **答**…2(❶× ❷○ ❸○ ❹× ❺×)
   解説…Guillain-Barré症候群について
   1. 先行感染後に四肢の運動神経麻痺で発症する
   2. 髄液中の蛋白が上昇する=蛋白細胞解離
   3. 自律神経障害=交感神経亢進症状が出現
   4. 重症例=呼吸筋麻痺が出現する
   5. 症状=前駆症状(感冒症状、急性胃腸炎など)
      =運動神経障害(下肢=体幹(左右対称に上行)=上肢、遠位筋がより重度)、両側性顔面神経麻痺や外眼筋障害、構音障害、嚥下障害、球麻痺、自律神経障害=徐々に回復
      再発と寛解を繰り返す=多発性硬化症

6. **答**…3(❶× ❷× ❸○ ❹× ❺×)
   解説…
   〈軸索変性型のGuillain-Barré症候群〉
   ・急速に進行(数日から1カ月)
   ・初期3週間=症状が急速に進行
   ・発症2〜4週以内=症状はピークに達する
   ・回復期=4〜6カ月〜それ以上
   ・経過=症状は徐々に軽快、6〜12カ月前後で寛解 後遺症が残る場合もある(症状固定時に独歩不能約10%、死亡例は1%未満(H12年度厚生労働省免疫性神経疾患調査研究班の調査))
   ・脱力と麻痺=対称性に下肢から上方に進行
   ・脳神経麻痺、呼吸麻痺、運動麻痺、感覚麻痺(しびれ、知覚鈍麻、圧痛又は筋痛)、視力障害、顔面麻痺、めまい、動悸、排尿開始困難、残尿感、尿失禁、便秘、筋収縮)など
   ・嚥下困難、よだれ、呼吸困難、一時的な呼吸停止、深呼吸ができない、失神

   1. 発症後1週間=ベッド上で安静を保ち負荷訓練は行わない
   2. γ-グロブリン大量療法中=無理のない範囲でベッドサイドでの自動運動を行う
   3. 下垂足=軽量(プラスチック)短下肢装具を用いる
   4. 手内筋麻痺=4カ月以上〜徐々に回復する
   5. 発症後6〜12カ月前後=症状は徐々に寛解する(10%に歩行不能例がある)

7. **答**…2, 4(❶× ❷○ ❸○ ❹○ ❺×)
   解説…Guillain-Barré症候群について
   1. 末梢神経の脱髄疾患=痙縮(−)
   2. ウイルス感染が先行する
   3. 軸索変性型=予後不良

第7章　筋原性筋萎縮疾患　（本文・196～204ページ）

4. 髄液所見＝蛋白が高値で細胞増加がない（蛋白細胞解離）
5. 症状＝数カ月かけて徐々に回復することが多い

8. 答…5（①✕　②◯　③✕　④✕　⑤◯）
解説…Charcot-Marie-Tooth 病＝遺伝性運動性感覚性ニューロパチー＝腓骨筋萎縮症（深腓骨神経麻痺による前脛骨筋麻痺）＝下垂足
1. 脊柱側弯変形＝出現しない
2. 股関節屈曲制限＝出現しない
3. 膝関節屈曲拘縮＝出現しない
4. 腓腹筋仮性肥大＝出現しない
5. 下垂足＝出現する

第7章　筋原性筋萎縮疾患

1 ミオパチー

演習問題　本文 200 ページ

1. 答…2. 3（①✕　②◯　③✕　④✕　⑤✕）
解説…
1. 進行性筋ジストロフィー＝筋線維の萎縮
　筋線維束単位で萎縮＝神経原性筋萎縮
2. 筋線維の直径＝大小不同が目立つ
3. 筋線維＝結合組織や脂肪組織に置換
4. （リンパ球などの）炎症性細胞浸潤＝出現しない
5. ジストロフィン蛋白＝筋形質膜に欠如

2. 答…3（①◯　②◯　③✕　④◯　⑤◯）
解説…
※筋原性筋萎縮＝筋力低下が先行し緩やかに筋萎縮が進行，四肢近位筋・体幹筋優位に筋萎縮
※神経原性筋萎縮＝筋力は比較的保たれる，四肢遠位筋優位の筋萎縮
1. 翼状肩甲＝筋原性筋萎縮
2. 腱反射の低下＝筋原性筋萎縮
3. 筋線維束性攣縮＝神経原性筋萎縮
4. 血清 CK 値の上昇＝筋原性筋萎縮
　※血清 CK＝心筋・骨格筋・平滑筋・脳細胞などに含まれているので，血清 CK 上昇は筋肉や脳の異常を疑う
5. 筋線維の大小不同＝筋原性筋萎縮

2 デュシェンヌ型筋ジストロフィー

演習問題　本文 203 ページ

1. 答…4（①✕　②✕　③✕　④◯　⑤✕）
解説…〈Duchenne 型筋ジストロフィー〉
1. 呼吸障害＝呼吸筋萎縮により咳をする力は低下する
2. 呼吸障害＝拘束性換気障害なので口すぼめ呼吸は効果は低い
　口すぼめ呼吸＝閉塞性換気障害に有効である
3. 呼吸障害＝側弯症の進行や呼吸筋群の筋力低下に伴い呼吸機能が低下する
4. 呼吸障害＝（換気機能低下により）動脈血 CO_2 分圧が上昇する
5. 呼吸不全＝15～20歳程度で生じることが多い

2. 答…2（①◯　②✕　③◯　④◯　⑤◯）
解説…〈Duchenne 型筋ジストロフィーの特徴〉
1. 小学校3～4年＝書字動作は保たれる（長座位での書字動作であれば筋力はそれほど必要ではないため温存される）
2. 小学校高学年＝トイレ動作に介助が必要（体格の成長とは逆に筋力は低下するため全身動作は困難になる）
3. 小学校高学年での歩行消失後＝車椅子生活を積極的に指導（車椅子の使用で活動範囲を広げ日常生活のQOLを下げないようにする）
4. 小学校高学年～中学校＝美術の時間に補助具の工夫が必要（上肢の使用が困難になるため）
5. 中学校～高校＝パソコンの入力装置に工夫が必要（上肢の使用が困難になるため）

3. 答…5（①✕　②✕　③✕　④✕　⑤◯）
解説…
1. 踵足変化＝二分脊椎の症状
　Duchenne 型筋ジストロフィー＝尖足変化が出現する
2. 視力低下＝弱視の症状
　Duchenne 型筋ジストロフィー＝視力低下は起こらない（末期に呼吸機能が低下する）
3. 深部感覚障害＝脊髄後索障害の症状
　Duchenne 型筋ジストロフィー＝感覚障害は起こらない
4. Babinski 反射陽性＝錐体路障害の症状
　Duchenne 型筋ジストロフィー＝Babinski 反射は陰性
5. 下腿三頭筋仮性肥大＝Duchenne 型筋ジストロフィーにみられる症状

4. 答…4（①✕　②✕　③✕　④◯　⑤✕）
解説…
1. 踵打ち歩行＝脊髄後索性障害の歩行
2. 小刻み歩行＝パーキンソン病の歩行
3. 逃避性歩行＝疼痛性疾患の歩行
4. 動揺性歩行＝Duchenne 型筋ジストロフィーの歩行
5. 酩酊歩行＝小脳性疾患の歩行

5. 答…4（①✕　②✕　③✕　④◯　⑤✕）
解説…
1. ステージ2＝手すり使用で階段昇降可能
2. ステージ3＝椅子からの立ち上がり可能
3. ステージ4＝支持歩行可能
4. ステージ5＝四つ這いが可能＝正しい
5. ステージ6＝四つ這い移動不可能

6. 答…3（①✕　②✕　③◯　④✕　⑤✕）
解説…
1. Duchenne 型筋ジストロフィー＝伴性劣性遺伝（X染色体短腕のジストロフィン遺伝子欠損）
2. Duchenne 型筋ジストロフィー＝下肢腱反射

第7章　筋原性筋萎縮疾患　（本文・204～210 ページ）

　3. Duchenne 型筋ジストロフィー＝下肢の関節拘縮（＋）
　4. Duchenne 型筋ジストロフィー＝拘束性換気障害
　5. Duchenne 型筋ジストロフィー＝下腿三頭筋の仮性肥大（＋）

7. 答…2, 4（❶×　❷○　❸×　❹○　❺×）
解説…1. Duchenne 型筋ジストロフィー＝関節拘縮は進行とともに生じる
　2. Duchenne 型筋ジストロフィー＝知覚障害はまれ
　3. Duchenne 型筋ジストロフィー＝筋萎縮は近位筋から始まる
　4. Duchenne 型筋ジストロフィー＝Gowers 徴候（登はん性起立）
　5. Duchenne 型筋ジストロフィー＝歩行は9～12歳ころまでに歩行不能になる

8. 答…3（❶○　❷○　❸×　❹○　❺○）
解説…1. 階段昇降＝Duchenne 型筋ジストロフィーのステージ1～2
　2. 椅子からの立ち上がり＝Duchenne 型筋ジストロフィーのステージ3
　3. 膝歩き＝Duchenne 型筋ジストロフィーのステージの定義に記載のない動作
　4. 四つ這い移動＝Duchenne 型筋ジストロフィーのステージ5
　5. 座位保持＝Duchenne 型筋ジストロフィーのステージ7

9. 答…4（❶×　❷×　❸×　❹○　❺×）
解説…〈Duchenne 型筋ジストロフィーについて〉
　1. 横隔神経麻痺（－）
　2. 拘束性換気障害を生じる
　3. 側弯症＝胸郭変形により呼吸機能を低下させる
　4. 呼吸障害＝$PaCO_2$ が上昇する
　5. 呼吸不全＝思春期以降に生じることが多い

10. 答…3, 4（❶×　❷×　❸○　❹○　❺×）
解説…1. 腰方形筋＝Duchenne 型筋ジストロフィーでは短縮しにくい
　2. 股関節内転筋群＝Duchenne 型筋ジストロフィーでは短縮しにくい
　3. 大腿筋膜張筋＝Duchenne 型筋ジストロフィーで短縮（＋）する
　4. ハムストリングス＝Duchenne 型筋ジストロフィーで短縮（＋）する
　5. 前脛骨筋＝Duchenne 型筋ジストロフィーでは短縮しにくい

11. 答…4（❶×　❷×　❸×　❹○　❺×）
解説…※図＝両上肢で体幹を支持した座位
　1. ステージ4a＝安定した座位が可能
　2. ステージ4b＝安定した座位が可能
　3. ステージ5＝もう少し安定した座位が可能
　4. 前腕部を机上で支持し（背受けなしでの）座位を保持し，右上肢の肘を用いたテコで食べ物を口に運ぶ＝ステージ6で可能
　5. ステージ7＝座位保持には背受けが必要（背受けなしの座位は困難）

12. 答…1（❶○　❷×　❸×　❹×　❺×）
解説…1. 椅子に座った姿勢での洗面動作＝ステージ4b は自立
　2. 洋式トイレでの排泄動作＝ステージ5ではトイレへの移乗や下衣着脱の介助が必要（座らせてもらえばできる可能性はある）
　3. 浴槽への出入り動作＝ステージ3～4まで自立，ステージ5～の浴槽への入浴動作はリフトが必要
　4. かぶりシャツの更衣動作＝ステージ5まで自立（ステージ6以上では介助が必要）
　5. 臥位姿勢による尿器を使用した排尿動作＝ステージ7まで自立（ステージ8では介助が必要）

13. 答…2（❶×　❷○　❸×　❹×　❺×）
解説…〈Duchenne 型筋ジストロフィーのステージ2〉
　1. 階段は手すり使用にて昇降可能
　2. ステージ2＝登はん性起立（＋）
　3. 下腿三頭筋の短縮＝歩行時の踵接地困難
　4. 歩行時はトレンデレンブルグ歩行をすることで遊脚相を補助
　5. 立位では腰椎前弯強くなる＝重心は股関節後方を通る

14. 答…2（❶×　❷○　❸×　❹×　❺×）
解説…〈Duchenne 型筋ジストロフィーステージ4の立位〉
　1. 頸部＝伸展傾向（頸部屈筋群の筋力低下）
　2. 腰椎前弯＝大殿筋筋力低下や股関節屈曲拘縮の代償としてみられる
　3. 股関節＝屈曲拘縮
　4. 足部＝尖足傾向
　5. 足部＝内反

3　その他の筋ジストロフィー

演習問題　本文 210 ページ

1. 答…2（❶×　❷○　❸×　❹×　❺×）
解説…1. 筋強直性ジストロフィー＝先天型，幼（若）年型，成人型＝0歳～大人まで様々である
　2. 福山型筋ジストロフィー＝0～8カ月に発症する
　3. Becker 型筋ジストロフィー＝15～16歳以降に発症する
　4. Duchenne 型筋ジストロフィー＝3～5歳に発症する
　5. 顔面肩甲上腕型ジストロフィー＝10～30歳（特に10～20歳代に多い）に発症する

2. 答…2, 3（❶×　❷○　❸○　❹×　❺×）

第7章　筋原性筋萎縮疾患　（本文・210〜215ページ）

解説…1. 痙縮＝脳卒中片麻痺，脊髄損傷，多発性硬化症，脳性麻痺，酸素欠乏脳症，脳外傷など
2. 下垂足＝筋強直性ジストロフィー症状
3. 斧状顔貌＝筋強直性ジストロフィー症状
4. シンドローム以下不明　薬剤性　遺伝性神経変性疾患，心因性など
5. 有痛性けいれん＝多発性硬化症など

3. 答…3, 5（❶× ❷× ❸◯ ❹× ❺◯）
解説…〈筋ジストロフィーの症状について〉
1. 皮膚筋炎＝ヘリオトロープ疹，ゴットロン徴候，叩打ミオトニア＝筋強直性ジストロフィー
2. 筋強直性ジストロフィー＝筋性顔貌，把握ミオトニア
有痛性強直性けいれん＝多発性硬化症
3. 肢帯型筋ジストロフィー＝動揺性歩行
4. Becker 型筋ジストロフィー＝下腿三頭筋の仮性肥大，floppy infant＝福山型先天性筋ジストロフィー
5. Duchenne 型筋ジストロフィー＝翼状肩甲

4. 答…4（❶× ❷× ❸× ❹◯ ❺×）
解説…1. Duchenne 型筋ジストロフィー＝筋原性疾患のため中枢神経系形態異常はみられない
福山型先天性筋ジストロフィーではみられる
2. Becker 型筋ジストロフィー＝5〜20歳に発症
3. 顔面肩甲型筋ジストロフィー＝顔面・肩甲帯の筋から発症
4. 筋強直性ジストロフィー＝ミオトニア（＋）
5. 肢帯型筋ジストロフィー＝ミオパシー顔貌はみられない
ミオパシー顔貌＝筋強直性ジストロフィー

4 その他の筋原性筋萎縮疾患

演習問題　本文215ページ

1. 答…3（❶× ❷× ❸◯ ❹× ❺×）
解説…1. 重症筋無力症の症状発現＝午後に症状が強い
2. 重症筋無力症の合併症＝胸腺腫
3. 重症筋無力症の病理＝自己免疫性疾患（神経筋接合部のニコチン性アセチルコリン受容体に抗アセチルコリン受容体抗体が結合しアセチルコリンによる神経筋伝達を阻害する）
4. 重症筋無力症の男女比＝女性＞男性
5. 重症筋無力症の好発年齢＝20〜40歳

2. 答…4（❶× ❷× ❸× ❹◯ ❺×）
解説…

〈多発性筋炎（polymyositis，：PM）＝膠原病〉
＊主症状＝四肢近位筋（大腿や上腕など）や体幹・頸部の筋肉を中心とした横紋筋に持続的な炎症を引き起こす（筋肉痛や筋力低下をきたす疾患）
＊血清＝多彩な自己抗体が検出される
＊病態＝呼吸機能の異常
＊臨床＝筋症状のみ呈する（ゴットロン徴候やヘリオトロープ疹，関節伸側の落屑性紅斑など，特徴的な皮膚症状を伴う場合＝皮膚筋炎（DM））

1. 総ビリルビン＝肝機能，胆管の状況を把握できる（血中総ビリルビン値上昇＝肝硬変，胆汁うっ滞など）
2. クレアチニン＝腎機能の状況を把握できる（血中クレアチニン値の上昇＝腎機能障害）
3. 血中尿素窒素＝腎機能の状況を把握できる（血中尿素窒素値の上昇＝腎機能障害）
4. クレアチンキナーゼ（CK）＝多発性筋炎では筋炎のためCKが上昇する（CK値の確認で筋炎の状態を把握でき運動負荷量を調整する指標になる）
5. アルカリフォスファターゼ＝肝機能，骨の状況を把握できる（アルカリフォスファターゼ値上昇＝肝炎，黄疸，肝癌，癌の骨転移，骨軟化症など）

3. 答…4（❶× ❷× ❸× ❹◯ ❺×）
解説…1. 脱髄性疾患＝Guillain-Barré症候群，多発性硬化症
重症筋無力症＝神経筋接合部で筋肉側の受容体が自己抗体により破壊される自己免疫疾患
2. 午前中に症状が悪化＝関節リウマチ（朝のこわばり）
重症筋無力症＝午後に症状が悪化する
3. 複視＝初発症状として出現する
4. 感染＝クリーゼの誘発因子である
※クリーゼ＝症状が急激に悪化し呼吸困難を起こす状態である（感染や疲労が誘発因子）
5. 筋力低下＝上肢伸筋群，下肢屈筋群，体幹近位筋に起こりやすい

4. 答…5（❶× ❷× ❸× ❹× ❺◯）
解説…1. 重症筋無力症＝（男性より）女性に多い
2. 重症筋無力症＝四肢の近位筋の筋力低下する
3. 重症筋無力症＝夕方にかけて症状が悪化する
4. 重症筋無力症＝末梢神経の連続刺激で振幅が減少する
5. 重症筋無力症の治療＝薬物治療（コリンエステラーゼ阻害薬を用いる）

5. 答…4（❶× ❷× ❸× ❹◯ ❺×）
解説…1. 肺癌＝重症筋無力症を合併しない
2. 乳癌＝重症筋無力症を合併しない
3. 中皮腫＝重症筋無力症を合併しない
4. 胸腺腫＝重症筋無力症を合併することが多い
5. 食道癌＝重症筋無力症を合併しない

6. 答…3, 5 ① × ② × ③ ○ ④ × ⑤ ○
   解説…1. 重症筋無力症の筋電図検査＝頻回誘発筋電図でwaning（漸減）現象がみられる
   2. 重症筋無力症＝抗アセチルコリン受容体抗体陽性率50％
   3. 重症筋無力症の症状＝日内変動（＋）
   4. 重症筋無力症＝嚥下障害（＋）
   5. 重症筋無力症＝眼瞼下垂（＋）

7. 答…4, 5 ① × ② × ③ × ④ ○ ⑤ ○
   解説…1. 筋痛＝筋痛があるときは急性期なので, 安静, 良肢位保持と薬物療法で様子観察する
   2. 急性期＝車椅子介助で移動する（安静を第一優先する）
   3. 急性期治療時＝安静を第一優先する（下肢筋力増強訓練＝回復後期（炎症が治まってから）から低負荷から開始する）
   4. 股関節部の疼痛＝大腿骨頭壊死の合併に注意する＝正しい
   5. 慢性期の運動負荷量の決定＝血清CKの推移が参考となる＝正しい

8. 答…1 ① ○ ② × ③ × ④ × ⑤ ×
   解説…〈多発性筋炎の運動療法〉
   1. 多発性筋炎＝血中CK値は上昇する（筋炎の状態を把握できる）
   2. 血中白血球数＝細菌感染による炎症を把握するものであり, 多発性筋炎の目安にはならない
   3. 血中クレアチニン値＝腎機能の状況を把握（血中クレアチニン値の上昇＝腎機能障害）するものであり, 多発性筋炎の目安にはならない
   4. 血中蛋白排泄量＝尿蛋白＝腎機能の状況を把握するものであり, 多発性筋炎の目安にはならない
   5. クレアチニンクリアランス＝腎機能の状況を把握するものであり, 多発性筋炎の目安にはならない

第8章　神経感染性疾患

① 神経感染性疾患（総論）

演習問題　本文220ページ

1. 答…5 ① ○ ② ○ ③ ○ ④ ○ ⑤ ×
   解説…〈感染症の病原体〉
   1. エイズ脳症＝ヒト免疫不全ウイルス（HIV）
   2. Creutzfeldt-Jakob病＝異常プリオン蛋白質
   3. 進行麻痺＝梅毒トレポネーマ
   4. 日本脳炎＝日本脳炎ウイルス
   5. 急性灰白髄炎（ポリオ）＝ポリオウイルス

② 神経感染性疾患（各論）

演習問題　本文229ページ

1. 答…2 ① × ② ○ ③ × ④ × ⑤ ×
   解説…1. 自転車エルゴメーターによる有酸素運動＝体力や持久力増強訓練としては必要であるが, 歩行訓練の次に実施するとよい
   2. 右下肢装具を装着しての歩行練習＝最も重要
   3. 右大腿四頭筋の筋力増強運動＝筋力1のため筋力増強訓練は不可能
   4. 四つ這いでの移動練習＝現時点で歩行が可能なレベルなため早急に必要な訓練ではない
   5. 車椅子による移動＝現時点で歩行が可能なレベルなため車椅子は不必要

〈ポリオ後症候群〉

概要	ポリオ感染後遺症により, 運動麻痺を生じた後に, 機能的にある程度回復安定した状態が長年（10～50年）続いた後に,「筋萎縮, 筋疲労, 息切れ, 歩行障害」など新たに身体症状が出現する病態
ポリオウイルス感染	①感染経路：ウイルス→手→口 ②ウイルス増殖部位：口腔, 咽頭, 消化管（95～99％は体外に排泄, 数％が血行にて神経系に感染） ③脊髄型（運動神経麻痺85％）, 球麻痺型（嚥下呼吸障害）, 非麻痺型（頭痛程度）
症状	・筋力低下, 筋萎縮, 関節痛, 歩行障害, ADL障害 ・疲労感, 息切れ, 下肢冷感, 嚥下困難など
原因	・ポリオ後遺症（元々の筋力不足）＋肥満＋高齢化＋過用症候群→過負荷→筋障害（ポリオウイルスの再燃はない）
治療	・生活環境の工夫（車椅子, 杖, 補装具, 生活自助具など） ・生活リズムの再構築（休息, 睡眠の取り方など）

2. 答…1, 4 ① ○ ② × ③ ○ ④ ○ ⑤ ×
   解説…1. 経過＝ポリオ罹患から数十年後に障害の進行がみられる
   2. 原因＝ポリオウイルスによる炎症は完治しているが, 高齢化, 廃用症候群, 肥満, 過用症候群などのため筋障害を起こす
   3. 深部感覚障害＝合併しない（ポリオ＝急性脊髄前角炎なので前角の障害（下位運動ニューロン障害）が主症状である）
   4. 肥満＝原因の一つ
   5. 嚥下障害＝脊髄の障害のレベルで嚥下障害も出現する可能性がある

3. 答…3 ① ○ ② ○ ③ × ④ ○ ⑤ ○
   解説…1. 体重＝減量を勧める
   2. 杖＝使用を検討する
   3. 骨盤帯付き長下肢装具に変更する＝ポリオ後

症候群なので，過用を防ぎ，生活自助具を用いて生活自立の維持を図る（装具は今のままで）
4. 生活指導＝左下肢筋の過用を防ぐことを勧める
5. 足底板＝脚長差の再調整を行う

4. 答…2，3（❶× ❷○ ❸× ❹× ❺×）
解説…1. 絵カードの呼称＝失語症の訓練なので不適切
2. メモの利用＝記銘力障害の代償
3. 一日のスケジュール表作成＝記銘力障害の代償
4. 新聞の音読＝失語症の訓練なので不適切
5. 電話対応の練習＝職業復帰時の訓練なので不適切

5. 答…1（❶○ ❷× ❸× ❹× ❺×）
解説…1. 物品名3個の再生が低得点＝記銘力障害の症状
2. 物品の名称呼称が低得点＝失語症の症状
3. 文章命令による動作が低得点＝観念運動失行の症状
4. 文章作成が低得点＝前頭葉症状
5. 図形の模写が低得点＝半側空間無視の症状

6. 答…2（❶× ❷○ ❸× ❹× ❺×）
1. 流暢性の低下＝脳血管障害の症状
2. 記銘力の低下＝単純ヘルペスウイルス脳炎の症状＝高次脳機能障害を起こす
3. 拮抗失行＝脳血管障害の症状
4. 相貌失認＝脳血管障害の症状
5. 半側空間無視＝脳血管障害の症状

〈ヘルペス脳炎〉
原因＝単純ヘルペスウイルス（HCV）（1型と2型）による感染後に大脳辺縁系に病変を起こす．
割合＝HSV-1＞HSV-2（約2：1の比率で多い）
感染経路＝①上気道感染から嗅神経を介してのルート
②血行性ルート　③感染した神経節ルート
好発部位＝大脳辺縁系

第9章　小児神経疾患

1 脳性麻痺

演習問題 本文237ページ

1. 答…1（❶○ ❷× ❸× ❹× ❺×）
解説…1. Galant反射（出生時〜生後6-8週（生後2カ月）頃消失）＝アテトーゼ型脳性麻痺の乳児期に長く残存する
2. 吸啜反射（出生時〜生後5-6カ月頃消失）＝アテトーゼ型脳性麻痺児は弱くなる
3. 自動歩行（出生時〜生後6-8週（生後2ヶ月）頃消失）＝アテトーゼ型脳性麻痺児は弱くなる
4. 手掌把握反射（出生時〜生後5-6カ月頃消失，吸啜反射により促進される）＝アテトーゼ型脳性麻痺児は弱くなる
5. 探索反射（出生時〜生後4カ月頃消失，吸啜反射と同じ哺乳反射である）＝アテトーゼ型脳性麻痺児は弱くなる

2. 答…2（❶× ❷○ ❸× ❹× ❺×）
解説…1. PEDI＝リハビリテーションのための子どもの能力低下評価法＝6カ月〜7.5歳．子どもの生活上の鍵となる特定のことができる能力と遂行能力についての包括的な臨床評価尺度
2. GMFM＝脳性麻痺児の粗大運動能力の評価（座位・寝返り（17項目），座位（20項目），四つ這いと膝立ち（14項目），立位（13項目），歩行・走行・ジャンプ（24項目）の合計88項目）
3. K-ABC〈Kaufman Assessment Battery for Children〉＝心理・教育アセスメントバッテリーで，子どもの知的能力を認知処理過程と知識・技能の習得度の両面から評価し，得意な認知処理様式を見つけ，それを子どもの指導・教育に活かすことを目的としした評価表，2歳6カ月〜12歳11カ月に適用
4. WeeFIM〈Functional Independence Measure for Children〉＝こどものための機能的自立度評価，乳幼児（0〜3歳）〜7歳の機能的な能力（セルフケア，モビリティ，認知）を測定する
5. MACS〈Manual ability classification system for children with cerebral palsy〉＝脳性麻痺児の手動能力分類システム4〜18歳，日常生活で対象物を扱う能力を5つのレベルに分類

3. 答…5（❶× ❷× ❸× ❹× ❺○）
解説…1. 踵足＝前脛骨筋麻痺，痙直型両麻痺＝尖足，外反扁平足
2. 外反母趾＝関節リウマチ，痙直型両麻痺＝槌趾変形
3. 股関節外転位＝変形性股関節症，大腿切断（短断端），痙直型両麻痺＝股関節屈曲内転内旋位
4. 股関節外旋位＝変形性股関節症，痙直型両麻痺＝股関節屈曲内転内旋位
5. クラウチング肢位＝適切（下図参照）

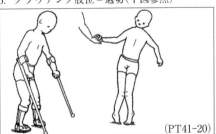

(PT41-20)

4. 答…2（❶× ❷○ ❸× ❹× ❺×）

解説…1. Ⅰ＝何も使用せずに階段昇降可能
   階段で手すり使用＝レベルⅡ
2. Ⅱ＝装具なしで歩行可能
3. Ⅲ＝長い距離を移動するときは車輪のついた移動手段を用いる（不整地歩行は困難）
   不整地の歩行＝レベルⅠ
4. Ⅳ＝座位保持用の椅子が必要
   通常の椅子で座位保持＝レベルⅡ
5. Ⅴ＝寝返りなどの身体コントロール不能
   寝返り可能＝レベルⅣ

〈GMFCS（粗大運動能力分類システム）（gross motor function classification system）〉

Ⅰ	制限なしに歩く
Ⅱ	制限を伴って歩く
Ⅲ	手に持つ移動器具を使用して歩く
Ⅳ	制限を伴って自動移動（電動の移動手段を利用しても良い）
Ⅴ	手動車椅子で移送される

5. 答…4（❶× ❷× ❸× ❹○ ❺×）
解説…1. レベルⅠ
2. レベルⅡ
3. レベルⅢ
4. レベルⅣ＝適切＝電動車椅子練習中なので
5. レベルⅤ

6. 答…解なし（❶× ❷× ❸× ❹× ❺×）
解説…〈GMFCS（粗大運動能力分類システム）〉
1. GMFCSの分類＝5つの分類レベル
2. 環境因子と個人因子が影響を与える可能性あり
3. 5つの年齢帯に分けて記載がある
4. 脳性麻痺児の粗大運動機能の遂行能力を分類している（動作の質や回復への見込みに関する判定を含めない）
5. 脳性麻痺児を移動能力で分類している

7. 答…2（❶× ❷○ ❸× ❹× ❺×）
解説…1. アテトーゼ型＝上肢より下肢の支持性が良い
2. アテトーゼ型＝初期は低緊張である
3. 痙直型＝出生直後は低緊張であるが，成長とともに筋緊張が亢進する
4. 痙直型両麻痺＝上肢より下肢の麻痺が重度である
5. 痙直型片麻痺で＝下肢より上肢の麻痺が重度である

8. 答…1（❶○ ❷× ❸× ❹× ❺×）
解説…1. レベルⅠ＝制限なしに歩く（動く）レベル
2. レベルⅡ＝制限を伴って歩くレベル
3. レベルⅢ＝移動器具を使用して歩くレベル
4. レベルⅣ＝制限を伴って自力で移動するレベル
5. レベルⅤ＝手動車椅子で移送されるレベル

9. 答…1（❶× ❷○ ❸○ ❹○ ❺○）
解説…1. 痙直型四肢麻痺＝出生時には緊張が弱く，成長とともに筋緊張が高くなる

2. 痙直型両麻痺＝上肢よりも下肢の障害が強い
3. アテトーゼ型＝緊張性頸反射の影響を受ける
4. 精アテトーゼ型の不随意運動＝神的緊張で増強する
5. アテトーゼ型四肢麻痺＝下肢よりも上肢の障害が強い

10. 答…3（❶× ❷× ❸○ ❹× ❺×）
解説…

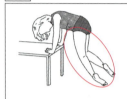

・努力性動作時に両下肢同時伸展パターン出現
↓
・下肢の左右分離運動困難

1. 図＝対称性緊張性頸反射の影響がみられる
2. 図＝膝関節伸展可動域の低下を予測することはできない
3. 図＝両下肢の心筋緊張の亢進がみられる→下肢の左右分離運動は困難である
4. 図＝上肢の屈曲共同運動の影響はみられない
5. 図＝緊張性対称性頸反射の残存

2 その他の小児神経疾患

演習問題 本文244ページ

1. 答…3（❶× ❷× ❸○ ❹× ❺×）
解説…1. L2＝長下肢装具を用いる
2. L3＝膝継手付プラスチック長下肢装具を用いる
3. L4＝短下肢装具を用いる
4. L5＝プラスチック短下肢装具を用いる
5. S1＝装具を必要としない

〈二分脊椎の麻痺レベル別装具治療〉

麻痺レベル	装具	移動能力
胸髄〜上位腰髄レベル（L2以上）	体幹コルセットと下肢スプリントを股継手で接合したNewington braceまたは長下肢装具，または姿勢制御歩行器（PCW）が必要	車椅子レベル
中位腰髄レベル（L3〜L4）	L3：膝継手付プラスチック長下肢装具	車椅子と杖歩行の併用
	L4：短下肢装具	杖歩行
下位腰髄レベル（L5）	プラスチック短下肢装具，または靴付短下肢装具	杖歩行または独歩
仙髄レベル（S）	装具不要	独歩

2. 答…1（❶○ ❷× ❸× ❹× ❺×）
解説…1. 股関節の外転＝Down症児の腹臥位での移動の特徴
2. 伸展側下肢の尖足傾向＝痙直型脳性麻痺児の腹臥位での移動の特徴
3. 上肢の過剰な引き込み＝痙直型脳性麻痺児の腹臥位での移動の特徴

第9章　小児神経疾患　（本文・244～245ページ）

4. 緊張性迷走反射の残存＝痙直型脳性麻痺児の腹臥位での移動の特徴
5. 下肢運動の交互性の欠如＝痙直型脳性麻痺児の腹臥位での移動の特徴

〈Down症と痙直型脳性麻痺児の違い〉

	Down症	痙直型脳性麻痺児
特徴	低筋緊張，低身長，ぐにゃぐにゃ乳児 先天性の心疾患・消化器疾患 視覚障害（眼振，斜視，遠視，近視など） 聴覚障害（難聴など）	伸展側下肢の尖足傾向 上肢の過剰な引き込み 緊張性迷走反射の残存 下肢運動の交互性の欠如
図	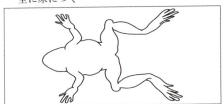	

3. 答…2（❶× ❷○ ❸× ❹× ❺×）

解説…〈乳児期前半にみられるDown症候群の特徴〉
1. 図＝ATNR（非対称性緊張性頸反射）の影響を受けている過緊張状態の脳性麻痺児にみられる肢位
2. 図＝蛙肢位（カエルを仰向けにした状態に似た肢位）＝Down症候群は筋肉の緊張度が低く知的な発達の遅れなどが特徴で，両上肢はW字型，両下肢はM字型で，膝の外側は完全に床につく

3. 図＝ATNR（非対称性緊張性頸反射）とTLR（緊張性迷路反射）の影響を受けている過緊張状態の脳性麻痺児にみられる肢位
4. 図＝手と足の協調運動＝生後4～6カ月の健常児にみられる動作である
5. 図＝腹臥位で頭部・体幹の伸展運動＝生後5カ月の健常児にみられる動作である

4. 答…2（❶× ❷○ ❸× ❹× ❺×）

解説…
1. I群
2. II群＝図＝股関節の屈曲，膝関節の伸展が可能であるため
3. III群
4. IV群
5. V群

〈Sharrardの分類〉

第1グループ	胸髄以上の麻痺 車椅子を使用している 下肢を自分で動かすことはできない
第2グループ	残存下根L2 中等度杖歩行を併用している 股関節屈曲・内転，膝関節伸展が可能
第3グループ	残存下根L4 長下肢装具または短下肢装具による杖歩行可能 股関節外転，足関節背屈が可能
第4グループ	残存下根L5 短下肢装具による自立歩行可能 股関節伸展，足関節底屈が可能
第5グループ	残存下根S2 ほとんど装具が不要で自立歩行可能 足関節の安定性が低い
第6グループ	S3以下も残存 ほとんど運動麻痺はなく健常児とほぼ同様の歩行

5. 答…3（❸○）

解説…
・10歳の男児，二分脊椎
・両側長下肢装具・ロフストランド杖歩行可能
・歩行パターン＝4点歩行

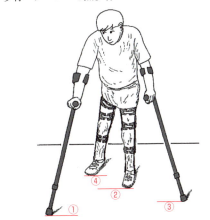

ロフストランド杖と長下肢装具で4点歩行
股関節屈曲での振り出しが可能＝L2レベル

3. 第2腰髄＝適切

6. 答…3（❶× ❷× ❸○ ❹× ❺×）

解説…
1. 転座型＝「Down症」の5～6％，そのうち約半分は遺伝性転座で親が転座染色体保因者である
2. 出現頻度＝母親の出産年齢に影響される（Down症危険率＝30歳時1/300，35歳時1/450，40歳時1/100，44歳時1/40と危険率が上がる）
3. 原因＝21番染色体の異常（トリソミー）
4. 両親に対する愛着＝正常範囲内
5. 知的障害＝IQ50前後である

7. 答…2(❶× ❷○ ❸× ❹× ❺×)
   解説…1. 21トリソミー＝最多（95％），転座型＝約3％
   2. 発症リスク＝高齢出産＝適切
   3. 言語表出＝発語器官（口，舌）の障害，発声筋群の筋力低下，知的障害により，発声・声のピッチ・流暢さの障害（どもり）
   4. 筋緊張＝低い
   5. 男女差＝なし

8. 答…3(❶× ❷× ❸○ ❹× ❺×)
   解説…1. 股関節脱臼＝股関節臼蓋形成不全，頸体角拡大時に出現
   2. 反張膝＝大腿四頭筋筋力低下時，足関節尖足変形時に出現
   3. 踵足変形＝二分脊椎患児に最もみられやすい
   4. 尖足変形＝腓腹筋ヒラメ筋の痙縮時に出現
   5. 扁平足変形＝足部アーチの低下（関節リウマチ）時に出現

9. 答…1(❶○ ❷× ❸× ❹× ❺×)
   解説…1. 脊髄髄膜瘤＝水頭症を合併
   2. 病変部位＝腰椎・仙椎に好発
   3. 麻痺レベル＝Sharrard（シェラード）の分類
   4. 移動能力（歩行状態）＝Hoffer（ホッファー）の分類
   　CA：歩行可能
   　HA：室内のみ歩行可能
   　NFA：訓練時のみ歩行可能
   　NA：移動時には車いす利用
   5. 潜在性＝神経症状を生じない

第10章　神経疾患合併症

1 神経疾患の合併症（各論）

演習問題　本文252ページ

1. 答…4(❶× ❷× ❸× ❹○ ❺×)
   解説…1. 飲水＝冷水を用いる（冷水による知覚刺激と嚥下反射の促通）
   2. 咽頭期障害＝頭頸部屈曲姿勢で咽頭食道部を広げて嚥下させる
   3. 口腔期障害＝（口腔内に粘着しないように）低粘度の食物を用いる
   4. 先行期障害＝食事のペースを指導する
   5. 鼻咽腔閉鎖不全（水分や食物が鼻咽腔へ逆流する場合，呼吸機能低下がある場合など）＝ブローイング訓練（吹く動作により鼻咽腔が反射的に閉鎖されることを利用して鼻咽腔閉鎖に関わる神経・筋群の機能の改善）を用いる．

2. 答…4(❶○ ❷○ ❸○ ❹× ❺○)
   解説…1. 脳室＝拡大
   2. 歩行＝小刻み歩行
   3. 自発性＝低下
   4. 髄液＝細胞は増加しない
   5. 腰椎-腹腔シャント術＝髄液の排泄を行う

3. 答…4(❶× ❷× ❸× ❹○ ❺×)
   解説…1. 口腔期障害＝粘性の低い食物を用いる（粘性の高い食物は口腔内に粘着するので，粘着せずに食塊を作る食物を推奨する）
   2. 鼻咽腔閉鎖不全＝ブローイング訓練，軟口蓋挙上装置
   Shaker（シャキア）法＝嚥下障害の介入法
   3. 喉頭挙上筋筋力低下＝チューブ嚥下訓練（チューブ（カテーテル）を繰り返し嚥下することにより嚥下反射の惹起性を改善させ，喉頭挙上運動の速度および距離（変位量）を改善させる）
   4. 咽頭機能の左右差＝頸部回旋（機能低下側へ頸部を回旋する）
   5. 輪状咽頭筋弛緩不全＝間欠的バルーン拡張法

〈嚥下障害に対する介入法〉

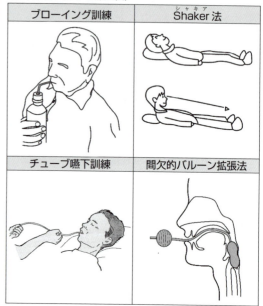

| ブローイング訓練 | Shaker（シャキア）法 |
| チューブ嚥下訓練 | 間欠的バルーン拡張法 |

4. 答…2(❶× ❷○ ❸× ❹× ❺×)
   解説…1. 肩手症候群＝患側の手の温感・浮腫がみられる
   2. 肩手症候群＝麻痺が重度の場合に発症しやすい
   3. 肩手症候群＝星状神経節ブロックが有効である
   4. 肩手症候群＝脳卒中発症後1ヵ月（4週）以内に生じやすい
   5. 肩手症候群＝自動的な関節可動域運動により症状を軽減させる

5. 答…3(❶× ❷× ❸○ ❹× ❺×)
   解説…1. Dupuytren拘縮＝手掌腱膜と皮膚の肥厚（原因は，高齢・糖尿病など））
   2. Volkamann拘縮＝前腕部のコンパートメント症候群（筋膜や骨間膜などによって囲まれている閉鎖空間（コンパートメント）内の組織

第 10 章　神経疾患合併症　(本文・252～253 ページ)

　　圧が上昇して循環不全を生じて筋肉・神経組織の壊死を起こした状態)
3. Sudeck 骨萎縮＝骨折などの外傷によって幹部より末梢の骨が急性に萎縮することで，原因は末梢血管への血流不全でありCRPS(複合性局所疼痛症候群)に関連する
4. 無腐性壊死＝無菌性骨壊死(特定部位の骨組織が感染症以外の原因で骨細胞を栄養する血流の供給が断たれ発生した病理学的変化)
5. 異所性骨化＝関節周囲の軟部組織の中に化骨ができること(原因は脊髄損傷や神経麻痺で感覚障害がある関節に対する過度な可動域訓練)

6. 答…3(❶× ❷× ❸○ ❹× ❺×)
　解説…1. 肩手症候群の初期＝手背部の急性びまん性浮腫と圧痛，動きによって増強する肩と手の痛みが主
2. 肩手症候群の末期＝手の腫脹・圧痛・疼痛は解消，手指に線維性屈曲拘縮と手の活動制限が起こる
3. 肩手症候群の初期＝皮膚紅潮がみられる
4. 肩手症候群の慢性期＝温熱療法による組織の粘弾性の改善
5. 肩手症候群＝反射性交感神経性ジストロフィー(複合性局所疼痛症候群(CRPS)Ⅰ型)である
　複合性局所疼痛症候群(CRPS)Ⅱ型＝神経損傷に関連する交感神経性の慢性疼痛(カウザルギーなど)で受傷直後に発症する

7. 答…3(❶× ❷× ❸○ ❹× ❺×)
　解説…1. アロディニア(allodynia)＝通常では疼痛が起きないような微小刺激が，すべて疼痛としてとても痛く認識される感覚異常のこと(発汗異常ではない)
2. 複合性局所疼痛症候群の診断＝末梢神経に外傷がないことが診断の条件
3. 複合性局所疼痛症候群＝痛覚過敏や浮腫や皮膚血流の変化を伴う
4. 複合性局所疼痛症候群＝疼痛のない範囲で使用する
5. 経皮的電気刺激療法(TENS)＝①大径のAβ求心線維を選択的に刺激し脊髄後角での痛み伝達を抑制する(ゲートコントロールセオリー)方法　②オピエイト媒介理論を利用する方法がある＝複合性局所疼痛症候群の疼痛緩和の目的で使用する

8. 答…1(❶× ❷○ ❸○ ❹○ ❺○)
　解説…1. 複視＝正常圧水頭症の症状ではない
2. 尿失禁＝正常圧水頭症の症状
3. 計算力低下(認知症の影響)＝正常圧水頭症の症状
4. 自発性低下＝正常圧水頭症の症状
5. 歩行不安定＝正常圧水頭症の症状

【編著者略歴】

中島雅美（なかしままさみ）

1978年	九州リハビリテーション大学校卒業
	福岡大学病院リハビリテーション科
1980年	筑後川温泉病院理学診療科
1981年	つくし岡本病院理学診療科
1991年	西日本リハビリテーション学院 教務部長
2000年	放送大学教養学部「発達と教育」卒業
2006年	九州中央リハビリテーション学院　理学療法学科長，教育部長
2012年	PTOT学習教育研究所　所長
	九州医療スポーツ専門学校　教育参与
2016年	一般社団法人日本医療教育協会　国試塾リハビリアカデミー校長/PTOT学習教育研究所　所長

鳥原智美（とりはらともみ）

2004年	西日本リハビリテーション学院理学療法学科卒業
	理学療法士免許取得
2004年	江南病院リハビリテーション科入職
2012年	江南病院リハビリテーション科退職
2012年	国試塾リハビリアカデミー（専任教員）

【編集協力】

中嶋淳滋（なかしまじゅんじ）

1993年	熊本大学医学部卒業
1998年	熊本西日本病院内科
	西日本リハビリテーション学院非常勤講師
2000年	熊本大学第2内科
2001年	南大牟田病院内科（兼任）
2010年～	ナカシマセブンクリニック院長

理学療法士・作業療法士
PT・OT基礎から学ぶ神経内科学ノート
第2版（解答集）　　ISBN978-4-263-26578-9

2008年10月10日	第1版第1刷発行
2016年 4月15日	第1版第8刷発行
2018年10月 5日	第2版第1刷発行
2021年10月15日	第2版第3刷発行

編著者　中　島　雅　美
　　　　鳥　原　智　美
発行者　白　石　泰　夫
発行所　医歯薬出版株式会社
〒113-8612　東京都文京区本駒込1-7-10
TEL.(03)5395-7628(編集)・7616(販売)
FAX.(03)5395-7609(編集)・8563(販売)
https://www.ishiyaku.co.jp/
郵便振替番号 00190-5-13816

乱丁・落丁の際はお取り替えいたします。　印刷・壮光舎印刷／製本・愛千製本所

© Ishiyaku Publishers, Inc., 2008, 2018. Printed in Japan

本書の複製権・翻訳権・翻案権・上映権・譲渡権・貸与権・公衆送信権（送信可能化権を含む）・口述権は，医歯薬出版(株)が保有します．
本書を無断で複製する行為（コピー，スキャン，デジタルデータ化など）は，「私的使用のための複製」などの著作権法上の限られた例外を除き禁じられています．また私的使用に該当する場合であっても，請負業者等の第三者に依頼し上記の行為を行うことは違法となります．

JCOPY ＜出版者著作権管理機構　委託出版物＞
本書をコピーやスキャン等により複製される場合は，そのつど事前に出版者著作権管理機構（電話03-5244-5088，FAX 03-5244-5089，e-mail:info@jcopy.or.jp）の許諾を得てください．